의사 약사 친구가 필요한 당신에게

의사와 약사는 오늘도 "안 된다고" 말한다

강준 · 조재소 지음

박영story

목 차

— 1부 —

이럴 땐 무슨 약 먹어?

— **2부** —

아이가 갑자기 아픈데 어떻게 해?

건강을 위협하는 적은 바로 '나 자신'

　　우리는 수많은 삶의 목표 중 '건강하고 행복하게 사는 것'을 최우선으로 생각한다. 해마다 새해 첫날이 되면 떠오르는 해를 바라보며 사랑하는 가족과 연인의 건강은 빼놓지 않고 기원할 것이다. 사람이라면 누구나 아픈 것을 싫어하며 큰 병에 걸리는 것을 두려워한다. 자연스런 본성 때문인지 나도 어린 시절 병원에 가는 것을 꺼려했고 주사 바늘은 매서웠으며 약은 쓰디쓴 기억으로만 남아있다. 점점 나이를 먹으면서 병원과 약국을 방문하는 빈도가 잦아지기 시작했고, 성인이 된 지금은 삶 속에 친숙한 공간으로 자리잡게 되었다. 이렇듯 인생에서 '질병과 약'은 결코 떼어놓고 이야기할 수 없는 필수적인 요소가 되었다. 그렇다면 우리는 건강에 대해 얼마만큼 소중히 여기고 있을까? 한 번쯤 크게 아파본 경험이 있다면 건강하게 숨쉬고, 먹고, 자고, 일을 할 수 있다는 것만으로도 감사하고 행복한 일이라는 것을 깨닫게 된다. 그런 감사함이 오래가면 좋으련만 금세 잊게 되는 것도 인간의 본성인 듯싶다. 쉬운 예로 전날 과음으로 인해 극심한 숙취에 찌들어서 다시는 술을 안 먹겠다고 매번 맹세해보지만 망각 앞에서 우리는 속수무책으로 당하고 만다. 그런데 아픈 것이 나 하나 고생으로 끝나는 문제라면 마음대로 살아도 괜찮겠지만 큰 병은 연좌제처럼 주변 가족들까지 함께 고생하게 만들기 때문에 '건강을 잃는 것'은 참 무서운 일이다. 단지 나 때문이 아니라 주변 사람을 위해서라도 어떤 가치보다 '건강함'을 제일로 생각해야 하지 않을까?

건강이 소중하다는 것을 모르는 사람은 없음에도 막상 실생활 속에서 건강을 소홀히 여기는 사람들은 많다. 사실 크고 작은 다수의 질병은 잘못된 생활 습관으로부터 기인한다. 사소하지만 건강에 해를 입히는 작은 습관들이 쌓이면서 질병으로 발전할 확률이 커진다는 뜻이다. 우리 몸은 '신체적 증상(불편함)'이라는 신호를 통해 우리가 지금 건강하지 않다고 알려준다. 즉, 불편함은 잘못된 생활 습관을 개선하라고 몸이 보내주는 신호인 것이다. 허나, 사람들은 약의 빠른 효능에 익숙해져 원인 개선보다는 눈 앞에 보이는 증상들만 호전되기를 바라고 있다. 만약 몸의 신호를 외면한 채 잘못된 습관을 고치지 않는다면 불편함은 점점 만성화가 될 것이고, 어느 순간 더 이상 약으로도 개선되지 않는 수준으로 발전하게 된다. 만성 질환은 삶의 질은 대폭 낮아지게 할 뿐 아니라 본래의 건강수준으로 회복되기 위해서는 상당한 시간을 필요로 한다. 그제서야 우리는 진작 잘못된 습관을 개선할 걸 후회하곤 한다. 소 잃고 외양간을 고치는 우를 범하지 않기 위해서는 처음부터 생활습관을 개선하는 것이 현명한 선택이다. 우리가 재테크, 자산관리, 자기계발에 공부를 쏟는 만큼 건강관리에도 어느정도 신경 쓸 필요가 있다.

사람들이 건강관리에 소홀해지는 이유가 무엇일까? 잘못된 습관으로 만성 질환을 얻은 사람들과 상담을 하면서 느끼는 것은 대부분 본인들이 항상 건강할 것이라는 착각 속에서 살고 있었다는 점이었다. 우리들은 건강한 상태를 디폴트 값(저절로 주어지는 값)으로 착각하고 있다. 수치로 예를 들면 건강함이라는 값을 '0'으로 인식하는 것이다. 병이 걸리거나 아프게 되면 수치가 마이너스 값으로 떨어졌다가 약을 복용하고 병이 낫게 되면 다시 0으로 회복된다고 인지하는 것이다. 사람들은

'현대 의학'을 과대평가하면서 아무리 건강 수준이 나빠진들 다시 0으로 되돌릴 수 있다고 믿는 것이다. 하지만, 건강의 수준은 고정되기보단 '변동되는 값'이 더 어울린다. 건강함은 '100'이라는 수준부터 시작한다고 가정한다면, 나이 듦에 따라 수치가 점차 감소하기 시작하고 감소한 수준에 맞춰 신체도 적응해간다. 여기서 건강 수치가 떨어지는 속도에 영향을 주는 것이 바로 '생활 습관'이다. 잘못된 생활습관(과음, 흡연, 스트레스, 과식, 운동 부족, 약물 오남용 등)은 떨어지는 속도를 가속시킬 수 있다. 그렇다면 건강 수준이 떨어지는 속도를 늦추는 방법은 무엇일까? 간단하게도 답은 바로 '건강관리'이다.

사회생활을 하다 보면 어쩔 수 없어서… 밥벌이하다 보면 도저히 신경 쓸 겨를이 없어서… 스트레스를 풀기 위해서… 먹고 살기 쉽지 않는 세상에서 건강까지 내 맘대로 따라주지 않으면 참 답답하다. 이런저런 고민이 가득한데 건강까지 신경 쓰며 사는 것은 결코 쉬운 일이 아니다. 사실 우리는 건강과 관련된 직업을 가지고 있다 보니 건강관리에 대해 쉽게 이야기하는 것일지 모른다. 그럼에도 우리의 역할은 사람들이 더 건강하게 살기를 바라며 '불편한 진실'을 계속 이야기해야 한다고 생각한다. 일반 사람들이 건강을 관리하는 가장 쉬운 방법은 기본적인 관리에 신경을 쓰면서 '몸이 신호(불편함)'를 느꼈을 때 즉각적인 대응(병원이나 약국가기)을 하는 것이다. 솔직히 병원이나 약국에서도 워낙 환자가 많다 보니 의사나 약사도 한 명의 환자에게 할애할 수 있는 시간이 많지는 않다. 환자 또한 짧은 시간 동안 본인의 이야기를 모두 꺼내 놓기 힘들고 충분한 대화를 나눌 기회가 부족하다. 그래서 병원에서 못다한 이야기들을 약국에서 털어놓는 환자들도 많으나 그마저도 다른 환자들이 바쁘다며 빨리 끝내라고 눈치를 주는 것이 '빨리 빨리 민족의 현실'이다. 이렇게 짧게 주어진 시간 속에서 의사나 약사들이 택할 수 있는 설명법은 '원론적인 접근과 치료에 방해가 되는 변수들을 최대한 배제하는 것'이 될 수밖에 없다. 그래서 환자들은 이렇게 느끼곤 한다.

의사와 약사는 오늘도 안 된다고 하네….

하던 것을 하지 말라고 하면 '하고 싶어지는 청개구리 심보'가 생긴다. 안 되는 것은 알겠는데 왜 안 될까? 만약 하면 어떻게 될까? 어느 정도까지 하면 안 되는 거지? 이건 될까? 다양한 궁금증이 끊임없이 생겨나지만 바빠 보여서 물어보기도 그렇고… 속 시원하게 풀어줄 사람도 없다. 그럴 때마다 '주변에 친한 의사나 약사가 있다면 편하게 물어볼 수 있을 텐데'라고 생각해본 적이 누구나 한 번쯤 있을 것이다.

그런 이유 때문인지 의사와 약사가 되고 나니 주변 지인들로부터 꽤 많은 질문을 받고 있다. "이럴 땐 어떤 약 먹어?"에서 시작해서 질병에 대한 질문, 약에 대한 질문, 영양제 추천, 건강과 관련된 상식, 약 부작용에 대한 질문, 복용법에 대한 질문, 약의 상호작용에 대한 질문, 백신에 대한 질문 등까지 질문의 유형과 내용은 무궁무진하다. 일부 지인들은 병원이나 약국을 다녀온 후에 매번 '처방전'을 사진 찍어 보내주며 자세한 상담을 요청하기도 한다. 설명서에 쓰여진 원론적인 이야기는 보통 사람들이 본인의 상황을 판단해가며 온전하게 이해하기는 어렵기 때문이다. 물론 그냥 믿고 먹는 사람들이 있는 반면에 이유를 알고 싶어하는 사람들도 많은 편이다. 그렇다고 건강 서적을 찾아보기는 귀찮고 '쉽게 설명해줄 친구'가 필요한 것 같다. 그런 친구들에게 구체적인 경험담을 담은 건강이야기를 해주면 약간 어려운 내용일지라도 생각보다 흥미롭게 들어주곤 한다. 질문을 받다 보면 가끔 지인들은 귀찮게 해서 미안해하곤 하는데 실제로 우리에겐 매우 감사한 일이다. 지인들이 우리를 전문가로서 믿고 신뢰한다는 뜻이기 때문이다. 그래서 가끔 건강과 관련된 이야기를 해주다 보면 '만약 주변에 정보를 제공해줄 지인이 없다면 어디서 건강에 대한 정보를 얻을까?' 궁금증이 생긴다. 정보의 접근성이 좋아진 시대라고는 하나 인터넷에는 여전히 왜곡된 오개념들이나 광고들이 뒤섞여 있어 일반 사람들이 분간하기는 어려운 경우가 많은데 그런 내용들을 보며 걱정도 앞섰다. 그래서 생각해 보았다.

우리가 친구에게 해주던 '건강 이야기'를 정리해보는 것은 어떨까?

사실 환자를 대할 때와 지인들에게 설명해줄 때의 톤은 상이한 경우가 많다. 환자들에게는 근거와 지침을 기반으로 최대한 보수적인 관점에서 설명하려고 한다. 그 때문에 환자가 물어보는 질문에 대해서는 약간의 변수가 있을 것 같으면 대부분 '안 된다'라고 답변을 하게 되는 경우가 많다. 이는 환자의 자율성을 통제하여 치료에 도움이 되지 않는 변수를 최소화하기 위함이고 궁극적으로는 완전한 치료를 목적으로 하기 때문이다. 하지만 친한 지인의 경우에는 약간 이야기가 다르다. 우리가 무작정 쉬면서 요양할 수도 없고, 아픔을 참아가며 사회생활을 해야 하기에 치료의 관점에서도 약간의 융통성이 필요할 수밖에 없다. 지인들이라면 언제든 실시간으로 대응해줄 수 있기 때문에 '융통성'을 몇 스푼 넣어 '개인 맞춤형 상담'을 해줄 수 있다. '안 된다'를 듣고 온 친구들에게 치료에 해가 가지 않는 선에서 '이 정도까진 괜찮아'라고 말해주는 경우도 있다. 그런 느낌을 살려 이 책에도 융통성을 한 스푼정도 넣어 건강서적이 가지는 딱딱함을 유연하게 하고, 직접 겪은 사례들을 적극 활용하여 '친구에게 해주는 건강 이야기'를 생생하게 담아보려고 한다.

이 책이 여러분과 가족의 건강 관리에 도움이 되기를 희망하며

강준

조재소

이 책을 잘 활용하는 '3단계' 방법

　　이 책은 각 장마다 '약과 건강'에 대한 독립적인 주제를 담고 있다. 따라서 꼭 순서대로 읽을 필요는 없으며 관심이 가는 주제를 선택적으로 골라서 읽어도 무방하다. 각 장에 담긴 이야기들은 '3단계'로 나누어 구성되어 있다.

- 1단계(친구에게 들려주는 이야기): '친구에게 들려주는 이야기'는 수 년간 가족, 친구, 지인들에게 해주었던 약과 건강에 대한 이야기를 정리한 에세이이다. 가장 많이 받았던 질문과 친구들에게 꼭 해주고 싶은 내용을 선별하여 '의학 및 약학에 대한 배경지식'이 없는 사람들도 이해할 수 있도록 최대한 쉽게 풀어서 작성하였다. 실제 경험한 사례들을 담고 있어 친구에게 이야기를 듣는다는 생각으로 읽어 주길 바란다.

- 2단계(깊게 알아보기): '깊게 알아보기'는 약과 건강에 대한 전문 지식을 많이 포함하고 있다. 2단계에서 다루는 내용들은 각 장의 주제에 대해 '깊게 공부해보고 싶은 사람'이나 '관련 업계 종사자'의 기준으로 작성하였기에 비전공자가 한 번 읽고 이해하기에는 다소 어려울 수 있다. 따라서, 처음 읽을 때에는 이해가 되지 않더라도 가볍게 읽고 넘어가거나 아예 생략하고 읽어도 무방하다.
만약 본인에게 해당하는 주제가 있다면, 공부한다는 마음으로 차근차근 읽어 보기를 바라며 '적용해볼 수 있겠다 싶은 내용'이 있다면 밑줄을 그어 두어 필요할 때 쉽게 찾아볼 수 있도록 하면 도움이 될 것이다. 해당 파트에서는 학계에서 의견이 분분한 주제나 개인적인 견해는 배제하고자 노력하였고, 너무 깊거나 어려운 내용들은 포함하지 않았기에 일반인도 충분히 공부하면 이해할 수 있을 것이다.

- 3단계(핵심 요약): '핵심 요약'은 각 장에서 중요한 내용이나 당부하고 싶은 말을 포함하고 있다. 특히 1부에서는 상황에 따라 복용할 수 있는 약을 간략하게 표로 정리해 두었다. 약국에서 일반의약품을 받았을 때 어떤 이유로 받았는지 확인해보거나 관련 증상이 생겼을 때 어떤 약을 구매하면 되는지 간단하게 참고할 수 있는 가이드라인이다. 본 '요약표'는 최소한의 내용만을 포함하였기에 약국이나 약사마다 추천하는 약이 다소 차이가 있을 수 있다. 약국에서 '일반의약품'을 살 때에 꼭 당부하고 싶은 점은 이전에 먹어본 약일지라도 '본인의 증상'을 말하고, 약에 대한 '복약지도'를 요청하라는 것이다. 의외로 많은 사람들이 본인의 증상과는 다른 약을 복용하거나 잘못된 방법으로 복용하는 경우가 많다. 약은 정확히 잘 먹을 때만 약이지, 그 외에는 독이 될 수 있다. 일반약 상담은 돈을 내는 것도 아니니 '평생 약을 공부하는 사람들'에게 편하게 상담을 요청하자.

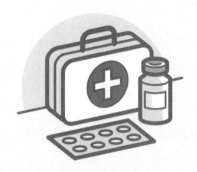

─1부─

이럴 땐 무슨 약 먹어?

편두통을 잡아야 삶의 질이 올라간다.

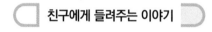

친구에게 들려주는 이야기

통증을 견디면 방어력이 올라갈 줄 알았는데….

어린 시절을 떠올려보면 잦은 잔병치레로 병원을 자주 다녔던 기억이 많다. 어머니는 늘 병원을 데리고 가는 길에는 꼭 찹쌀 도넛을 사 주셨다. 어릴 때는 당연히 병원에 가는 것이 싫었는데 찹쌀 도넛을 먹을 생각에 군말없이 따라갔었다. 주사는 매우 아팠지만 그것을 견디고 얻는 보상(도넛)은 참 달콤했다. '인생은 고진감래'라는 것을 일찌감치 깨우친 듯했다. 나이가 들면서 자연스레 다양한 질병을 경험해보기 시작했다. 코감기나 목감기는 일 년에 한두 번씩 걸렸었지만, 다행히 큰 질환에는 걸려본 적이 없었다. 유소년기에는 운이 좋게도 아토피 행진이라 불리는 '습진, 알레르기, 천식, 비염'도 생겨본 적이 없었다. 해당 질환들은 몸의 면역반응이 과민하여 생겨나는 것들이다. 형은 어릴 적부터 비염이 심했는데 내 면역세포는 참 둔한 것인지 나는 알레르기가 생겨본 적이 없었다. 왜 그럴까? 어린 시절 유독 흙을 묻혀가며 놀이터나 뒷동산을 뛰어다니며 놀았었는데, 혹시 그 과정에서 내 면역세포들이 각종 외래 물질에 순응된 것이 아닐까라고 가설만 세워볼 뿐이다.

내가 본격적으로 통증과 가까워진 것은 중학교 3학년부터였다. 학업 스트레스로 인해 편두통이 조금씩 생기기 시작했는데, 처음에는 통증에 어떻게 대처해야 할지도 잘 몰랐다. 편두통이 오면 그저 큰일난 것처럼 끙끙 앓다 지쳐 잠들기 바빴다. 그 시절에는 괜히 약을 먹으면 지는 기분이 들었고 어릴 때부터 약을 먹으면 내성이 생긴다는 이상한 소문이 많아 복용하는 것을 꺼려했었다. 또한, 게임에 너무 심취해 있었는지 '정신력으로 버티다 보면 방어력이 점점 올라 통증을 이겨낼 수 있을 것'이라는 잘못된 믿음까지 있었다. 그렇게 매번 두통과의 전쟁을 치르며 무작정 견디고 버텨왔다. 어느덧 고3이 되고 수능 스트레스를 받으면서 편두통은 참을 수 없을 만큼 심각해졌다. 편두통을 치료해보고자 병원을 찾아가기도 했으나 '고3병'이라는 황당한 진단만 내려질 뿐이었다. 그런데 수능이 끝나도 편두통은 사라지지 않았다. 그렇게 수년을 편두통에 지배당한 채로 살아오다가 약사가 되면서 비로소 깨닫게 되었다. 통증을 견디면 방어력이 올라가기보단 통증이 만성화되어 더욱 나를 괴롭힌다는 사실을…. 이 이야기는 바보 같이 통증을 견디는 친구들에게 꼭 해주던 이야기 중 하나이다.

어떤 통증이 제일 아플까?

가끔 친구들끼리 '어떤 통증이 제일 아플까?' 장난삼아 논쟁을 할 때가 있다. 이게 더 아프다. 저게 더 아프다. 한 사람이 모든 통증을 다 겪어볼 순 없기 때문에 직접 비교는 어렵다. 그래도 모두가 공통적으로 겪은 아픔을 기준으로 서로 상대적인 수치를 매겨보곤 했다. 당시 친구들은 모두 라섹수술을 받았었기 때문에 라섹수술을 '1'로 두었을 때, 각자가 제일 아프다고 생각하는 통증을 나열해보기 시작했다. 한 친구는 머리카락을 심는 것이 정말 아프다고 말하며 '3'정도의 수준이라고 말했다. 다른 친구는 90도로 꺾여 있던 누운 사랑니를 뽑는 것이 '3'정도가 아니냐며 반문했다. 나는 치질로 항문외과를 갔을 때 받았던 직장내시경이 '5'정도는 된다고 주장했다. 그렇게 무의미한 통증 배틀을 한 후, 나중에 다시 곰곰이 생각해보니 그래도 제일 고통스러운 건 편두통이 아닐까 싶었다. 다른 통증들은 그래도 단기적이며 끝이 존재하는데 편두통은 주기적으로 평생을 괴롭히는 질병이다. 그런 측면에서 제일 괴로운 질병이 아닐까?

편두통 도대체 왜 생기죠?

편두통으로 고생하는 지인들이나 환자들은 가끔 "편두통이 왜 발생하나요?"라고 물어보곤 했다. 그것은 학창시절의 나도 정말 궁금했던 내용이었다. 내가 약대에 입학해서 가장 먼저 약리학 책을 펴고 공부했던 질병이 바로 편두통이었다. 도대체 오랜 기간 나를 괴롭힌 이 질병은 왜 발생했을까? 그렇게 시작됐던 공부는 기대와는 다르게 허무하게 끝났다. 지금까지 편두통의 발병원인에 대해서는 명확하게 검증된 것도 없었으며 몇몇 가설만이 편두통의 원인을 대략적으로 설명해주고 있었다. 초기에는 머리 쪽의 혈류량이 증가하면서 확장된 혈관이 신경섬유를 압박하는 것(혈관 가설, vascular theory)이 편두통의 원인으로 여겨졌다. 그러나 이는 전조증상(시각이상, 마비, 감각이상, 실어증, 운동 실조, 이명 등)을 설명하지 못하는 한계점을 가지고 있었다. 이후, 편두통에 대한 병태생리에 관한 고찰이 늘어나면서 신경의 말단에서 나오는 특정 펩타이드(아미노산의 짧은 중합체)가 혈관 확장과 염증 반응을 유도해 편두통을 발생시킨다는 신경탓이론(neurogenic theory)이 제기되었고, 현재까지 가장 유력하게 받아들여지는 가설이 되었다. 이외에도 정확한 원인은 모르지만 편두통이 일어나는 동안 혈중 세로토닌이 감소되는 것이 관찰되었고, 이를 바탕으로 세로토닌 수용체를 활성화시키는 약물들이 편두통 치료제로 개발되기도 하였다.

편두통에도 여러 종류가 있는데 크게 '전조증상이 있는 편두통'과 '전조증상이 없는 편두통'으로 나뉜다. 전조증상은 광시증(눈이 번쩍하는 증상), 시력장애, 마비 등이 짧은 시간 동안 지속되는 것으로 두통과 함께 나타나거나 두통 전에 발생하기도 한다. 이런 편두통이라면 꼭 병원에 가서 진단을 받고 치료를 해야 한다. 전조증상이 없는 편두통은 반드시 병원은 갈 필요는 없으나 스스로 관리를 해주어야 한다. 나도 전조증상이 없는 편두통에 해당되는데, 두통은 '전구증상－두통－해소－후유증상'의 단계로 이어진다. 전구증상은 주로 짧게는 2~3시간 전 혹은 길게는 하루 이틀 전부터 피로감, 예민함, 목이 뻣뻣함, 집중력 저하, 무기력, 졸림 등의 증상이 나타나고, 그 이후에 두통으로 발전하게 된다. 하지만 앞서 언급한 증상들은 대게 현대인들이라면 누구나 겪고 있는 문제들이기 때문에 명확히 분간하기는 쉽지 않다. 본인이 편두통이 자주 생기는 사람들이라면 스스로 생활습관을 개선하고 두통 시에는 진통제를 복용하는 것이 일상 생활을 망치지 않는 방법이다.

편두통의 악화 요인

　원래는 두통이 없었으나 갑자기 편두통이 생겼다면 그 원인에 대해서 고민해볼 필요가 있다. 최근에 스트레스를 받는 일이 생겼던지, 특정 영양제를 먹고 두통이 생겼는지, 작은 모자를 쓰고 나서부터 그랬는지, 운동을 시작하고 그랬는지, 잠을 잘못 자서 그랬는지, 특정 음식을 먹을 때마다 그러는지, 베개를 바꿨더니 그렇게 됐는지? 두통 일지를 써서 메모해본다면 일정한 패턴을 확인할 수 있을 것이다. 가장 좋은 방법은 악화 요인을 제거하는 것이다. 악화 요인이 어떤 것들이 있는지 보도록 하자.

1) 스트레스: 편두통의 가장 큰 적은 스트레스이다. 이것만 해결해도 편두통을 상당히 줄일 수 있다고 확신한다. 내가 10년 넘게 앓아오던 편두통을 한방에 날릴 수 있었던 계기는 바로 스트레스를 해소하는 법을 깨닫게 되면서부터였다. 스트레스는 내가 외부에서 받는 것보다 스스로 만들어내는 것도 상당히 컸다. 마음을 잘 수양하고 스스로에게 주는 스트레스를 줄이는 것이 중요했다. 이 부분은 신체의 건강보다는 마음 건강과 밀접하게 연관되었던 부분이었고, 이에 대한 깨달음을 담은 것이 첫 번째 책인 '사실 우리는 불행하게 사는 것에 익숙하다'이다.

2) 생활 습관: 수면부족, 과로, 무리한 운동, 단식 등이 편두통을 일으키는 가장 큰 주범이었다. 또, 가끔은 낮잠을 애매하게 자는 것도 혈액이 뇌로 원활히 공급되지 않아 편두통을 유발하기도 한다.

3) 식이 습관: 편두통을 일으킬 가능성이 높은 물질들이 많다. 카페인을 과하게 섭취하면 편두통을 유발할 수 있으며, 타이라민(tyramine)이 많이 포함된 치즈나 적포도주도 그 원인이 되기도 한다. 또한 인공감미료가 포함된 다이어트 음료, MSG가 많이 들어간 음식(중국음식, 배달 음식 등), 가공 육류 등이 그 원인이 될 수 있다.

편두통 치료에 대해 깊게 알아보기

현재 편두통은 박동성 두통으로 두통 중 빛과 소리에 대한 공포증을 느끼고 구역과 구토를 동반하는 만성 신경질환으로 정의하고 있다. 우리나라에서도 유병률(17%, 특정 상태를 가지고 있는 환자 수의 비율)이 상당히 높으며, 일상생활에서 장애를 미치는 질환 중 하나이다. 편두통은 개인적으로는 삶의 질을 매우 떨어뜨려 일상생활에서 정상적인 능력을 발휘하지 못하게 만든다. 거창하게 들리겠지만 편두통을 잘 관리하는 것이 많은 사람들의 삶의 질과 경제활동능력을 향상할 수 있다고 생각한다. 대한 신경학회지의 '편두통 치료의 최신 지견(2020)'에 준거하여 설명하면, 편두통 치료는 급성기 치료와 예방치료로 나뉜다.

급성기 치료의 목적은 빠르게 통증과 동반 증상을 완화시켜 일상생활에 지장을 받지 않도록 하는 것이다. 따라서 일관된 효과와 낮은 부작용을 가지는 약제를 쓰는 것이 일반적이다. 급성기 치료는 통증이 나타나면 최대한 빠르게 복용하는 것이 중요하나 적절하지 못한 대응은 오히려 편두통과 관련된 장애를 증가시키고 약물 과용을 일으킬 수 있다. 통증의 정도는 경도, 중등도, 심도로 나눈다.

1) 경도~중등도 통증: 아세트아미노펜, 아스피린, 이부프로펜, 나프록센을 사용할 수 있으며 해당 약품들은 약국에서 구입할 수 있다. 나의 편두통은 주로 여기에 해당되었기에 처방을 받은 적은 없었고, 위에 언급한 4가지의 약물을 모두 복용해보았다. 사람들은 진통제마다 무슨 차이가 있겠냐 싶겠지만, 각각에 대한 장단점을 비교 해자면 다음과 같다.
   - 진통에 대한 강도: 이부프로펜(덱시부프로펜)=나프록센〉아세트아미노펜〉아스피린
   - 위장장애: 나프록센〉아스피린〉이부프로펜〉덱시부프로펜
   - 간독성: 아세트아미노펜
   - 심혈관질환 위험성: 이부프로펜(덱시부프로펜)〉〉나프록센
   해당 내용에 맞춰서, 위장장애가 있는 편이라면 아세트아미노펜이 우선순위이나 효과가 약하다면 이부프로펜 혹은 덱시부프로펜을 추천한다.

술을 자주 복용하거나 간과 관련된 질환이 있다면, 간독성이 적은 이부프로펜이나 나프록센을 추천한다. 심혈관질환(뇌졸중, 심근경색, 협심증 등)에 대한 부담이 있다면 아세트아미노펜이나 나프록센을 추천한다. 일반적으로 위장질환이 없는데 가장 효과가 센 것을 찾는다면 나프록센을 추천한다. 급성기 치료는 빠르게 통증을 가라앉히는 게 중요한데 이부프로펜은 편두통에는 1회 복용량을 400mg까지만 허가받았으나, 나프록센은 한 번에 3알(750~875mg)까지 복용할 수 있기에 초기에 더 강한 진통 효과를 기대할 수 있다. 해당 약물들은 모두 위장장애가 있기 때문에 식후에 복용하는 것을 권장한다. 예전에는 마이드린이나 미가펜이라는 약이 있었는데, 3가지 성분(아세트아미노펜, 디클로랄페나존, 이소메텝텐뮤케이트)을 복합제로 한 편두통 약이다. 이 약은 혈관 수축 작용을 하는 이소메텝텐뮤케이트 덕분에 혈관 확장으로 인한 편두통에 좋은 효과를 보인 경우가 있었다. 다만, 원료 수급의 문제로 더 이상 시판되지 않은 약품들이기 때문에 본인이 위장장애가 너무 심해서 나프록센이나 이부프로펜 계열의 약을 복용할 수 없다면 아래의 약 조합도 고려해볼 수 있다.

- 아세트아미노펜+에텐자미드+카페인 복합제(예: 펜잘큐): 카페인에 예민한 경우 주의해야 한다.(카페인도 위장장애를 일으킬 수 있음)
- 아세트아미노펜+이소프로필안티피린+카페인 복합제(예: 게보린): 많은 환자들이 지명으로 찾는 경우가 많다. 게보린정에 포함된 이소프로필안티피린은 알레르기 가능성이 높고 부작용이 심하다고 논란이 되었으나 현재는 주의사항(15세 이하 사용 금기, 단기간만 복용)에만 추가되어 팔리고 있다.

추가로 한약제제 병용하여 복용할 수도 있다. 냉증(몸이 찬 기운)의 경향이 있고 편두통이 있으며 오심/구토를 호소하는 경우 몸을 따뜻하게 해주고 편두통과 긴장성 두통을 완화시켜주는 '오수유탕'을 사용할 수 있다. 스트레스로 인한 어지러움과 두통이 동반될 경우 '소시호탕'을 사용할 수도 있다. 두통으로 약물을 임의로 복용하는 경우라도 1주일에 2~3일 정도로 제한해야 하는 편이 좋다. 두통 빈도가 한 달에 15일 이상이 될 경우, 예방 치료가 필수적이기에 병원에 내원하는 것이 필요하다.

2) 중등도~심도 통증: 트립탄(세로토닌 수용체 작용제) 계열의 약제를 사용할 수 있으며 해당 계열의 약제는 병원에서 처방을 받아야 한다. 국내에는 5종류(almotriptan, frovatriptan, naratriptan, sumatriptan, zolmitriptan)의 약물이 있으며 각각 작용시간이나 효능에 차이가 있기 때문에 전문의의 견해에 따라 처방을 받아야 한다. 각 약물에 따른 반응도가 다르기 때문에 효과가 없으면 변경하여 쓰는 것이 추천된다. 일반적인 트립탄 계열 약물의 부작용은 어지럼, 졸림, 무력감, 저림, 온열감, 작열감, 냉감 등이 있을 수 있다.

예방 약물 치료는 만성 편두통 혹은 심한 강도의 편두통 환자에게 필요하다. 예방 치료의 목적은 편두통의 발작 빈도와 통증 정도를 낮추고 진통제의 사용 빈도를 감소시켜 만성통증화를 방지하고 총 치료비용을 절감하는 것에 있다. 사용하는 일차 약제는 항전간제 중에는 디발프로엑스(Divalproex)와 토피라메이트(Topiramate)가 있고, 베타차단제 중에는 프로프라놀롤(Propranolol)(예: 인데놀)이 있다. 이차 약제로는 항우울제인 아미트립틸린(Amitriptyline)과 벤라팍신(Venlafaxine)을 우선적으로 사용한다. 각 약물은 전문의가 환자의 상황이나 동반질환을 생각하며 계획과 목표를 세워 조심스럽게 처방하게 된다. 예를 들어, 항전간제 약물은 선천성 결손증을 일으킬 수 있어 가임기 여성에게 사용 시 주의해야 하고, 우울증을 동반하는 경우 항우울제 쪽으로 쓸 수 있고, 고혈압이나 빈맥이 있는 경우 베타차단제를 쓸 수 있는 것이다. 약물치료 이외에도 비약물 치료로는 신경조절 치료와 생체 행동요법 등도 있다.

핵심 요약

- 편두통은 일상생활에 지장을 주는 현대인의 고질병 중 하나이기에 예방법에 대해 공부해두면 좋다.
- 약물요법에 의존하기 이전에 행동 요법으로 악화 요인들을 제거하는 것이 더욱 중요하다.
- 편두통에 복용할 수 있는 진통제의 종류도 다양하다.
- 편두통이 심하다면 전문의와 상의하여 약물을 적절히 선택하는 것이 필요하다.

[편두통] 일반의약품 추천 요약

일반 편두통	아세트아미노펜, 덱시부프로펜, 이부프로펜, 클로닉신 중 본인에게 진통효과가 가장 좋았던 것을 선택.
심한 편두통	나프록센(초기 3캡슐(750mg) 복용 30분 후 증상에 따라 1~2캡슐 추가 복용)
혈액 순환장애에 의한 두통	마그네슘과 토코페롤이 포함된 제제 추가 복용 가능. (예: 엠지플러스 큐)
한약제제	냉증이 동반 - 오수유탕 스트레스성 어지러움 동반 - 소시호탕

편두통 빈도가 잦거나 일상 생활에 지장이 있는 정도라면 병원(신경과) 내원.

참고 문헌

1) Moon, H. S., Park, K. Y., Chung, J. M., & Kim, B. K.(2020). An update on migraine treatment. Journal of the Korean Neurological Association, 38(2), 100-110.

약국에서 감기약은 짜장면과 같다?

2장

친구에게 들려주는 이야기

약국가에서 감기약이 짜장면으로 비유된다면서요?

　우리나라의 의약품은 크게 2가지로 분류된다. 바로 일반의약품과 전문의약품으로 나뉘는데, 일반의약품은 안전성과 유효성이 입증되었으나 오남용의 우려가 적다고 판단되어 의사의 처방전 없이 약국에서 구매할 수 있는 의약품이다. 반면, 전문의약품은 의사의 진단과 지시·감독이 필요한 의약품이다. 일반의약품을 처방 없이 구매할 수 있다고 해서 안전하다고 오해하면 안 되며 정해진 적응증에 맞춰 용량 용법에 따라 복용하는 것이 중요하다. 본인이 자주 복용해본 약이라 할지라도 오랜만에 복용한다면, 복용 방법이나 주의사항을 까먹을 수 있기에 구매 시 약사에게 상담을 받아 보기를 권장한다.

　우리는 처음 중국음식에서 배달을 시켜 먹을 때 섣불리 다양한 요리를 주문하지 않는다. 일단, 짜장면이나 짬뽕을 먹어보고 정말 맛있고 괜찮으면 다음에는 다양한 요리도 도전해보게 된다. 이처럼 약국에서 짜장면과 짬뽕의 역할을 하는 것이 '감기약'과 '위장약'이다. 환자의 입장에서는 다 비슷해 보이지만 의사나 약사마다 주는 약의 성분도 가지각색이다. 환자의 증상을 자세히 듣고 양방/한방 감기약을 적절히 배합하여 약을 권하는데 중국집 마다 짜장면 만드는 솜씨가 다르듯이 약사의 약 추천에 따라 치료의 개선 정도도 다소 차이가 있을 수 있다. 이처럼 '감기약'과 '위장약'에도 증상을 세분화하고 환자의 상태에 따라 적절한 약을 받았을 때 약이 잘 듣게 되는 것이고, 환자도 약사에 대한 신뢰가 생겨 아플 때마다 계속 찾아오게 되는 것이다. 그렇게 단골이 생기면 약사는 환자로부터 약에 대한 피드백을 얻어가면서 동시에 전공서적으로는 익힐 수 없는 내공도 쌓아가는 것이다. 증상과 처방에 대한 판단은 의사마다 다르듯 일반의약품에 대한 관점과 생각도 약사마다 다르기에 본인과 잘 맞는 약국을 찾아보는 것도 환자 입장에서는 좋은 방법일 것이다.

한방감기약과 양방감기약의 차이는 무엇인가요?

지금의 양방과 한방은 물과 기름처럼 절대 뒤섞이기 힘든 것처럼 보인다. 사실 의사들에게 한방원리나 한방약의 효능에 대해 이야기하면 질색하거나 믿지 않는 경우를 많이 보았는데 이는 반대의 경우도 마찬가지였다. 나는 양방과 한방의 중간 위치에 공부를 해온 특이한 이력이 있다. 약학은 의학과 함께 자연과학을 기반으로 쌓인 학문이기 때문에 양방을 근간으로 하고 있다. 하지만 한의학으로 유명한 경희대에서 약학에 대한 교육을 받다 보니 자연스레 다른 약대에서는 배우기 힘든 한약학개론, 천연물의약품, 본초학, 방제학을 심도 있게 배울 수 있는 기회를 갖게 되었다. 이후, 대학원에 진학하여서 천연물의약품과 건강기능식품에 대한 연구를 수행하면서 양약과 한약의 장단점을 명확히 익히게 되었다. 결이 다른 두 가지 학문을 모두 접한다는 것은 소수의 사람에게만 주어진 경험이기에 나는 한쪽을 고수하기보단 적절하게 장점만을 취하여 활용해보고자 하였다.

양약과 한방약에 대한 차이점을 이해해 보자면 치료에 대한 원리와 근거를 쌓는 과정에서 차이가 있다. 양약은 서양의학에서 시작되어 화학적으로 합성되고 정제된 순도가 높은 성분으로 '1개의 성분'이 '1가지 이상의 명확한 기전'을 가지고 있다. 이런 기전을 응용하여 '한 가지 이상의 증상' 줄이는 것이 양약의 치료 근간이다. 그 중에서도 원인을 제거하는 원인요법과 증상을 완화시키는 대증요법으로 나뉘고 있다. 대증요법의 대표적인 예는 감기치료로 기침과 콧물 증상이 있다면, 열을 줄이는 해열제, 기침을 멈추는 진해제, 콧물을 멈추게 하는 항히스타민제를 각각 1개씩 처방하는 것이 양방의 대증요법 개념이다. 물론 증상에 따라 기전이 다른 여러 가지의 약물을 혼합하여 쓰기도 한다. 양약은 순도가 높기 때문에 몸에서 효과도 즉각적으로 나타나는 것이 특징이지만, 그에 따른 부작용도 함께 나타나기에 '치료적 이득과 손해'를 잘 따지는 것이 중요하다.

한방약은 양방약에 비해 한 가지 증상에 중점을 두기보단 거시적인 관점에서 접근을 하는 편이다. 우리 몸의 기관들은 유기적으로 연결되어 있고 연결되는 흐름이 있기에 전체적인 균형을 맞추는 것을 본질적인 치료라고 보고 있다. 본초는 천연물 중에 약용으로 쓰이는 식물의 잎, 뿌리, 껍질, 과실, 종자 등에 동물이나 광물에서 얻어진 산물을 일컫는데, 각 본초가 어떤 성질을 가지고 어떤 질병을 치료하기 위해 쓰이는지 연구하는 학문이 본초학이다. 이렇게 다양한 성질을 가지는 본초들을 배합하여 기본 처방을 만들고, 환자의 상태를 판단하여 대표 처방에 약제를 첨가하거나 빼거나 양량을 가감하며 변화를 준다.

보통 사람들은 한의원에서 먹는 '한약'과 약국에서 사는 '한약제제'가 같은 것이라고 생각할 수 있지만 생각보다 차이점이 크다. 약사법에서 정의하는 한약은 '동물 · 식물 또는 광물에서 채취된 것으로 주로 원형대로 선조 · 절단 또는 정세된 생약'이며, 한약제제는 '한약을 한방원리에 따라 배합하여 제조한 의약품'을 말한다. 사실 정의만 봐서는 내포된 의미를 바로 파악하기란 쉽지 않다. 주요한 차이점은 '의약품'이라는 단어이다. 한약제제는 의약품으로 규정되며 '양약 준하는 수준'으로 식약처의 심사 및 관리를 받는다는 의미이다.

한약제제 허가 과정의 규제 수준
• 구조결정과 물리화학적 성질에 관한 자료(품질에 관한 자료)
• 안정성에 관한 자료(품질과 유효 기간에 관한 자료)
• 독성에 관한 자료(동물에서의 안전성을 확인하는 자료, 일부 면제 가능)
• 약리작용에 관한 자료(유효성에 관한 자료)
• 임상시험성적에 관한 자료(사람에서의 안전성과 유효성을 확인하는 자료)

따라서, 약국에서 취급하는 한약제제는 안전성과 유효성이 입증되었으며, GMP기준(Good Manufacturing Practice, 우수 의약품 제조 및 품질관리를 위해 준수해야하는 기본 조건)에 부합하는 공장에서 생산되고 품질이 관리된 제품이다. 예시로 약국에서 파는 쌍화탕은 일반의약품으로 분류되고, 편의점에서 파는 쌍화는 혼합음료로 분류된다. 약국 쌍화탕은 약사법의 규제 하에 심사되었고 GMP 공장에서 성분과 함량까지 철저히 관리된다. 그만큼 약리 활성도 크기 때문에 임의로 과량복용을 하지 않도록 주의해야한다. 가끔 "한약을 먹으면 간과 신장이 망가진다 던데…."라며 거부감을 보이는 사람들이 있다. 양약이던 한약이던 정확한 방법으로 복용하지 않으면 모두 간과 신장에 손상을 줄 수 있다. 강조하고 싶은 점은 어떤 약이든지 '품질이 보장된 약'을 전문가의 조언에 따라 '정확한 용량/용법 그리고 복용기간'을 준수하는 것만이 본인의 건강을 지킬 수 있는 길이다.

대부분의 감기는 바이러스성 감염인 경우가 많다. 우리는 감기가 걸려도 출근을 하고 일을 해야 하기 때문에 증상을 최대한 완화시키는 것이 필요하다. 그래서 증상을 완화시키는 목적으로 감기약을 복용하게 된다. 현대의학이 진보와 함께 한약제제와 양약을 함께 병용하거나 비교하는 임상시험도 많이 증가하고 있다. 많은 임상시험의 결과에서도 한약제제가 '감기가 낫게 되는 시일'을 줄여주진 못하나(이는 양약도 마찬가지) 감기의 증상을 완화시켜주는 데에는 유의적인 효과가 있음이 입증되었다. 따라서 빠르게 증상 완화를 위해 환자의 증상에 따라 '양방약+한약제제'의 조합을 사용하는 것을 널리 추천되고 있다.

선생님은 감기 걸리면 어떤 약 드세요?

모든 질병은 생활습관을 통해 예방하고 기미가 보인다면 초기에 빠르게 잡는 것이 중요하다고 생각한다. 그 효과를 명확하게 보여준 것이 마스크라고 생각한다. 코로나19로 인해 전 국민이 마스크를 착용하게 되면서 겨울철 독감 환자가 급감하였고 감기약을 사러 오는 환자들이 많이 줄었었다. 내가 학창시절 때에는 1년에 1~2번은 환절기나 겨울에 꼭 감기를 크게 앓았었는데, 건강에 관심을 가진 이후부터는 단 한

번도 감기에 걸려본 적이 없었다.

그 이유는 크게 2가지 정도라고 생각하고 있다.

1) 철저한 예방 습관: 대학원에 입학하여 연구를 하기 시작하면서 자연스레 마스크와 라텍스 장갑을 착용하는 것이 생활화되었다. 지금은 너무 당연한 일상이 되었으나 코로나19 이전부터 나는 에탄올로 손과 옷을 소독하는 것을 습관화하고 있었다. 그러다 보니 세균이나 바이러스에 노출될 가능성이 확연히 줄어들었고, 이로 인해 감기뿐만 아니라 다른 감염성 질환(장염 등)도 단 한 번도 걸리지 않았었다.

2) 초기 대응: 물론 가끔 그런 순간은 있다. 왠지 몸살 감기에 걸릴 것 같은 기분, 유독 체력이 떨어지고 오한이 들고 근육통이 생기는 기분, 아침에 목이 살짝 칼칼한 느낌이 드는 날…. 아직 감기라고 할 수는 없으나 컨디션을 잘 유지하지 못하면 당장 감기에 걸릴 것 같은 기분. 이럴 때면 증상에 맞춰서 양약과 한약제제 적당히 배합하여 복용하는 편이다. 몸살의 느낌이라면 '아세트아미노펜/갈근탕/비타민'을 함께 복용하고 휴식을 취했고, 미열과 인후통이 생기면 '이부프로펜/은교산/비타민'을 먹으며 목을 따뜻하게 해주었다. 이런 초기 대응 덕에 하루만 푹 자고 나면 언제 그랬냐는 듯이 바로 회복되곤 했다.

감기약에 대해 깊게 알아보기

감기 증상 약국에 가서 약을 사 먹을까? 병원에 가서 처방을 받을까? 고민되는 경우가 많을 것이다. 성인이라면 감기에 수 차례 걸려본 경험을 통해서 본인의 심각도를 예측할 수 있을 것이다. 앞서 언급했듯이 감기의 대부분은 바이러스에 의해 발생하기 때문에 근본적인 치료제가 있는 것은 아니다. 병원에서 가서 약을 처방받는 것이나 약국에서 약을 복용해도 병을 낫기까지 걸리는 시간에는 큰 차이가 없다. 그렇다면 언제 병원을 가고 언제 약국을 가는 것이 좋을까? 솔직히 사람마다 질병의 원인이나 양상이 다르기 때문에 명확한 기준을 설정한다는 것이 어불성설일 것이다. 그럼에도 환자의 입장에서 판단해볼 수 있는 쉬운 기준을 세워보고자 한다.

환자의 상황에 따른 판단 기준
- 초기 증상이며 일생 생활을 하는데 크게 불편한 점은 없음 → 상비약(일반의약품)으로 해결.
- 초기 증상으로 일반의약품을 2~3일 정도 복용하였음에도 증상이 오히려 악화되는 경우 → 세균성으로 발전할 가능성이 있으니 병원에 내원.
- 감기 증상이 심하고 열이 있으며 편도가 붓거나 안면 통증 등이 있는 경우 → 급성 상기도감염/급성부비동염/인두염/후두염/후두개염 등이 의심되니 병원에 내원.
- 감기가 끝났음에도 증상이 계속 지속되는 경우 → 증상 경중에 따라 병원 또는 약국에 방문.

일반의약품 추천 기준

일반의약품을 추천하는 경우에는 환자의 증상 이외에도 고려할 사항이 많다. 환자가 선호하지 않는 약이나 부작용을 가진 약을 제외해야 하고, 환자의 기저질환이나 복용하는 다른 약도 함께 고려해야 하는 경우가 있다. 의외로 많은 사람들이 포장지에 쓰여있는 글귀에 영향을 받는 경우가 많다. 예를 들어, 똑같은 성분의 의약품이라도 A 제품 위에는 [감기/몸살]이 적혀있고, B 제품 위에는 [두통/통증]이라고 적혀있으면 같은 성분이라도 A 제품을 선호한다. 또한, 광고를 하는 제품이 더 좋다고 생각하거나 한번 복용했던 의약품에 대한 신뢰도를 크게 가지는 경우도 있다. 개인적으로는 제네릭 의약품들 사이에서는 유의미한 차이는 없기에 꼭 제품을 가릴 필요는 없다고 생각한다.

1) 감기 환자가 오면 증상 발현 시기를 파악한다.
2) 환자의 증상의 종류를 파악한다. 증상의 종류로는 열의 유무(없음/미열/고열), 근육통, 인후통, 오한, 콧물(묽은/누런), 기침(약한/잦은/가래/마른기침), 가래(묽은가래/진득한가래), 코막힘, 후비루(콧물이 뒤로 넘어감) 등이 있다.
3) 환자의 요구사항이나 기저질환을 파악한다(졸리는 약/심한 고혈압/심장질환 환자/초기 임산부/카페인 예민).
4) 각 증상을 완화시키기 위한 성분들이 효율적으로 배합된 제품을 선택한다.
5) 환자의 선호도를 파악한다. 환자의 증상이 다양하게 나타나면 약의 종류가 증가하게 된다. 환자가 빠르게 낫기를 희망한다면 가격이 올라가더라도 양방 감기약과 한방감기약을 혼합해준다.

앞선 내용들을 종합적으로 파악해야만 알맞은 약을 추천해줄 수 있다. 물론 앞선 내용을 이해했다면 보통의 사람이라면 어떤 종합감기약을 먹더라도 감기 증상을 완화시키면서 지나갈 수도 있다. 그러나 특정사람들에게는 종합감기약이 오히려 불편감을 만들어줄 수 있다. 예를 들어 종합감기약에 포함된 1세대 항히스타민제는 졸음, 입마름, 배뇨장애 등의 부작용을 가지고 있어 전립선 비대증 또는 녹내장이 심하거나 낙상위험이 높은 고령자가 임의로 오남용해서는 안 된다. 또한, 코가 마르면서 코막힘이 심해지는 환자에게도 오히려 증상을 악화시키기도 한다. 그리고 가래가 많아 뱉어내야하는 상황에서 종합감기약에 포함된 진해제로 인해 가래 배출을 막는 경우도 있을 수 있다. 위와 같은 상세한 증상을 약사에게 말해준다면 경우에 따라 기배합된 종합감기약이 아닌 세분화된 일반의약품을 권할 수 있고 혹은 병원에 방문하여 세밀한 약물치료를 받도록 안내할 수 있다.

핵심 요약

- ◆ 감기약은 원인 치료가 목적이 아닌 '증상 완화'가 목적이다.
- ◆ 증상이 심한 경우, 양약과 한약제제를 함께 복용하면 빠른 증상 완화에 도움이 된다.
- ◆ 감기의 증상이 심하다면 병원을 방문하자.
- ◆ 약국에서 감기약을 구매할 때에도 꼭 증상에 따라 상담을 받자.

[감기] 일반의약품 추천 요약

초기 몸살 감기	아세트아미노펜 + 갈근탕 또는 패독산
코감기(초기)	코감기약 + 소청룡탕(초기 콧물 + 코막힘)
인후통/인후염 (미열 + 건조)	은교산 + 이부프로펜 + (목 통증이 심한 경우) 가글(예: 탄튬, 헥사메딘), 스프레이(예: 목앤, 베타딘) 또는 트로키제(예: 모가프텐, 젠스트린, 미놀)
목감기(초기)	목감기약 + 은교산(미열 + 통증 + 기침)
목감기(편도염)	목감기약 + 구풍해독탕(편도염 + 편도 주위 붓기)
종합 감기	종합감기약 + 증상에 따라 한약제제 추가

한약제제 추가	비염 및 부비동염 동반 – 형개연교탕 마른 콧물, 코막힘, 후비루 증상 – 갈근탕가천궁신이 기관지 염증 및 만성적인 마른 기침 – 맥문동탕 기침과 함께 숨이 헐떡일 때 – 청상보하환 감기 이후 가래와 기침이 오랫동안 지속될 때 – 청폐탕 목이 쉬고 입이 마를 때 – 향성파적환 피로가 쌓여 몸이 허하며 기침과 가래가 이어지는 경우 – 자감초탕 감기 이후 피로하고 지치며 소화기능이 약할 때 – 소시호탕 *주의: 앞서 소개한 한약제제는 약국에서 감기와 관련된 증상으로 추천받았을 때 참고하기 위한 내용이며, 한약제제는 다른 적응증에도 광범위하게 활용될 수 있음.

약을 복용해도 증상이 더 악화되는 경우는 병원(내과, 이비인후과) 내원
(상기도감염, 부비동염, 만성비염 의심)

사타구니 습진의 계절, 여름!

친구에게 들려주는 이야기

사타구니가 간지러운데… 어떻게 해?

사람들은 민감하거나 예민한 부위에 질병이 생기게 되면 치료받기를 부끄러워한다. 약국이나 병원에 방문하기 전에 인터넷으로 검색해 보면서 최대한 본인 선에서 대처해보려고 노력한다. 허나, 다양한 방법을 시도하다가 오히려 증상을 악화시키는 경우도 많다. 그런 질환 중 하나가 바로 사타구니 습진이다. 신체적 구조상 여성보다는 특히 남성에게 자주 발생하는 질환인데, 겉으로 드러나거나 일상생활에 지장을 주는 질환이 아니다 보니 일부 남성들은 질환을 방치하는 경우가 많다. 그러면 발병 부위가 점점 퍼져가고 각질층이 두터워지면서 갈라지고 간지러워지는데 그제야 병원이나 약국을 찾아가게 된다. 그런데 약을 처방받아 몇 번 바르고 낫게 되더라도 생활습관은 개선을 하지 않으면 또다시 여름만 되면 재발하곤 한다. 친한 친구들도 상황이 심각해지고 나서야 조심스럽게 카톡으로 물어보는 경우가 많다. 최근에도 군대에 있던 친구가 연락이 와서 사타구니 쪽이 가렵다는 이야기를 했다. 자세한 상황을 들어보니 사타구니 습진(완선, 고부 백선)이었고, 생활습관을 들어보니 생길 수밖에 없는 상황이었다. 단체 생활을 하면서 공용으로 사용하는 것들도 많았고, 군복을 입고 훈련을 받다 보면 통풍도 잘 안 되면서 습기가 찬다는 것이다. 특히, 고부 백선의 경우에는 무좀균에 의해서도 옮을 수 있기 때문에 단체 생활을 하는 경우 다른 사람의 각질에 의해 감염될 가능성도 높다. 증상을 들어보니 허벅지와 엉덩이까지 범위가 확장되었다고 한다. 군대에서 제대로 된 치료도 받지 못한 채 제대를 했고, 뒤늦게 병원을 방문해 치료를 받고 3주 만에 완치가 되었다. 초기에 어떻게 그렇게 심해졌는지 물어보니 해당 부위를 건조하게 하지 않기 위해 유분기 있는 바디로션을 계속 발랐다는 것이다. 이는 오히려 악화 요인으로 작용해서 증상이 더 심해지게 만든 것이다.

부끄러워하지 말고 치료를 받자.

우리들은 민감한 부위에 질병이 생겼을 때 비뇨기과, 산부인과 또는 항문외과에 가는 것을 망설여하곤 한다. 그렇게 하루하루 미루고 고민하는 사이에 질병을 점점 심해지고 적절한 치료 시점을 놓칠 수도 있다. 특히, 남성들은 자신의 몸에 대해 크게 관심을 가지지 않는 경우도 있다. 대충 샤워를 하고 수건으로 쓱쓱 닦고 옷을 입다 보니 어디에 문제가 생겼는지를 잘 모른 채로 방치하고, 증상이 심각히 나타나서야 깨닫게 되기도 한다. 그래서 조기 치료에서 가장 중요한 것은 내 몸에 대해 구석구석 관심을 갖는 것이다. 그렇게 해야 몸의 이상 유무를 빠르게 체크할 수 있고, 적절한 시점에 적합한 조치를 취할 수 있다. 사타구니 습진을 발견하고 증상이나 범위가 가볍다면 약국에 가서 항진균제

(외용제)를 구매하여 바를 수 있다. 약국에 가서 단순하게 습진약이나 항생연고를 달라고 하면(많은 사람들이 이렇게 말한다.) 스테로이드나 항생제가 포함된 연고를 받을 수도 있기 때문에 '사타구니 습진(완선)에 바를 항진균제를 달라고 명확히 이야기를 하자.' 간혹 본인이 이전에 피부염이나 습진에 사 났었던 스테로이드제를 곰팡이성 습진에 장기간 바르게 되면 초기에는 가라앉는 것처럼 보여도 오히려 증상을 악화시킬 수 있다. 가장 정확한 것은 전문가에게 육안검사를 통해 진단을 받거나 KOH도말검사를 통해 표재성 진균 감염 여부를 간단하게 확인해볼 수 있다.

잘못된 생활습관은 무엇이 있을까?

사타구니 습진은 잘못된 생활 습관에서 비롯되는 경우가 참 많다. 우리 몸에는 자연적으로 기생하고 있는 피부 사상균이 있다. 피부 면역력이 떨어지거나 피부 환경이 진균이 성장하기 좋은 조건으로 맞춰진다면, 우리 몸에서 감염을 일으켜 피부질환을 일으킬 수 있다. 또한, 타인의 곰팡이에 의해 옮는 경우도 있고 스스로의 무좀균이 내 손에 묻어서 사타구니 쪽으로 옮을 수도 있다. 가끔 아이들의 경우, 부모의 무좀균에 옮아서 무좀이나 사타구니 습진이 생기는 경우도 있다. 타인에 의해 균이 묻었다고 할지 언정 바른 생활습관을 잘 유지한다면 곰팡이가 자라는 것을 초기부터 막을 수 있다. 바른 생활습관은 어른들이 잘 숙지해야 하고, 자식들에게도 잘 가르쳐 주어야 하는데 보통은 부모들도 잘 모르고 넘어가는 경우가 많다. 실제로 약국에 성인 남성들이 사타구니 습진으로 약을 사러 오는 경우가 많은데 그 중 일부는 무좀도 함께 있는 경우가 많았다. 가끔, 일부 사람들은 본인이 무좀에 걸렸음에도 증상이 없으니 대수롭지 않게 여기는 경우가 많은데, 초기에 빠르게 치료하지 않아 나중에 살이 갈라지고 간지러움을 느끼고 나서야 찾아오기도 한다. 초기에는 외용제만 사용하더라도 금방 치유가 가능한데, 상황이 심각해지면 항진균제를 복용해야 하기 때문에 몸의 관점에서도 상당한 손해이다. 항진균제를 장기간 복용하는 것은 간에 무리를 줄 수도 있고 다른 약과 병용하기 어려운 경우도 있으니 굳이 병을 키우지 않는 것을 추천한다. 중요한 것은 가족들에게 옮길 수 있다는 것을 명심하고 빠르게 치료를 받아야 한다. 피부진균감염증(무좀, 사타구니 백선 등)을 예방하기 위해서는 곰팡이의 특성을 잘 알아야 한다. 곰팡이는 진균의 한 종류로 실처럼 길게 자라는 사상균이다. 곰팡이는 땀이 잘나고 온도가 살짝 높은 사타구니 부근에서 증식이 잘 일어나는 편이다. 따라서, 우리는 습한 것을 잘 관리하면 곰팡이가 자라는 것을 어느 정도 예방할 수 있다.

- 꽉 끼고 통풍이 안 되는 바지(청바지, 레깅스 등)는 피하는 것이 좋다.
- 땀이 나고 찝찝한 경우 샤워를 하는 것이 좋고, 샤워 후에도 드라이기를 이용해 잘 말려주어야 한다.
- 남성은 삼각보다는 통풍이 되는 사각팬티를 입는 것이 좋으며 여름철 속옷도 자주 갈아입자.
- 습진이 생긴 경우 세정제나 비누를 이용하여 자극을 주는 것을 피하고 물로만 잘 씻고 잘 말리자.
- 습진이 생기면 아무 바디로션이나 스테로이드제를 쓰지 말고 빠르게 진균제 연고를 바르는 것이 좋다.

- 면역력이 떨어지지 않게 건강관리도 신경 써야 한다.
- 무좀이 있다면 무좀 치료를 빠르게 하는 것이 사타구니 습진을 예방하는 방법이다.
- 공동생활시설에서는 공용 슬리퍼나 옷을 착용할 때에는 맨살이 닿지 않도록 주의하자.

사타구니 백선에 대해 깊게 알아보기

사타구니 백선이 심하지 않은 경우에는 1~2주간 항진균제 성분이 들어있는 연고를 1일 1~2회 발라주면 된다. 연고를 바를 때에는 환부를 잘 씻고 건조한 후에 적당량을 발라주면 된다. 여기서 적당량의 기준이 사람마다 많이 다르다. 가끔 환자들에게 어느 정도 바르냐고 물어보면 듬뿍 넘치도록 바른다고 이야기하는 사람들이 많다. 한국인은 뭐든지 다다익선이라고 생각하는 경향이 있는 것 같은데, 약에서는 그런 생각을 꼭 버려야 한다. 연고를 바르는 기준도 정해져 있지만 환자가 이를 정확히 숙지하는 것은 어렵다. 예를 들어 집게손가락 한 마디 정도를 짜면 약 0.5g 정도의 수준인데 이는 손등을 얇게 펴 바를 수 있는 양이다. 이 또한 어렵다면, 환부에 얇게 펴 바른다는 느낌으로 바르면 된다. 넓은 부위가 아닌 국소 부위라면 면봉을 사용하는 것이 좋은데 이는 실수로 눈이나 점막 부위를 만지는 것을 방지하기 위함이다.

사타구니 습진에 바르는 연고에 대해서 자세히 알아보자.

약국에서 구입할 수 있는 항진균제 연고

1) 테르비나핀/나프티핀(예: 라미실, 터비뉴겔, 프틴): 진균은 곰팡이로도 불리는데 세포막과 세포벽으로 둘러 쌓여 있는 세포이다. 진균은 스쿠알렌이라는 지질성분을 효소 반응을 통해 에르고스테롤로 만든 후, 세포막을 구성하는 주요 성분으로 활용한다. 테르비나핀과 같은 알릴아민계성 진균제인 라미실은 스쿠알렌을 활용하는 과정에서의 효소 반응을 억제하여 세포막이 원활하게 생성되지 않도록 한다. 동시에 진균 내에 스쿠알렌이 축적되게 하여 진균을 사멸하는 작용을 가진다. 보통, 라미실 연고는 하루 1~2번 사용하면서 상태를 계속 관찰해주어야 한다. 1주일간 사용해도 증상의 경감이 관찰되지 않는다면 병원을 내원하여 진단을 받는 것이 좋다.

사타구니 습진이 심해 통증과 가려움이 심해지는 경우에는 '터비뉴 더블

액션 겔'을 사용해도 좋다. 해당 약에는 항진균제 성분 이외에도 가려움을 완화시켜주는 리도카인과 디펜히드라민 그리고 항염증 작용을 가진 에녹솔론과 이소프로필메틸 페놀이 함께 들어있다.

2) 클로트리마졸(예: 카네스텐, 엘린플러스): 앞선 성분과는 다르게 이미다졸 계열의 진균제로 스쿠알렌이 에르고스테롤로 만들어지는 말단 과정에서 효소 반응을 억제해서 세포막 합성에 영향을 주어 진균을 사멸한다. 클로트리마졸의 특징은 만3세 이상의 유소아에게도 사용이 가능하다는 것이다. 해당 약은 하루 2번씩 3~4주까지 사용 가능하지만, 1주일을 지켜보아도 차도가 없다면 병원에 내원하는 것을 권장한다. 특정 제품의 경우(엘린플러스), 스테로이드 성분이 함께 포함되어 있어 급성 증상에 효과적으로 염증을 가라앉히지만 장기간(2주이상) 넓은 부위를 사용하는 것은 권장하지 않는다. 특히, 아이에게 사용할 경우 더욱 주의해야 한다.

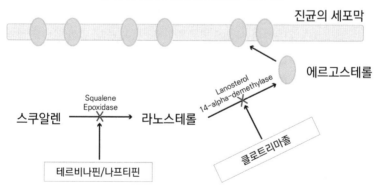

테르베나핀과 클로트리마졸의 작용기전

병원에서 처방을 받는 약

각질층의 비후가 심하여 외용제만으로는 충분한 효과가 나타나지 않거나 광범위하게 병변이 퍼진 경우에는 경구용 항진균제와 외용 항진균제 두 종류를 함께 사용해야 한다. 처방받을 수 있는 경구용 항진균제에 대해서 알아보자.

1) 플루코나졸/이트라코나졸(Fluconazole/Itraconazole): 트리아졸(Triazole) 계열의 항진균제로 작용기전은 클로트리마졸과 동일하다. 플루코나졸은 증상에 따라 1일 1회 50mg이나 1주 1회 150mg을 2~4주간 복용한다. 이트라코나졸은 1일 1회 100mg을 15일간 복용한다. 투여 용량이나 용법은 전문의의 진단에 따라 바뀔 수 있다. 두 가지 약 모두 임부와 수유부에게 사용하지 않는 약물이나, 수유부의 경우 전문가와의 상담를 통해 사용할 수도 있다. 해당 약물 모두 간 기능을 약화시킬 수 있는 부작용이 있기에 간장애가 있거나 간독성을 경험한 경우에는 신중히 투여된다. 또한 해당 약물은 다른 약물과의 상호작용이 심하기 때문에 본인이 복용하는 다른 약물이 있다면 사전에 꼭 병원에 말하는 것이 좋다. 예를 들어 혈압약, 고지혈증 약, 편두통약, 우울증 약, 항불안증 약, 혈전약, 항생제 등을 복용하고 있는 경우라면 사전에 병원에 고지하도록 하자. 앞선 약물을 복약 중에는 정해진 용법과 기간을 꼭 준수해야 하고 가족 간에도 수건이나 공동물품을 피해서 사용해야 한다. 또한, 약을 유제품과 함께 복용하거나 자몽쥬스를 과하게 복용하거나 술을 마시는 것도 피해야 한다.

이트라코나졸은 식사 직후 복용하면 약의 흡수율을 높일 수 있다. 위산이 부족한 사람들은 탄산음료와 함께 복용하면 흡수율을 높이는 데 더 큰 도움이 된다. 또한 칼슘, 마그네슘, 알루미늄 성분이 포함된 보충제나 제산제와 함께 복용하게 되면 흡수가 감소하기 때문에 최소 2시간 이상의 간격을 두고 복용하는 편이 좋다.

2) 테르비나핀(Terbinafine): 알릴아민(allylamine)계열의 항진균제로 작용
기전은 앞선 외용제에서의 설명과 동일하다. 1일 250mg을 1~2회로 나
누어 4주간 복용한다. 이 약 또한 임부나 수유부의 경우 전문가와의 상담
이 필요한 약이며, 간에 상당한 부담을 주는 약물이다. 따라서 이 약물을
사용하기 전에는 간 기능 검사를 받아야 하고, 투여 중에도 정기적으로
간 기능 검사를 시행해야 한다. 투여 중에도 피로, 구토, 황달, 진한 뇨, 무
른 변, 식욕부진 등의 증상이 나타난다면 의사에게 보고하고 즉시 간 기
능 검사를 실시해야 한다.

 핵심 요약

◆ 사타구니 습진을 예방하거나 치료하는 과정에서 바른 생활습관은 매우 중요하다.
◆ 건강한 어른이 되는 것의 시작은 몸을 구석 구석 잘 살피고 잘 관리하는 것이다.
◆ 사타구니 습진을 방치하고 증상이 심해지면 경구용 항진균제를 복용해야 하나
   기저질환이 있는 환자에겐 부담이 가는 약이기에 초기에 외용제로 치료하자.

[사타구니 백선] 일반의약품 추천 요약

성인	테르비나핀(예: 라미실) 또는 나프티핀(예: 엑소데릴) 간지럽거나 피부가 딱딱해진 경우에 따라 추가 성분이 포함된 연고를 사용(예: 테르비 플러스)
소아 (만 3세이상)	클로트리마졸(예: 카네스텐)
약을 발라도 증상이 더 악화되는 경우는 병원(피부과/비뇨기과/산부인과) 내원	

참고 문헌

1) Oh, B. H., & Ahn, K. J.(2009). Drug therapy of dermatophytosis. Journal of the Korean Medical Association, 52(11), 1109-1114.

효과 좋은 숙취해소제가 있을까?

4장

친구에게 들려주는 이야기

숙취해소제 연구는 어떻게 하나요?

석사 생활을 했던 연구실은 다수의 제약회사로부터 '숙취해소제 효능위탁연구'를 자주 의뢰받는 곳이었다. 지도 교수님은 숙취해소제의 조상급인 '컨디션 F'을 개발했던 분이셨고, 그 덕에 많은 제약사들이 꾸준하게 교수님에게 숙취해소 연구과제를 부탁하곤 했다. 그로 인해 나는 대학원 생활을 하는 동안, 약국이나 편의점에서 팔리고 있는 '키스립', '상쾌환', '컨디션' 등을 포함하여 다양한 숙취해소제의 효능 연구를 수행했었다. 숙취해소제 연구는 많은 인력을 필요로 하기에 모든 연구원들이 각자의 연구를 중단하고 아침 일찍부터 총출동을 해야 했다. 그 이유는 성인 남자의 팔뚝만 한 랫트(설치류) 수십 마리를 이용하여 동물실험을 진행해야 했기 때문이다. 실험을 간단히 설명하면 랫트에게 술(알코올)을 먹여 취하게 한 후 각 회사의 숙취해소제를 투여하였다. 술을 마신 랫트들은 얼마 지나지 않아 정신을 잃고 곯아떨어진다. 정해진 시간마다 랫트의 꼬리에서 혈액을 채혈한 후에, 혈중 알코올과 아세트알데하이드 농도를 실시간으로 분석했다. 그렇게 12시간 동안 랫트의 상태를 관찰하는데 효능이 좋은 숙취해소제를 마신 랫트들은 아무것도 마시지 않은 랫트보다 조금 더 이른 시간내에 정상화되곤 했다. 숙취해소 효능연구는 매번 정말 힘들었는데 육체적인 어려움도 있었으나 가장 곤욕스러운 것은 바로 냄새였다. 술을 섭취한 랫트들을 자면서 계속 설사를 하였고 수십미리의 배설물 냄새로 온 연구실 가득찰 정도였다. 이런 현상만 보아도 술이 장건강에 얼마나 좋지 않은 지를 알 수 있었다. 알코올은 장에 자극을 주어 수분 흡수를 방해하여 설사를 일으키고 동시에 장내 정상세균총에 악영향을 준다. 해당 실험 결과를 정리하고 보고서로 작성하는 과정에서 어떤 숙취해소제가 제일 효능이 좋은 지 확인할 수 있었다(사실 남은 샘플들을 대학원생들이 직접 먹어보면서 그 효능을 몸소 확인해보기도 했다). 어떤 제품이 좋다고 직접적으로 언급할 수는 없지만 아마 숙취해소제를 즐겨 복용하는 사람이라면 본인에게 맞는 제품이 하나씩은 있을 것이다. 숙취해소제도 각각 다양한 효과를 가지고 있다. 실험 결과를 바탕으로 비교해보면 숙취해소제는 3가지의 패턴을 보였다.

보통 술을 마시면 우리 몸에서 3단계의 과정을 통해 대사 되어 체외로 배출되게 된다. '1) 알코올(에탄올) → 2) 아세트알데하이드(숙취의 원인) → 3) 아세트산(식초의 성분, 과음 후 쉰 냄새가 나는 원인)'

- A타입) 에탄올 농도만 빠르게 감소시킨다.
- B타입) 아세트알데하이드의 농도만 빠르게 감소시킨다.
- C타입) 에탄올과 아세트알데하이드의 농도 모두 약간씩 감소시킨다.

3가지 모두 숙취해소제 제품이 될 수는 있지만 사용 목적은 조금씩 다를 수 있다. 술에 빨리 취해서 몸을 잘 가누지 못하거나 기억을 잃는 사람들은 음주 전에 A나 C 타입을 복용하면 좋다. 술에 만취한 다음날 숙취가 심할 경우에는 B 타입을 복용하는 것이 좋다. 어디까지나 이것은 연구 과정에서 알게 된 내용이고, 실제 제품들은 구체적으로 이런 결과를 밝히지 않는다. 사실 숙취해소음료가 효과가 아예 없는 것은 아니나 결국 이름이 음료인 이유는 드라마틱한 효과를 입증하기 어렵기 때문이다. 따라서 숙취해소제는 '약'이 아니라 도움을 주는 '음료'일 뿐이다. 사람마다 숙취에 대한 효과가 차이가 크기 때문에 본인에게 맞는 것을 찾아보는 것이 제일 좋은 방법일 것이다.

약국에서는 어떤 숙취해소제를 살 수 있을까?

사실 의사나 약사들 중에는 일상생활이 불가능할 정도로 숙취가 심하면 병원에 가서 링거를 맞는 경우가 있다. 숙취가 생기는 다양한 원인으로는 약간의 탈수 증상, 전해질 부족, 아세트알데하이드 축적을 들수 있는데, 링거는 이 모든 것을 한 번에 해결에 줄 수 있기 때문이다. 우리 몸에서 알코올이 들어오게 되면 이뇨 증상을 통해 수분과 전해질을 배설되게 하여 몸에 갈증, 현기증, 구토 증상을 일어난다. 동시에 알코올이 아세트알데하이드로 분해되면서 혈중농도는 급격히 증가되어 두통, 메스꺼움, 구역감 등이 생기는 것이다. 링거를 통해 수분을 공급하고 전해질 균형을 맞추게 되면 단순히 쉬는 것보다 빠르게 숙취에서 빠져나올 수 있다. 하지만, 그것이 여의치 않기에 사람들은 약국을 자주 찾아가 숙취해소제를 달라고 한다. 약국에서 주는 약은 숙취로 인한 증상을 완화하기 위한 보조제제일 뿐 숙취를 치료하고 간을 회복시키는 약이라고 생각하면 안 된다. 즉, 숙취해소제를 믿고 과음하는 습관을 들여서는 안 된다는 뜻이다. 어쨌든 숙취 때문에 약국에 가게 된다면 조금 더 증상을 구체적으로 이야기하는 것이 그에 맞은 적절한 약을 받을 수 있는 방법이다. 예를 들어 두통/어지러움/속 쓰림/구역감/불쾌감/더부룩함 등에 따라서 조금씩 다른 약을 줄 수 있다.

기본적으로 당분/미네랄/수분을 보충하기 위한 목적으로 숙취해소 드링크제나 마시는 수분 보충제를 기본으로 준다. 이후, 증상을 물어보고 약을 선택적으로 주는 편이다.

1) 위장 관련 호소

복통과 구역감이 있고 위산에 의해 속 쓰림이 있다면 '반하사심탕'을 주로 사용한다. 반하사심탕에 포함된 반하는 구토를 멎게하고 속이 답답한 증상을 제거해주며 위점막 손상을 개선해준다. 황련과 황금은 위장의 열을 가라앉힐 뿐아니라 살균효과도 가지고 있다. 상황에 따라 인진오령산(숙취로 인한 구역감, 부종 등)/위령산(숙취로 인한 물설사, 구토, 목마름 등)/황련해독탕(황련, 황금, 황백, 치자로 구성되어 열을 식혀주고 소염 및 진정 작용을 가지고 있어 몸속의 열로 인한 화농증, 두통, 이명, 불면증, 코피, 구내염, 숙취 등에 사용)을 쓸 수도 있다. 개인적으로는 몸에 열이 자주 차는 편이라 황련해독탕이 잘 맞아 음주 전후에 자주 복용한다. 황련해독탕은 위장 기능이 약한 사람에게는 권하지 않는다. 기름진 음식을 많이 복용하고 소화불량 및 복부 팽만 증상이 있다면 이담제(예: 가레오)를 쓸 수도 있다. 다만, 간 질환 환자/담도 폐쇄증/녹내장 환자에게는 주의해서 사용해야 한다. 구역/구토감이 심하고 복통을 호소하는 경우에는 위장관운동 조절제(예: 트리메부틴)를 함께 쓰기도 한다. 위산으로 인해 신물이 역류할 경우 빠른 완화를 위해 위산 중화제(제산제)를 쓸 수도 있다.

2) 두통이나 피로가 심한 사람

두통이 심한 경우, 빠르게 아세트알데하이드를 분해하고 체내에서 배출되는 것이 중요하다. 아르기닌이 포함된 제제는 혈액순환을 촉진하기에 도움이 될 수 있다. 사실 아스파라긴산의 경우 콩나물에 많이 포함되어 있다하여 숙취해소에 도움을 준다고 알려져 있다. 아스파라긴산은 오르니틴과 함께 간에서 암모니아 배출에 관여하기에 '해독'작용의 대표로 자리매김하고 있다. 그러나 아직 아스파라긴산이 직접적으로 아세트알데하이드 분해나 배출에 관여한다는 직접적인 연구결과가 많지 않아 자주 쓰지는 않는 편이다. 다른 제품으로는 비타민 B군을 추천하는 편이다. 알코올을 자주 복용하는 사람들은 알코올을 섭취하면 체내에 비타민 B1, B6 그리고 B12가 결핍될 수 있다. 따라서 피로회복을 위해 종합비타민B를 복용해주는 것도 중요하다. 비타민 B군은 에너지 대사와 신진대사를 증가시켜 빠른 아세트알데하이드 배출과 피로를 회복하는데 도움을 줄 수 있다.

3) 과음하여 간에 무리가 간 사람

과음을 하게 되면 알코올을 분해하는 과정에 많은 산화적 스트레스가 발생한다. 이로 인해 세포 손상을 입게 되는데 이를 예방하거나 보호하기 위해 항산화제나 간보호제를 주곤 한다. 간 보호제의 경우에는 베타인이나 타우린이 포함된 것을 주며 항산화제로는 글루타티온과 비타민C를 추천한다.

가끔 술 마실 때 무슨 숙취해소제 조합을 먹는지 궁금해하는 지인들이 많다. 숙취해소제나 약을 복용할 때에는 당연히 가격도 생각하고, 본인의 증상도 봐야 하기에 천편일률적으로 이것이다라고 말하기는 어렵다. 일반적으로 복용하는 것은 가볍게 술(소주 반병 내외)을 마시는 경우에는 마신 날과 다음 날 종합비타민과 비타민C만 복용하고 해장국을 먹는 편이다. 과음을 하게 되는 경우에는 술을 먹기 전 '황련해독탕과 종합비타민'을 함께 복용하고, 술을 마신 다음 날 '황련해독탕, 종합비타민, 아르기닌, 베타인 등'을 복용한다.

숙취와 관련되어 민간에서 사용하는 방법에 대해 깊게 알아보기

1) 물을 많이 마신다?

물이 과연 직접적으로 숙취를 해결해줄 것인가에 대해서는 여전히 의견이 분분하다. 술을 마시면 소변을 수분이 많이 배출이 많이 되어 체내 수분량이 떨어지는데, 물을 많이 마셔 이를 보상해주면 당연히 숙취에 도움이 될 것이라는 이야기이다. 그렇다고 실제 술 취한 다음 날 물을 많이 마셔서 숙취에 도움된 경험이 있는지 사람들에게 물어보면 아니라고 대답하는 사람들이 더 많았다. 물론 나 역시 아니었다. 외국에서도 이러한 궁금증에서 시작되어 다양한 연구들이 진행되었으며 숙취는 탈수 증상에서 비롯되지 않는다는 주장을 하는 과학자들도 생기기 시작했다. 우리 몸은 체액이 1~2%만 부족해져도 갈증을 느끼는데 그 반응에 맞춰서 수분을 보충해줘도 큰 무리가 없다는 것이다. 다만, 술을 마시는 도중에는 물을 자주 마시는 것은 당연히 도움이 된다. 우리가 마시는 술은 그 자체로 농도가 높기 때문에 일시적으로 위장 벽에 자극을 줄 수 있다. 물을 함께 마시는 것은 알코올을 희석시켜서 위장 자극을 낮출 수도 있고 동시에 혈중 알코올 농도를 약간 낮출 수 있다. 물을 자주 마시는 행위를 통해 화장실도 자주 가면서 흡수와 배설의 속도도 빠르게 할 수 있다. 또한, 술을 먹고 자는 도중에는 갈증을 예방할 수 있기에 좋은 습관이라고 생각한다.

2) 커피를 마신다?

생각보다 많은 사람들이 커피를 마시면 술에 깬다고 착각한다. 아마 커피의 각성효과가 술 취한 기분을 이겨낸다고 착각해서 생긴 오해라고 생각한다. 오히려 그렇게 술에 깬 기분에 속아 평소의 주량보다 더 마시게 되면 더 큰 숙취로 돌아오게 될 것이다. 술을 마시는 동안 커피를 마시면, 술과 함께 이뇨작용을 더욱 극대화하여 수분과 미네랄을 배출시켜 정말 탈수 증상을 동반하게 될 수도 있다. 또한, 음주 후에는 숙면이 중요한데 커피를 마시게 되면 깊은 잠에 들지 못하게 한다. 특히, 술을 마신 다음날부터 해장을 목적으로 커피를 마시는 사람들이 있다. 커피는 오히려 술로 인해 상한 위장에 더 큰 자극을 줄 수 있기에 피하는 것이 좋다. 간혹, 커피를 마시면 숙취로 인한 두통이 줄어든다고 하는 사람들이 있다. 이는 아세트알데하이드로 인해 뇌혈관을 확장하여 생기는 두통이다. 카페인을 소량 섭취하게 되면 일시적으로 혈관이 수축되어 두통이 낫는다는 느낌을 받을 수는 있으나 나중에는 오히려 반사적으로 확장되기도 하기에 두통이 심해지는 경우도 있다.

3) 초콜릿 우유를 마신다?

가끔 술을 마시고 혹은 술을 마신 다음날 초콜릿 우유를 마시는 사람들이 있다. 초콜릿 우유를 통해 당분을 흡수시켜주고 우유를 통해 위벽을 보호하겠다는 목적이다. 사실 우유가 위장에 좋은 지 나쁜지에 대해서 설왕설래가 많았다. 그 시작은 1976년 UCLA 의대에서 진행된 연구였는데, 우유 속에 포함된 카제인 단백질과 칼슘은 위산분비를 촉진하는 자극제이기 때문에 이를 복용하면 위산분비를 촉진한다는 것이다. 실제로 정상인에게 우유를 복용하게 하였을 때 위산 분비가 증가했고, 저 칼슘 우유를 복용하였을 때에는 위산분비가 증가하지 않은 결과를 제시했었다. 이러한 이유로 우리나라에서도 빈속에 우유를 마시는 것보다 섬유질이 풍부한 빵, 견과류, 시리얼 등과 함께 먹기를 권장했었다. 우리가 속쓰림에 우유를 먹으면 나아진다고 느꼈던 이유는 우유 자체는 알칼리성이기 때문에 일시적으로 위산을 중화하는 기분이 들기 때문이다. 우리나라에서는 2016년 가천대 식품영양학과에서 '우유 섭취가 소화기관에 미치는 효능 평가 및 분석'(우유자조금관리위원회 지원)이라는 연구를 통해 우유에 대한 기존 생각을 바꾸는 연구결과를 제시했다. 심지어 기자들은 우유 영양소가 속 쓰림을 유발한다는 것은 근거 없는 말이라며 '반전'을 이끌어내려는 기사들을 쏟아냈었다.
두 가지 연구를 면밀히 살펴보면 연구의 관점이 다르고 설계부터 방향성에 다소 큰 차이가 있었다. 1976년의 연구는 임상실험을 통해 우유를 섭취하는 것은 정상인에게 위산 분비를 촉진한다는 것이고 그 원인을 단백질과 칼슘에서 밝힌 연구이다. 그런데 단편적인 부분만을 가지고 일부 뉴스에서는 '우유 → 위산 증가 → 위궤양'이라는 공식을 만들어 우유는 공복에 복용하면 안 되는 나쁜 음식으로 규명하였었다. 반대로 국내 연구진이 발표한 내용은 빅데이터를 통해 우유 섭취빈도와 위암 유병률 간의 상관관계를 분석한 결과로 우유 섭취를 많이 한 사람들에게 위염 및 위궤양 발생 위험이 낮다는 결과를 제시하였다. 또한, 동물 실험을 통해 우유가 알코올/염산/매운 성분/짠 성분이 위장에 미치는 자극을 보호한다는 결과를 입증하였다. 앞선 1976년도의 연구와 다른 점은 본 연구는 우유의 직접적인 중화 또는 보호효과를 보기위해 설계되었다는 것이다. 즉, 두 실험 모두 우리가 정말 궁금한 것, 공복에 우유를 복용하는 것은 좋은 것인가?를 명확히 해결해준 연구는 없었다. 이를 명확히 하려면 공복에 장기간 우유를 복용하게 하고, '우유로 인해 증가된 위산'이 위염이나 위궤양을 유발하는지 확인하는 모델이 필요한 것이다.

위산은 위에서 살균효과를 가지며, 단백질을 소화시키는 펩시노겐을 펩신으로 활성화시키는 역할을 한다. 위에는 위를 보호하는 인자들(중탄산나트륨 등)이 균형을 이루고 있으나 이것이 깨지면 위산과 소화효소가 위장을 소화시키거나 손상을 입혀 염증과 짓무름이 발생한다. 이것이 심해지면 위천공, 위염, 위궤양까지 발생할 수 있다. 위는 사실 음식물이 들어와도 위액이 분비되고, 시각이나 청각을 통해서도 위액이 분비된다. 우유를 마셔도 당연히 위산이 분비된다. 초기에는 약 염기성에 의한 중화작용이 있겠으나, 액상인 우유는 위에서 빠르게 비워지고 나면 다시 산성으로 바뀔 가능성이 있다. 건강한 사람들은 충분히 방어할 인자들이 있겠으나, 술을 마시고 난 후 약해진 위에는 부담이 될 가능성은 있다. 앞선 결과만 가지고 해석해보면 술이나 맵고 짠 음식을 먹을 때 우유를 같이 복용하면 단기적으로 위장 보호 효과가 있다. 그리고 위장 상태가 좋지 않을 때에는 빈속에 우유만 마시는 것보다는 다른 음식도 같이 먹는 것이 좋다.

4) 해장술을 한다?

말도 안 되는 이야기처럼 들리겠지만 실제로 해장술을 즐기는 사람들을 많이 있다. 술을 마시면 알코올에 의한 마취되는 현상 때문에 숙취가 깬다고 느끼는 이유이다. 숙취를 속일 수 있기 때문에 좋지 않으냐는 사람들이 있으나 위나 장에도 빈번한 알코올 섭취는 좋지 않으며 특히 이미 간에는 치명적인 독성을 줄 수 있다. 이미 항산화 효소나 알코올 분해효소가 부족한 상황에서 또 한 번 술을 먹는 것은 몸을 깎아 먹는다고 생각하면 된다.

5) 운동이나 사우나를 통한 땀 빼기?

숙취인 상태에서 운동이나 사우나를 할 체력이 있다는 것이 대단하다. 개인적으로는 그럴 시간에 몇 시간이라도 더 자는 것이 좋지 않을까라고 생각해본다. 과음을 한 후에는 체내에 에너지 생산이 부족하여 피로를 느끼기 쉬운 상태이다. 무리하게 에너지를 더 쓰는 것은 더한 피로를 불러일으킬 수 있고 과도한 땀 빼기는 탈수와 미네랄 불균형을 일으킬 수도 있어서 권장하지 않는 방법이다.

6) 해장국을 먹는다?

개인적으로 해장국이 숙취를 해소하는 데는 꼭 필요한 방법이라고 생각한다. 하지만, 무리해서 해장국을 꼭 먹어야 할 필요는 없다. 전날 과음과 과식을 통해 구역/구토감이 심하다면 가볍게 당분/수분/미네랄만 공급하면서 위와 간에 부담을 덜 주는 것도 좋은 방법이 될 수 있다. 해장으로 라면이나 맵고 짠 음식을 먹는 것은 오히려 위장장애를 일으킬 수 있기에 콩나물국, 북엇국 혹은 조개국물 같이 맑은 국물에 가볍게 밥을 말아먹는 것이 좋다. 콩나물에는 폴리페놀과 비타민C가 들어있고, 북어에는 메티오닌이 풍부하고, 조개에는 간세포 보호 작용이 있는 베타인이 들어있다. 물론 음식에 들어간 함량이 높진 않기에 엄청난 효과를 기대하지는 않는다.

7) 두통약을 먹는다?

약사로서 당연히 추천하지 않는 방법이다. 특히, 타이레놀에 들어있는 성분인 아세트아미노펜은 절대 복용해서는 안 된다. 해당 사실을 모르는 사람들이 상당히 많은데, 미국에서는 상당히 많은 환자들이 타이레놀을 먹고 급성 간독성으로 응급실에 온다고 한다. 술을 마시게 되면 간의 대사효소인 CYP2E1이 증가하게 되는데, 이 효소는 아세트아미노펜을 독성 물질로 대사 되게 만든다. 일반적으로 아세트아미노펜을 복용하면 약 85% 이상은 포합 과정 거친 후에 통해 배설되고, 약 5~15%는 NAPQI라는 물질로 바뀐다. 이 물질을 굉장히 독성이 심한 물질이지만 체내에 존재하는 글루타티온과 결합하면서 무독성 물질로 바뀌곤 한다. 평소에 우리 몸에는 충분한 양의 글루타티온이 존재하여 이를 해독할 수 있으나 1) 과량의 아세트아미노펜을 복용한 경우(4,000mg 이상) 또는 2) 술은 과도하게 복용한 후에 아세트아미노펜을 복용하게 되면 독성물질을 중화할 체내의 글루타티온이 부족하게 되면서 급성 간독성이 발생하게 되는 것이다.

또한 이부프로펜 혹은 나프록센과 같은 진통제를 복용하면 안 되는 이유는 위장 장애가 굉장히 심해지기 때문이다. 술로 인해 약해진 위점막에 해당 진통제류를 복용하게 되면 심한 경우 출혈과 위궤양까지 발생할 수 있다. 따라서 진통제를 복용하는 것은 지양하는 것이 좋다. 정말 통증이 너무 심해 곧 죽어도 먹어야겠다면 식사를 꼭 하고 덱시부프로펜 1알 정도만 복용하도록 하자(위장장애가 없을 때만).

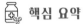 **핵심 요약**

> ◆ 숙취해소제는 근본적으로 숙취를 제거하기보단 숙취 증상 완화에 도움을 주는 것이다. 과음을 자제하는 습관이 가장 중요하다.
> ◆ 과음을 피할 수 없다면 음주 전후 그리고 다음날 숙취해소제와 종합비타민B을 복용해보자.
> ◆ 과음 후에는 적당한 휴식이 최고이며 위에서 언급한 지양해야 할 것들을 꼭 지키자.

[숙취해소제] 일반의약품 추천 요약

과음 및 두통	아르기닌, 시트르산, 베타인 제제(예: 헤포스) 황련해독탕(예: 헤도린)
구역/구토감/ 붓기/설사	반하사심탕 – 숙취로 인한 구역/구토감 인진오령산 – 음주 후 발생하는 부종 및 숙취로 인한 설사
피로회복	종합 비타민 B(예: 벤포파워Z) 아미노산 제제(예: 글루콤)
소화불량/ 복부팽만	이담제(예: 가레오) 또는 위장운동조절제(예: 메부라틴정)

참고 문헌

1) Ippoliti, A. F., MAXWELL, V., & ISENBERG, J. I.(1976). The effect of various forms of milk on gastric-acid secretion: Studies in patients with duodenal ulcer and normal subjects. Annals of internal medicine, 84(3), 286-289.
2) 우유 섭취가 소화기관(위-장)에 미치는 효능 분석.(2016) 가천대학교

사무직의 가장 큰 적, 치질

 친구에게 들려주는 이야기

노홍철을 보고 마냥 웃을 수 없었다.

예전 '무한도전'이라는 프로그램에서 멤버들이 노홍철 치루를 폭로했던 에피소드가 있었다. 노홍철은 당시 치루를 웃음으로 승화시키면서 시청자들에게 재미를 주었고, '노찌루', '국민 찌루'라는 별명을 얻으며 유쾌한 응원을 받기도 했다. 유재석 역시 노홍철에게 도넛 방석과 견과류를 사주면서 걱정하는 모습이 자주 등장하곤 했다. 무한도전을 통해 치질이나 치루라는 병을 처음 접하다 보니 '약간 부끄러운 병'이나 웃고 넘길 수 있는 가벼운 질병 정도로 생각했다. 흔히 치질이라는 이름으로 범용적으로 사용되나 세부적으로는 치핵, 치열 그리고 치루로 구분된다.

- 치핵: 치핵도 3가지로 나뉘는데 혈관 조직이 뭉쳐서 항문 밖으로 나오면 외치핵, 안에서 부풀어 오르면 내치핵 두 증상이 섞인 형태를 혼합 치핵이라고 부른다.
- 치열: 항문 입구 부분 안쪽이 찢어져 피가 나는 상태를 말한다. 계

속 찢어졌다 아물기를 반복하면 궤양으로 진행될 위험이 있다.

- 치루: 항문 주위 농양이 오래되어 구멍이 생겨 그 틈으로 고름이 나오는 경우이다.

살면서 나는 치질과는 거리가 먼 사람인 줄 알았으나 생각보다 걸리기 쉬운 질환이었다. 치질이 걸린 것은 육군 훈련소 시절이었다. 처음 훈련소에 입소하면서 갑작스럽게 변한 생활습관, 식단 그리고 화장실 환경으로 인해 변비가 생겨버렸다. 또한, 내가 원하는 시간에 화장실을 갈 수 없으니 훈련 중에는 억지로 참을 수밖에 없었다. 변비는 갈수록 심해졌고 군 내에서는 약을 처방받는 과정이 복잡하여 조기에 치료하기가 어려웠다. 힘들게 군의관을 만나 받은 변비약은 식물성 팽창성 하제인 차전자피(아락실)였는데, 이를 복용한 것은 나에게는 독이 되었다. 차전자피는 식이섬유로 변의 부피를 늘려 변의(변을 보고 싶은 느낌)를 높여준다. 하지만, 변이 딱딱한 상황에서 변의만 증가시키면 오히려 항문 주변 근육이나 피부에 손상을 주어 출혈을 일으킬 수 있다. 안타깝게도 그 일이 나에게도 벌어졌다. 한번 상처가 난 피부는 깨끗하게 유지해야 하고, 약도 발라주어야 하나 군대에서는 쉬운 일이 아니었다. 간신히 아물어진 피부는 변을 볼 때마다 계속 찢어졌고, 그 통증은 너무 심해서 견디기 힘들었다. 결국 외치핵과 치열이 생겼고 바로 항문외과에 방문해서 진료를 보고 약을 복용하게 되었다.

항문외과를 방문해보니 다시는 가고 싶지 않은 곳이었다. 가장 민망한 것은 요상한 자세로 엉덩이를 들어낸 채 직장 내시경을 받은 것이고, 항문이 찢어져 있는 상태에서 내시경을 하였을 때의 통증은 칼로 살을 도려내는 느낌이었다. 이것은 다시는 경험하고 싶지 않은 느낌이기에 최선을 다해 바른 생활습관을 가지게 되었고, 동시에 자가치료를 통해 완치하게 되었다.

치질, 한 번도 안 걸려본 사람은 있어도 한 번만 걸린 사람은 없을 걸?

처음 치질에 걸린 친구들은 부끄러워하면서 제대로 상담을 받으려 하지 않았다. 본인 이야기는 아닌데 약을 추천해달라고 하곤 하는데, 내가 먼저 치질에 걸렸었다고 당당하게 밝히고 나서야 본인의 증상을 상세히 털어놓곤 한다. 사실 치질은 누구에게나 쉽게 발병할 수 있는 질환 중 하나이지만 민망한 부위라서 초기에 치료를 받지 않아 만성화되는 경우가 많다. 치질이 무서운 점은 한 번 발생하고 나면 그 뒤로 재발되기 쉬워진다는 것이다. 수술이나 치료가 잘못돼서 재발이 되는 것보다는 잘못된 생활습관으로 치질이 생기고 난 후에도 생활습관이 개선되지 않아 재발되는 경우가 더 많다. 치질로 고생해본 사람들은 치질이 얼마나 삶의 질을 떨어뜨리는지 잘 알 것이다. 치질이 있는 것 자체로 스트레스가 상당히 높아지고 하소연할 곳도 없어 우울한 기분까지 들게 한다. 그렇다면 치질이 발생하기 쉬운 생활습관은 무엇일까?

1) 배변 습관: 많은 사람들이 배변을 보면서 스마트폰으로 영상을 시청하거나 서핑을 하는 경우가 많다. 오래 앉아있는(힘을 주는) 습관은 직장(곧 창자)에 지속적인 스트레스를 주어 치질을 유발할 수 있다.

2) 변비: 약물에 의한 문제, 자율신경의 이상이 있는 경우(스트레스 등) 그리고 잘못된 식생활 습관(식사량이 적음, 식이섬유 섭취 부족, 수분 섭취 부족 등)으로 변비가 생길 수 있다. 변비가 생겨 딱딱해

진 변은 배출 시 힘을 과하게 주어야 하기에 직장 내 압력을 주고 상처까지 낼 수 있다.

3) 운동부족: 사무실에만 오래 앉아있는 것은 항문 쪽 혈액이 원활히 순환되지 못하여 치질이 생기기 쉬운 상태가 될 수 있다. 꾸준한 운동은 장 건강에도 도움을 주어 원활한 배변활동을 할 수 있게 한다.

4) 식습관: 적당한 양의 식사를 꾸준히 하는 것이 변비를 예방할 수 있고, 식이섬유나 수분을 충분히 섭취하는 것이 좋다. 인스턴트나 가공식품을 줄이는 것이 바람직하다.

5) 음주: 알코올은 항문 주변의 혈관이 수축과 확장되기를 반복하며 혈관이 약해지게 만든다. 치질을 겪어 항문이 약한 사람들은 음주를 할 때마다 변에서 피를 보는 경우도 비슷한 이유이다. 특히, 날씨가 추운 겨울에는 항문 주변의 모세혈관이 수축되어 있어 혈액순환이 원활하지 않아 항문 질환 증상이 더욱 악화될 위험이 있다.

6) 잦은 연고 사용: 치질 연고 중에는 스테로이드 성분이 들어있는 제품이 있다. 해당 제품을 전문가와의 상의 없이 임의로 장기간 사용하게 하게 되면 피부위축이나 궤양과 같은 부작용이 생길 수 있다.

7) 잘못된 좌욕 방법: 체온과 유사한 온도에서 좌욕을 꾸준하게 해주면 항문 위생 관리에도 도움을 주고, 항문의 압력도 낮추고 혈액순환을 활발하게 하여 치질 증상을 완화시킬 수 있다. 다만, 잘못된 좌욕 법은 오히려 독이 될 수도 있다. 비누나 소금물을 이용한 좌욕 법은 항문 부위를 자극할 수 있기에 금해야 하고,

잘못된 자세(쪼그려 앉는 등)로 좌욕을 하면 오히려 항문에 압력을 줄 수 있어서 좋지 않다. 너무 오래 하는 것보다는 하루 2~3분 정도만 꾸준히 해줘도 큰 효과를 볼 수 있다.

치질약에 대해 깊게 알아보자

치질 초기 증상일 때에는 병원에 가지 않고 자가 치료를 할 수 있다. 만약 잘못된 습관을 고치기 어렵다면 한 번쯤 항문외과에 방문해보고 앞으로 열심히 관리해야겠다는 경각심을 느껴보는 것도 괜찮다고 생각한다. 치질 중 가장 흔한 질환인 치핵은 항문 입구 바깥쪽으로 생기는 외치핵과 안쪽에서 생기는 내치핵으로 구분한다. 외치핵은 큰 불편한 증상은 없어서 초기에는 모르고 지나가는 경우도 있으나, 점점 증상이 심해지면 항문 주위가 가렵고 분비물이 묻어 나올 수 있다. 또한, 잘못된 생활 및 배변 습관이 지속되면 항문이 부어오르고 통증을 일으킬 수 있다. 내치핵의 경우 진행 정도에 따라서 1기에서 4기로 나뉘게 된다.

- 1기: 통증은 적으나 피가 살짝 묻어 나오고 변기에도 선홍색 피가 보인다.
- 2기: 배변 시 항문 밖으로 치핵이 나왔다가 들어간다.
- 3기: 항문 밖으로 치핵이 삐져나와 더 이상 들어가지 않고 통증이 있다.
- 4기: 손으로 집어넣어도 들어가지 않고 부종이 생기고 혈액순환이 되지 않는 상태이다.

초기의 외치핵이나 내치핵(1~2기)의 경우 약물치료와 생활요법으로 증상을 호전시킬 수 있다. 상황에 따라서 2기 이상부터 외과적 치료를 하게 되는데 주사법, 고무밴드 결찰법, 적외선 치료법, 레이저 치료법 등으로 환부를 도려내는 방법이 있다. 따라서, 본인이 가벼운 증상(약간의 출혈, 가려움, 붓기 등) 일 경우에는 약국에서 일시적으로 약을 사서 복용하면서 생활요법을 할 수 있다. 다만, 통증이 심한 경우, 출혈이 잦은 경우, 증상이 완화되지 않는 경우, 고름이 찬 경우, 치핵이 커진 경우에는 병원을 가는 것이 바람직하다.

약국에서 추천하는 치질 약

앞서 말한 대로 약보다도 중요한 것이 생활 습관이다. 치질은 만성화되면 약으로도 쉽게 증상이 완화되지 않고 수술을 해야 하는 상황이 올 수 있기 때문이다. 따라서 초기에 약을 써서 급성기 증상을 빠르게 가라앉히고, 생활요법을 꾸준히 실천하는 것이 중요하다.

1) 혈관 보강제(예: 디오스민, 트록세루틴, 미세정제플라보노이드 분획물)

치질이 생기면 항문 주위에 혈액이 정체되게 되어 혈관이 약해지고 늘어진다. 혈관 상태를 개선하고 혈액 순환을 촉진하여 치질 증상을 완화하는 것의 혈관 보강제의 목표이다. 혈관 보강제로 쓰이는 약들은 모두 플라보노이드 계열의 성분들인데 대표적으로 디오스민, 투록세루틴, 헤스페리딘이 있다. 플라보노이드 계열의 성분들은 정맥의 혈관에 작용하여 긴장도를 개선하고 모세혈관 투과성을 정상화하며 항산화 작용과 항염증 작용을 통해 치질 증상을 개선해준다.

디오스민의 용법은 300mg 캡슐 한 알을 1일 2회 복용하는 것으로 되어있으나 증상에 따라 전문가와 상의하여 하루 복용량을 최대 6캡슐까지도 증량할 수 있다. 트록세루틴은 고함량(3,500mg)을 액상으로 복용하는 제품(예: 뉴베인)이 있다. 혈관 보강제로 하지 부종, 림프순환장애 그리고 급성 치질에 사용할 수 있는 약으로 고용량 복용을 통해 초기 빠른 증상 완화를 기대할 수 있다. 트록세루틴과 함께 헵타미놀과 은행엽 추출물이 복합으로 들어있는 제품(예: 후바후바, 헤모케어, 케이나)도 있다. 헵타미놀은 심장 자극제로도 사용되는 약물인데 말초 혈관을 수축해주는 작용이 있어서 지혈등의 완화를 위해 치질에도 쓰인다(하지만 흥분제로도 쓸 수 있어 운동선수들에게는 금지 약물로 되어있다). 은행엽 추출물 역시 플라보노이드 성분을 함유하고 있어 혈관개선과 혈액순환에 도움을 준다. 다만, 혈소판 활성인자를 억제하는 작용이 있어 수술 3~4일 전에는 해당 약의 복용을 중지해야 한다(본 제품은 임산부나 수유부가 복용해서는 안 된다). 미세 정제 플라보노이드 분획물은 두 종의 플라보노이드인 디오스민과 헤스페리딘이 섞여 있는 성분이라고 생각하면 된다. 1알에 500mg이 들어있고, 급성 치질에는 3알씩 하루 2번 4일간 복용하고, 이후에는 2알씩 하루 2번으로 복용하면 된다. 증상이 완화되고도 예방 요법으로 1알씩 하루 2번 복용할 수 있다.

2) 변 연화제

다른 제품들보다 권하고 싶은 제품 중 하나는 마그네슘이다. 치질이 생겨서 출혈이 나더라도 상처가 아물 수 있는 시간이 있어야 하는데 딱딱한 변을 계속 보게 되면 아물지 않은 채 찢어지는 사태가 발생한다. 이 때의 통증 또한 매우 극심하기 때문에 변을 무르게 만들어주는 약을 복용해주어야 한다. 안전하면서 장기적으로 복용할 수 있는 것은 마그네슘이 포함된 제품이다. 수산화마그네슘 500mg(예: 마그밀)은 주로 위장질환이 있을 경우 제산 및 소염 작용을 위해 사용되나 변을 무르게 하는 목적으로도 사용된다. 급성 증상일 경우에는 하루 3번 복용하면 되고, 증상이 완화됨에 따라 하루 2번으로 조절하거나 끊을 수 있다. 그러나 심장기능 장애가 있거나 신장기능이 안 좋은 경우에는 전문가와 상의할 필요가 있다.

3) 연고/좌제

연고나 좌제의 경우에는 급성 증상을 일시적으로 완화해주기 위한 목적이다. 특정 연고의 경우 국소 마취제인 리도카인(또는 프라목신, 디부카인)과 시원한 느낌을 주는 L-멘톨이 포함되어 있기 때문에 통증과 가려움을 잡아주어 효과가 좋다. 특정 제품은 알란토인, 클로르헥시딘, 테트라히드로졸린, 토코페롤아세테이트, 히드로코르티손아세테이트 등의 성분도 포함되어 있는데, 알란토인(또는 에스쿨린)은 피부 상처의 치유를 촉진하고 진정시켜주는 역할을 한다. 클로르헥시딘(또는 네오마이신)은 광범위하게 쓰이는 항균 작용을 가지는 소독제이기 때문에 감염예방을 위해 포함되어 있다. 테트라히드로졸린(또는 페닐레프린, 메틸에페드린)은 국소 부위의 혈관을 수축하는 작용을 하기 때문에 지혈작용도 있고 치핵의 크기를 줄여주는 데에도 도움을 준다. 토코페롤 아세테이트는 말초혈액순환을 개선해주어 치질 증상을 완화하는 데 도움을 준다. 히드로코르

티손 아세테이트는 스테로이드 성분으로 빠르게 염증과 가려움을 잡아주고 증상을 호전시킬 수 있으나 단기간(1~2주)만 사용하도록 권장한다. 연고마다 포함되어 있는 성분이 조금씩 하나씩 찾아보는 것도 좋으나, 초기 증상이라면 개인적으로는 스테로이드가 포함되어 있지 않지만 다양한 성분이 혼합된 푸레파인을 추천한다.

4) 한약제제

한약재제로는 을자탕이 치질(특히 치핵)에 자주 쓰이는 처방이다. 을자탕에 포함된 시호와 승마는 염증을 잡아주고, 황금은 지혈작용과 충혈을 가라앉혀 준다. 대황은 사하제로 배변에 도움을 주고, 뭉쳐 있는 혈액을 풀어준다. 해당 성분들은 혈액이 정체되어 치핵이 생겼거나 출혈이 있는 경우 쓰기에 용이하다. 이 외에도 치지래란 제품에는 목단피, 자근, 서양칠엽수종자 그리고 토코페롤 등이 들어있어 출혈을 멎게 하고 울혈된 부분의 순환을 개선시켜주어 치핵이나 출혈에 복용하면 좋다.

🧴 핵심 요약

◆ 치질은 생활습관과 배변습관이 잘못되었기에 발생하는 것이고, 한 번 생겼다면 꾸준히 관리해야 재발을 막을 수 있다.

◆ 치질은 부끄럽다고 방치해선 안 되며 본인의 상태를 잘 파악하고 처치해야 한다.

◆ 초기에 다양한 약제들을 잘 활용한다면 급성기 증상을 빠르게 완화시킬 수 있다. 약제마다 다양하게 조합하여 쓸 수 있으니 본인의 증상을 잘 설명하고 약을 받도록 하자.

[치질] 일반의약품 추천 요약

초기 치질	혈관보강제(예: 디오스민, 트록세루틴, 미세정제플라보노이드) + 변연화제(예: 마그밀) + 연고제/좌제(예: 푸레파인)
빠른 급성기 치료	트록세루틴(예: 뉴베인) + 변연화제 + 연고제/좌제 + 한약제제

증상이 심하거나 일반의약품을 복용하여도 악화되는 경우에는 병원(항문외과) 내원

여러모로 골치 아픈 각종 피부염들….

다른 질환보다 피부염이 더 신경 쓰이는 이유는?

피부염의 종류는 매우 다양하다. 쉽게 생길 수 있는 습진부터 아토피성 피부염, 지루성 피부염, 건성 피부염, 접촉성 피부염 그리고 화폐상 피부염 등이 있다. 피부염은 쉽게 생각하면 피부에 생긴 염증을 의미하는데 그 원인은 정말 다양하고 발생하는 양상도 가지각색이다. 갑작스럽게 생긴 염증은 빨간 점처럼 보이거나 좁쌀처럼 부풀어 오르거나 물집을 만들기도 한다. 피부염이 만성화되면 피부가 건조해지고 색이 변색되며, 갈라지고 벗겨지는 상태까지 되고 심해질 경우 태선화 단계까지 간다. 처음에 염증이 작은 부위에서만 발생하면 사람들은 대부분 가볍게 생각하고 넘기는 경우가 많다. 그러나 피부에서 나타나는 변화는 우리 몸이 알려주는 '경고 신호'이다. 신호에 대한 원인을 파악하고 대처를 하라는 의미이기에 '가만히 놔두면 없어지겠지'라는 마음을 가져선 안 된다.

피부염을 단순하게 대응하는 경우

* 그냥 무시한다 → 운이 좋아 외적 혹은 내적 원인이 해결되면 자연스레 사라지겠지만 원인이 해결되지 않는다면 피부염이 더욱 악화될 수 있다.

* 예전에 쓰다 남은 연고를 바른다 → 보통 집에 있는 연고를 정확히 모르고 사용하는 경우가 많다. 사람들이 좋았다고 인식하는 연고 중에는 '스테로이드'가 포함된 연고일 수 있다. 스테로이드는 오용과 남용이 가장 심한 약품 중에 하나이며, 환자 임의로 빈번하게 사용해서는 안 되는 약이다. 스테로이드는 염증을 강하게 줄여주는 약이나 진균 감염에 써서는 안 되고 신체의 부위마다 다른 종류의 스테로이드가 권장된다. 얇은 피부에 강한 스테로이드제를 쓰게 될 경우 전신 흡수가 되어 전신 부작용을 유발할 위험도 있다. 또한, 잘못된 스테로이드제 사용으로 피부위축이나 여드름 같은 부작용을 유발할 수도 있고, 스테로이드에 만성화된 피부염은 치료하기 쉽지 않다.

피부염은 다른 질환보다 가시적으로 병의 진행상태를 쉽게 확인할 수 있다. 그러다 보니 환자들은 본인의 상태를 계속 관찰하면서 낫지 않으면 스트레스를 받고 속이 타는 경우도 많다. 그러다보면 약을 권장량 이상으로 듬뿍 바르려고도 하고, 약물 사용 대신 레이저치료를 받으려 하거나, 인터넷에 떠도는 특이한 방법을 추천받아 시도해보기도 한다.

여름에 머리가 자주 가려워요.

여름이 찾아오면 피부는 고온 다습한 환경에 노출되게 된다. 이 말 인즉슨, 다양한 피부질환으로부터 위협을 받을 확률이 높아지게 되는 것이다. 높은 온도와 강렬한 햇빛은 피부의 온도를 상승시키게 되는데 자연스레 피부의 수분을 부족하게 만든다. 우리 몸은 건조해진 피부를 보호하기 위해 피지 분비량을 증가시키게 되고 이로 인해 피지 분비가 많은 부위(머리, 이마, 가슴, 겨드랑이 등)에는 유수분 밸런스가 붕괴되어 지루성 피부염이 발생하기 쉬운 상태가 된다. 특히, 남성들 중에는 여름에 유독 여드름이 심해지는 사람들이 있는데, 이는 피지 분비 증가로 인해 여드름 균이 증식할 확률이 높아지기 때문이다. 여름에는 피지 분비를 조절하기 위해 겨울과는 다른 종류의 화장품이나 샴푸를 사용할 필요도 있다. 본인의 피지 분비량이 과다해진다면 식습관이 적절한지 확인해 볼 필요도 있다. 고탄수화물과 고지방 식이는 피지 분비를 왕성하게 하는 식단이며 음주나 흡연 역시 좋지 않은 습관이다. 또한, 여름철에는 자외선이나 더위에 오래 노출되는 것을 피해야 하고, 어렵지만 스트레스를 덜 받는 것도 중요하다. 생활습관으로 인해 지루성 두피염이 생기는 경우도 있는데, 건성인 사람이 겨울에 건조함을 막고자 쓰던 샴푸가 여름에는 맞지 않을 수도 있고 덥고 습한 가운데 통풍이 잘 안되는 베개를 베고 자다 보면 열이 차면서 염증으로 생기는 경우도 있다. 이런 경우 생활 습관을 개선하면서 증상이 심하면 약을 바르면 금방 호전되기도 한다.

작년 여름에 처음으로 나에게도 두피염이 발생했다. 갑작스럽게 날씨가 더워지면서 머리에 열이 차는 경우가 많았는데 방심하던 차에 머리가 가렵기 시작한 것이다. 거울을 통해 살펴보니 두피가 약간 붉게 일어난 것을 확인하였고, 원인을 분석해보았는데 샴푸일 가능성이 높다고 생각하였다. 나는 건성인 편이어서 겨울철에는 유분기가 있는 샴푸를 사용했었는데 여름이 되니 오히려 이것이 문제가 되었던 것이다. 그래서 빠르게 샴푸를 여름용으로 바꾸었고 약국에 가서 두피염에 바를 수 있는 '항히스타민제와 스테로이드'가 포함된 액제(두피앤)을 샀다. 그리고 항히스타민제를 복용하면서 이틀 정도 발랐더니 금세 정상화되었다. 만약, 귀찮아서 내버려 두거나 계속 긁었다면 상태는 더욱 악화되었을 것이다.

여름이 되면 체온을 조절하기 위해 땀을 자주 흘리게 된다. 땀은 땀관을 통해서 체외로 분비되는데, 덥고 습한 환경과 자외선은 땀관을 막아버리기도 한다. 그렇게 되면 그 속에서 배출되지 못한 땀으로 인해 염증이 발생하게 되어 붉은 구진이나 농포(땀띠)가 생긴다. 땀띠에 대해 가볍게 생각하는 사람들은 대처를 하지 않거나 가렵다고 벅벅 긁기도 하는데, 이런 행동은 손톱에 의한 2차 감염을 유발할 수 있기에 조심해야 한다. 가벼운 증상이라면 연고나 젤 형태의 외용제를 바르면서 깨끗하게 관리해주면 금방 회복된다. 여름철에는 자외선이 심한 시간대에는 최대한 외출을 자제하거나 자외선 차단제를 쓰는 것도 방법이다.

여름 하면 또 빼놓을 수 없는 것이 바로 모기이다. 약국에서는 여름만 되면 '모기 물렸을 때 바르는 약'과 '모기 기피제'가 상당히 많이 팔린다. 나는 모기에 잘 안 물리는 타입이고(사실 밖에 잘 안 나가지만⋯.) 물려도 가렵지 않아서 가만히 두는 경우가 많다. 그런데 가려움을 잘 참지 못하고 모기 물린 부위를 계속 긁는 사람들이 많은 것 같다(특히 아이들의 경우). 그래서 요즘은 아이들을 위한 모기 패치제까지 등장하였는데 붙여 두면 아이들이 잘 긁지 않아 2차 감염을 예방하여 괜찮은 것 같다. 간혹 약국에 모기에 물린 부분을 심하게 긁어서 피가 나거나 염증이 심해져서 찾아오는 경우도 있다. 여기서 주의해야 할 것은 바로 '봉와직염'이라는 것인데, 이는 피부를 자주 긁어서 생긴 2차 감염을 의미한다. 해당 부위를 계속적으로 긁거나 침을 바르면 수많은 세균들이 망가진 피부 장벽을 통과해 진피층까지 침습할 수 있게 된다. 봉와직염이 생기면 초기에는 붉은 점이나 발열이 생기는데 심해지면 패혈증까지도 일으킬 수 있는 무서운 병이다. 따라서 어릴 때부터 긁지 않는 습관을 들이는 것이 중요하다(십자가도 금지).

피부염에 대해 깊게 알아보기

    그렇다면 어떤 상태일 때 피부과를 방문하는 게 좋고, 어떤 상태일 때 약국에서 일반의약품으로도 치료가 가능할까? 물론 쉽게 판단하기는 어렵지만 많은 사람들이 궁금해하는 질문이기도 하다. 간단하게 생각하면, 일반의약품은 상대적으로 경증을 치료하기 위한 수준으로 한정되다 보니 증상이 조금 심하다 싶으면 바로 병원으로 가는 편이 낫다. 경증이라고 할지라도 임의로 아무 연고나 보습제를 바르게 되면 중증으로 발전할 수도 있기 때문이다. 또한, 최근 애완동물을 키우는 사람들이 많아지면서 곰팡이에 의한 피부 감염이 발생하는 경우도 빈번해졌다. 곰팡이에 의한 감염증에 경우 임의로 사다 놓은 스테로이드 연고를 사용하다가는 되려 병을 더 악화시킬 수도 있다.

약국에서 약을 추천받을 수 있는 경우

- 평소에는 피부염의 증상이 없었는데, 갑작스럽게 적은 범위에 염증 증상(가려움, 붉어짐, 부기 등)이 나타나는 경우 → 연고 혹은 경구제제로 해결 가능.
- 특정 물질(새 화장품, 새 옷 등)과 접촉하여 해당 부위에서만 발생한 국소부위 피부염(붉은 기운) 증상 → 연고 혹은 경구제제로 해결 가능.
- 갑작스럽게 발생한 국소부위의 땀띠, 가려움, 두드러기, 짓무름, 벌레 물린 것 → 연고로 해결 가능.
- 음식을 먹고 일시적으로 발생한 가벼운 수준의 두드러기 → 경구제제로 해결 가능.

병원을 내원해야 하는 경우

- 얼굴 부위(특히 눈쪽)에 피부염이 발생한 경우
- 전신에 피부염이 광범위하게 발생한 경우.
- 육안으로 봐도 상태가 심각해 보이는 경우.
- 애완동물에 의해 옮았거나 곰팡이에 의한 감염으로 의심되는 경우.
- 약국에서 산 연고를 3~4일 정도 사용해도 전혀 개선되는 것이 보이지 않는 경우.
- 음식을 먹고 호흡곤란, 발진, 부풀어 오르는 증상이 동반되는 경우.

약국에서 구입할 수 있는 연고의 종류(일반의약품)

항생제 또는 스테로이드가 포함된 연고

1) 후시딘: 퓨시드산 나트륨을 성분으로 하는 연고로 굉장히 유명한 연고로 마데카솔과 쌍벽을 이루는 유명한 연고 중 하나이다. 퓨시드산은 세균(그람양성균)의 단백질 합성을 저해하여 사멸에 이르게 하는 작용을 가지고 있다. 따라서 주로 감염에 의한 또는 고름이 있는 습진 형태의 피부염, 종기, 모낭염, 피부에 고름이 생기는 농가진, 화상, 외상, 봉합상 등에 발라서 2차 감염을 예방하는 목적이 있다. 후시딘은 초기 상처나 고름성 상처의 추가 감염을 예방하는 목적에 쓰이나 만병 통치약으로 생각하는 사람들이 있다. 하지만, 해당 약을 장기간 쓰게 되면 내성균이 생길 우려가 있기에 1주 이하로 사용하는 것이 권고된다.

   후시딘 히드로크림은 스테로이드가 포함된 제형으로 세균이 감염된 습진 또는 피부염을 치료하기 위해 사용된다.

2) 마데카솔: '새 살이 솔솔~'로 알려진 마데카솔은 피부 재생에 효과가 있는 센텔라아시아티카 정량추출물이 포함되어있다. 약국에서 파는 마데카솔케어 연고에는 추가로 네오마이신이라는 항생제가 함께 들어가 있고, 2차 감염된 피부질환(열상, 찰과상, 화상) 등에 쓰인다. 복합마데카솔 연고에는 스테로이드가 추가되어 있어 2차 감염된 피부질환(피부염, 감염된 상처)의 초기 치료에 쓰인다. 네오마이신은 신독성과 이독성(귀독성)이 있을 수 있는 약물이기 때문에 광범위한 부위를 장기간 바르는 것은 권장되지 않는다. 또한, 편의점에서 파는 마데카솔에는 항생제와 스테로이드가 포함되어 있지 않기 때문에 감염예방 목적으로 사용할 수 없으며 가벼운 상처나 습진의 완화 및 회복 목적으로만 사용해야 한다.

3) 에스로반/베아로반(무피로신): 무피로신은 세균의 isoleucyl transfer-RNA synthetase에 결합하여 세균이 정상적으로 펩타이드 합성하지 못하도록 저해하는 작용을 가지고 있다. 무피로신은 농가진, 모낭염, 종기증, 감염성 습진, 외상과 같은 세균성 피부 감염증에 효능을 허가 받아 사용되고 있다. 무피로신의 특징은 메치실린내성 황색포도상구균(MRSA)에 효과를 가지고 있으며, 다른 일반 항생제 연고(후시딘)에 비해 내성이 낮은 편에 속하는 외용제이다. 또한, 임산부나 소아에게도 상대적으로 안전하게 사용될 수 있어서 병원에서도 자주 처방되는 약 중에 하나인데, 사람들이 그 사실을 알게 되었는지 해당 연고를 무분별하게 오남용하는 경우도 있다. 가벼운 상처까지 습관적으로 바르거나 10일 이상 연용하는 것은 내성균주를 만들 확률이 높이는 행동이기 때문에 권장되지 않는다.

4) 쎄레스톤지/겐지스톤: 항생제(겐타마이신)와 스테로이드(베타메타손발레레이트)의 혼합된 외용제로 70년대부터 굉장히 많이 사용되어 오는 습진 연고이다. 어떤 사람들은 가방에 넣고 다니면서 모든 피부 질환에 마치 립밤처럼 쉽게 바르는(오남용) 사람들이 있을 정도로 인기가 있었다. 일반의약품 중에서는 강도가 강한 편에 속하는 스테로이드 성분으로 주로 몸, 손, 발에 바르는 제제이다. 해당 약은 습진, 접촉성 피부염, 지루성 피부염, 아토피 피부염, 광 피부염, 태선, 박탈 피부염, 가려움, 건선, 1도 화상까지 쓰일 정도로 피부염에 굉장히 광범위하게 쓰일 수 있다. 정해진 용법(1일 3회 이내, 얇게 펴서 국소 부위에만 발라야 함)에 맞춰 단기간(최대 1~2주) 사용하면 괜찮으나, 이를 오남용 할 경우에는 예상치 못한 다양한 부작용이 있을 수 있다.

* 스테로이드를 오남용 하게 될 시 발생할 수 있는 부작용으로는 피부 감염 증상(모낭염, 여드름), 스테로이드성 여드름, 피부위축, 자주색 반점, 모세

혈관 확장, 피부염증, 색소탈실, 입 주위 피부염 등이 나타날 수 있다. 또한 오랜 기간 넓은 부위에 사용할 경우, 전신으로 흡수되어 쿠싱증후군, 안압 상승, 녹내장을 일으킬 수도 있다.

비스테로이드성 연고

1) 버물리: '버물리'하면 모기에 바르는 것이라고만 생각하는 경우가 많다. 버물리액에는 덱스판테놀, 디부카인, 디펜히드라민, dl-캄파, 에녹솔론, L-멘톨, 살리실산메틸 등이 포함되어 있다. 해당 성분들을 포함한 복합제는 습진, 피부염, 땀띠, 옻 등에 의한 피부염, 가려움, 벌레물림, 두드러기, 동창 등에 사용하도록 허가받았다. 상대적으로 경증에 사용하고 소아에게도 쉽게 사용할 수 있으나 30개월 미만에게는 사용하지 않는다. 유아를 위해서는 버물리키드가 있는데, 여기에는 유아 피부에 자극을 줄 수 있는 국소마취제인 디부카인과 피부발적제인 dl-캄파, L-멘톨, 살리실산메틸은 포함되어 있지 않다. 덱스판테놀은 피부 조직에 흡수되면 비타민 B5인 판토텐산으로 변하게 되는데 이는 피부조직 재생에 도움을 주어 각종 피부질환에 사용되는 성분이다. 에녹솔론은 감초에서 추출한 산의 한 종류로 소염작용을 가지고 있다. 디펜히드라민은 항히스타민제로 알레르기 반응을 줄이고 가려움을 개선시켜준다.

2) 덱스판테놀: 앞서 언급한 덱스판테놀만 포함하고 있는 연고가 있는데(비판텐 연고), 이는 화상, 유두 균열, 욕창, 급성 만성 피부염, 습진, 피부 궤양, 기저귀 발진, 일광 피부염 등의 보조치료로 사용될 수 있다. 민감한 피부나 어린아이에게 사용할 수 있는 연고이다.

두피염일 때에도 연고를 바르나?

지루성 두피염은 피부 상재균(함께 존재하는 균)인 말라세지아(진균)에 의해 발생한다고 생각되고 있다. 말라세지아는 사람 피부에서 가장 많이 존재하는 곰팡이의 한 종류로 피지를 먹고살기에 머리, 등, 가슴 등에 많이 분포한다. 그래서 우리의 면역력이 떨어지거나 피지 분비가 많은 여름철에 증식을 하는 경우도 있다. 해당 진균은 여드름, 어루러기, 지루성 두피염 등을 일으킬 수 있다. 간혹 스테로이드를 과다하게 사용하는 경우에도 스테로이드성 여드름이 발생하는 경우가 있는데, 이는 스테로이드로 인해 면역력이 떨어져서 곰팡이들이 기회감염을 일으키기에 생기는 현상들이다. 이를 이해하지 못하고 계속 스테로이드를 쓰는 것은 증상을 악화시키는 원인이 될 수 있다.

따라서 지루성 두피염에는 항진균제가 포함된 약을 사용해야 한다. 가장 잘 알려진 것으로는 케토코나졸(예: 니조랄)이 있는데 샴푸처럼 주 2회 정도, 3~5분간 머리를 감은 후 헹구어 내면 된다. 2~4주 정도 사용하고 재발 방지를 위해 주 1회씩 1~2주간 추가로 사용할 수 있다. 다른 제품으로는 시클로피록스(예: 노비프록스)가 있는데, 사용방법은 니조랄 액과 비슷하다.

해당 약을 사용하면서 평소에는 지루성 피부염 용으로 나온 샴푸로 바꿔주는 것이 필요하다. 샴푸의 특정 성분들은 상태를 악화시키기도 하기 때문이다. 지루성 두피염 약용샴푸를 쓰면서도 너무 가렵거나 혹은 초기 염증 증상일 때에는 머리에 바르는 액제도 함께 사용할 수 있다(예: 두피앤, 두두엔). 포함된 성분은 프레드니솔론 발레로 아세테이트(강도가 약한 스테로이드 성분), 디펜히드라민 염산염(항히스타민제로 가려움증 예방), dl-캄파와 L-멘톨(시원한 느낌을 주어 가려운 느낌을 막아줌) 등이 있다.

핵심 요약

◆ 여름철 변화는 환경에 맞춰서 생활습관에 조금 더 신경을 써야 각종 피부염을 예방할 수 있다.
◆ 스테로이드나 항생제가 포함된 연고는 2주 이상 임의로 사용하면 안 된다.

[피부염] 일반의약품 추천 요약

가벼운 습진, 피부염, 짓무름, 땀띠	낮은 강도의 스테로이드 제제(hydrocortisone, prednisolone) (예: 더마큐, 리도멕스)
민감한 피부의 습진, 피부염, 짓무름, 기저귀 발진	덱스판테놀 연고(예: 비판텐)
심한 습진, 피부 염증, 화상, 감염이 예상되는 피부질환	베타메타손발레레이트 + 겐타마이신 (예: 쎄레스톤지, 지스톤)
벌레 물렸을 때	통증 완화: 살리실산 메틸(예: 물파스) 가려움 완화: 디펜히드라민 및 디부카인(예: 버물리)
항생제 연고	푸시딘산(예: 후시딘) - 고름피부증 등 겐타마이신(예: 쎄레스톤지) - 피부 감염, 지루성 피부염, 모낭염, 종기 등 무피로신(예: 에스로반) - 모낭염, 종기, 습진, 상처 등 바시트라신(예: 바스포) - 가벼운 상처 등 폴리믹신B(예: 케어믹신) - 화상, 베임, 창상 등
비듬, 두피염	샴푸제제: 케토코나졸(예: 니조랄) 또는 시클로피록스(예: 노비프록스) or 피리티온아연액(예: 아치온) 바르는 액제: 스테로이드 및 항히스타민제 (예: 두피앤 또는 두두앤)
약에 의한 증상 개선이 없는 경우에는 병원(피부과) 내원	

피임약은 종류가 너무 많은데 뭘 먹어야 하나요?

친구에게 들려주는 이야기

약사님, 피임약 먹어도 괜찮나요?

처음 약사가 되었을 때 피임약과 관련된 내용은 솔직히 조금 어려운 질문이었다. 전공서에서 배운 이론과 근거 중심으로 이야기를 하려고 하지만 경험이 주는 힘도 무시할 수는 없기 때문이다. 그렇기에 내가 먹어보지 못하고 경험하지 못하는 증상에 대해서는 더 열심히 공부하고 이해하고자 노력하는 편이었다. 선진국의 경우 피임약의 복용비율이 상당히 높은 편이다. 우리나라에서도 점점 피임약에 대한 인식이 변화하면서 복용률도 과거에 비해 상당히 높아지고 있는 편이다. 피임약은 오랜 기간 복용하는 호르몬제이다보니 사람들에게 잘못된 상식으로 많이 알려져 있는 편이다. 가장 많이 들었던 오해들은 다음과 같다.

- 피임약을 복용하면 살찐다.
- 피임약을 복용하면 불임이 된다.
- 30대가 넘거나 흡연자는 복용해선 안 된다.
- 피임약은 피임을 목적으로만 복용하나요?

약사의 역할을 피임약을 복용하는 사람에게는 적절한 복용법에 대해 설명해주는 것이고, 피임약을 처음 구매하러 온 사람에게는 잘못된 상식을 잡아주고 올바른 복용법과 약의 종류에 대해서 알려주는 것이다.

1) 피임약을 복용하면 정말 살찔까?

2세대 피임약에는 프로게스테론으로 레보노게스트렐이 쓰이는데, 이는 여드름, 다모증, 체중증가, 피부이상 등의 부작용을 일으킨다. 하지만, 3세대 피임약에서는 프로게스테론 성분이 데소게스트렐이나 게스토덴으로 바뀌면서 여드름이나 체중 증가에 대한 부작용을 상당부분 개선되었다. 병원에서 처방을 받아야하는 4세대 피임약은 프로게스테론 성분을 개선하여 여드름과 체중 증가에 대한 부작용이 더욱 더 낮아졌다.

2) 피임약을 복용하면 불임이 된다?

경구 피임약을 중단한 후의 임신 가능성에 대한 임상연구가 진행된 적이 있었다. 결론부터 이야기하자면 경구피임약을 중단하고 나서도 바로 임신은 가능하다. 물론 초기에는 임신률이 낮지만, 중단 시기가 길어질 수록 임신률은 급격히 증가하여 1년 정도가 지나면 35세 미만의 경우 70% 이상의 임신률을 보이며, 이는 피임약을 복용하지 않는 것과 비슷한 수준이다.

3) 30대가 넘거나 흡연자는 복용해서는 안 된다?

35세를 기준으로 피임약을 복용하는 것이 사용하는 목적과 비교해서 Benefit(이득)과 Risk(위험)를 고려하게 된다. 35세를 기점으로 심혈관계 질환이나 정맥혈전색전증의 위험이 높아질 수 있기 때문에 임의로 복용하기보다는 전문가와 상의하는 것이 좋다. 물론 기저 위험요인(고혈압, 비만, 당뇨, 이상지질혈증)이 없다면 혈전 위험이 낮은 2세대(또는 일부 3세대) 피임약을 복용할 수 있으나 생활 습관 및 식습관 관리를 함께 실천해야 한다.

다만, 현재 35세 이상의 흡연자는 심혈관계 부작용이 상당히 증가할 수 있기 때문에 위험성이 유익성을 상회한다면 피임약을 복용해서는 안 된다.

4) 피임약은 피임 외의 용도로도 복용하는 경우가 있나요?

중등도 여드름을 치료하기 위한 목적으로 4세대 피임약을 쓰기도 하며, 과다 월경이나 부정출혈을 조절하기 위해 쓰기도 한다. 또한, 생리주기를 조절하기 위한 목적으로도 복용한다. 다양한 목적으로 피임약을 복용하더라도 최소 3개월 정도는 복용하는 것을 권장한다.

피임약의 종류가 너무 많은데, 어떻게 다른 가요?

우선 피임약의 원리에 대해서 가볍게 이해를 하고 시작하자. 피임약은 여성호르몬인 에스트로겐과 프로게스테론이 혼합되어 있는 복합제이다. 일반적으로 월경주기는 28일 정도이며 그 중간인 14일을 전후로 배란이 일어난다.

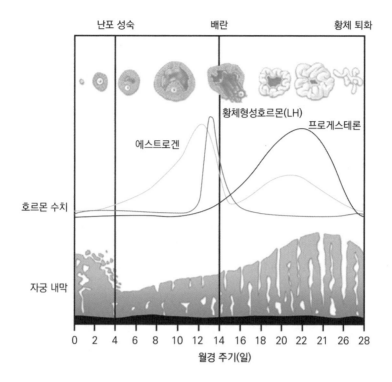

난포 성숙   배란   황체 퇴화

황체형성호르몬(LH)

에스트로겐

프로게스테론

호르몬 수치

자궁 내막

0   2   4   6   8   10   12   14   16   18   20   22   21   26   28

월경 주기(일)

- 1일~14일: 난자는 난포로 불리는 세포성 막으로 둘러 쌓여 있다. 시간이 지남에 따라 난포가 성숙해지면서 에스트로겐의 분비도 함께 증가하게 된다. 에스트로겐의 양이 증가함에 따라 자궁 내막도 점차 두터워지기 시작하며 14일이 되기 직전에 황체형성호르몬(LH)의 분비를 촉진하게 된다. 황체형성호르몬의 농도가 급격히 증가하게 되면 성숙된 난포가 터지면서 난자가 배출되게 되고 이 과정을 배란이라고 부른다. 난자가 빠져나가고 남겨진 난포는 황체로 변하게 된다.

- 14~28일: 형성된 황체는 프로게스테론을 분비하기 시작한다. 이 호르몬은 두터워진 자궁의 내막을 계속 두텁게 유지하게 만드는

역할을 한다. 시간이 지남에 따라 황체는 점점 퇴화되기 시작하고, 동시에 프로게스테론의 농도도 함께 떨어지게 된다. 더 이상 자궁 내막을 유지하지 못하면서 자연스레 자궁 내막도 허물어지며 월경(생리)을 하게 된다.

- 임신: 수정(임신) 가능성이 높은 시기는 배란기(14일)을 기준으로 배란 전 5일~배란 후 3일 정도이다. 만약, 수정이 일어나면 수정란은 자궁벽에 착상을 하여 태반을 형성하기 시작한다. 형성된 태반에서는 에스트로겐과 프로게스테론을 분비하기 시작한다. 지속적으로 프로게스테론이 분비되기 때문에 28일이 지나도 월경(생리)은 일어나지 않고, 새롭게 배란도 일어나지 않는다.

피임약은 위의 기전을 이용하여 우리 몸을 착각하게 만드는 방법을 사용한다. 프로게스테론을 계속 복용함으로써 초기부터 배란 과정이 일어나지 않도록 하여 수정(임신)이 되는 것을 막는 것이다. 또한, 정자가 자궁경부로 들어오거나 수정란이 자궁내막에 착상하기 어려운 환경을 만들어 피임 효과를 높인다.

피임약을 처음 선택할 때에는 다음 사항에 대해서 우선적으로 고려해야 한다.

1) 피임약의 복용 목적에 대해서 고민하자(월경을 미루는 것이 목적인지? 피임자체가 목적인지? 여드름이나 다른 질환이 목적인지?).

2) 피임약 복용 위험군인지 확인하자(35세이상, 흡연자, 고지혈증, 고혈압, 비만, 큰 수술을 받은 적이 있는지, 최근에 출산한 사람, 심부정맥혈전이나 폐색전증으로 진단받았던 사람, 편두통이 심한 사람, 유방암 혹은 자궁내막암 환자 등).

3) 어떤 약을 복용할지 고민해보고 전문가와 상담하자.

	제품명	성분	특징	추천
2세대	라니아/에이리스/다온	Ethinyl Estradiol 0.02mg Levonorgestrel 0.1mg	여드름, 체중증가 부작용	
	미니보라	Ethinyl Estradiol 0.03mg Levonorgestrel 0.15mg	여드름, 체중증가 부작용	
3세대	멜리안/디어미/센스리베	Ethinyl Estradiol 0.02mg Gestodene 0.075mg	혈전 위험도가 낮음. 붓기를 낮춰준다. 체중 증량이 없다. 생리 주기 조절에 좋다.	처음 피임약을 복용하는 경우
	마이보라/미뉴렛	Ethinyl Estradiol 0.03mg Gestodene 0.075mg	붓기를 낮춰준다. 체중 증량이 없다 생리 주기 조절에 좋다.	급하게 생리를 미룰 경우
	머시론/센스데이/보니타/바라온/쎄스콘미니	Ethinyl Estradiol 0.02mg Desogestrel 0.15mg	배란 억제 효과가 가장 높다. 여드름에 효과가 좋은 편.	여드름에도 효과를 원할 경우
	디어미 순	Ethinyl Estradiol 0.015mg Gestodene 0.06mg	(24/4일 요법) 생리양이 줄어 듬. PMS 개선에도 도움. 에스트로겐 양의 적어 부작용 감소.	부작용 (울렁거림, 편두통, 유방압통)이 있거나, PMS가 심할 경우.
4세대/처방필요	야즈	Ethinyl Estradiol 0.02mg Drospirenone 3mg	(24/4일 요법) 피임 외에 여드름, PMS개선, 월경곤란증에 효능. 붓기 제거 효과 높음.	다양한 치료 목적으로 사용
	다이안느35	Ethinyl Estradiol 0.02mg	여드름에 효과가 가장 좋다.	

	Cyproterone acetate 2mg		
클래라	Ethinyl Estradiol 0.02mg Dienogest 2mg	시기에 따라 약의 함량이 다르다. 혈전 위험도가 가장 낮다.	혈전 위험도가 높은 경우
야스민	Ethinyl Estradiol 0.03mg Drospirenone 3mg	붓기 제거 효과가 가장 높다.	

피임약과 혈전에 대한 문제는 꾸준히 연구되고 있다. 피임약 속의 호르몬은 혈액응고 과정에 관여를 해서 정맥에서 혈전을 만드는 작용을 한다. 다만, 혈전 생성에 대해서 다소 과장된 면이 있는데 20대에서 30대 초반의 나이에서는 혈전 생성으로 인해 유발될 수 있는 질병의 위험도가 굉장히 낮기 때문에 혈전이 겁난다고 피임약을 복용을 중지할 필요는 없다. 오히려 출산 전후에 혈전 위험도가 굉장히 높기 때문에 출산 후 피임약을 바로 복용(6주 이후 복용 가능)해서는 안 된다. 여러가지를 고려해서 가장 안전한 조합은 3세대의 'Ethinyl estradiol 0.02mg/ Gestodene 0.075mg'이라고 생각한다. 혈전 위험도도 2세대랑 비슷하게 낮으면서 여드름이나 체중에 대한 부작용도 낮춰주고 동시에 붓기나 생리 주기도 잘 조절해주는 편이다. 따라서 처음 복용하는 경우 멜리안/디어미/센스리베로 시작하는 것을 추천하며 일시적으로 생리를 미루는 목적이라면 마이보라/미뉴렛을 추천한다. PMS(생리전증후군)가 심할 경우 디어미 순이나 야즈정을 고려할 수 있는데, 두가지 약은 21일 복용─7일 휴약 주기가 아니고, 24일 복용─4일 휴약주기이기에 휴약기간을 줄여 PMS를 낮출 수 있다.

피임약에 대해서 깊게 알아보기

피임목적으로 복용을 할 때에는 어떻게 시작해야 하나요?

　여러가지 방법 중 2가지 방법으로 설명하려고 한다.

- 생리를 시작하는 날부터 복용을 시작하여 21일간 복용하고, 7일을 휴약하는 방법이다(웬만하면 생리를 시작하고 3일 이내로 복용해야 한다).
- '일요일 요법'이라고 해서 생리를 시작하는 날이 일요일이면 바로 복용하고, 일요일이 아니라면 다가오는 일요일부터 복용하는 방법이다. 그러나 첫 주에는 다른 피임법(콘돔)을 병행해야 한다. 이 방법의 장점은 주말마다 생리를 피할 수 있어 '주말부부'에게 추천하는 방법이다.

피임약 복용을 까먹었을 때 대처법은?

1) 24시간이 지나지 않았다면 즉시 1알을 복용하고, 정해진 시간에 맞춰 다음 약을 복용한다 (복용 1주 차에 12시간 이상 경과했다면 7일간 다른 피임법을 병행해야 한다).
2) 24시간이 지났으나 48시간 내라면 즉시 2알을 복용하고, 정해진 시간에 맞춰 다음 약을 복용한다 (7일간 다른 피임법을 병행하는 것이 안전하다).
3) 복용을 시작한 지 1주 및 2주차에 2알을 놓쳤다면, 즉시 2알을 복용하고 다음 복용시간에 2알을 더 복용한다(피임이 목적이라면 7일간 다른 피임법을 병행한다).
4) 복용 3주차에 2알을 놓쳤거나 혹은 3알을 놓쳤다면 복용 중인 약을 버리고 처음부터 다시 시작한다(7일간 다른 피임법을 병행해야 하는데, 안전을 위해서 3주간 병행하는 것을 권장한다).

생리를 미루는 방법은?

　생리를 미루기 위해서는 생리 예정일보다 최소 7일에서 14일 사이에 매일 1알씩 복용을 시작하면 되고, 약 복용을 중단하게 되면 2~3일 뒤에 생리를 시작하게 된다.

피임약 복용 시 부작용이 있나요?

처음 피임약을 복용하는 경우 부정출혈이 생기는 경우가 있다. 부정출혈은 약에 적응이 되면 점차 사라지기도 하나 개선되지 않는다면 부정출혈 시기에 따라 에스트로겐 함량을 높이거나 프로게스테론 종류를 바꿔가며 피임약을 변경할 수 있다.

 핵심 요약

◆ 어떤 피임약을 복용할지 결정하기 전에는 복용 목적을 고민해보는 것이 중요하며, 피임 목적 외에도 다양한 목적(생리 조절, 월경곤란증, PMS, 여드름 등)으로 사용될 수 있다.
◆ 피임약은 매일 규칙적으로 복용하는 것이 제일 중요하다. 휴대폰 알람을 활용해보는 것도 좋은 방법이다.

[피임약] 일반의약품 추천 요약

처음 복용 시	멜리안, 디어미, 센스리베
생리를 미룰 시	마이보라, 미뉴렛
여드름이 신경 쓰일 때	머시론, 센스데이, 보니타, 바라온, 쎄스콘 미니
PMS가 심할 때	디어미 순

4세대(야즈, 야스민, 클래라, 다이안느35) 처방이 필요한 경우 병원 내원

참고 문헌

1) Stegeman, B. H., de Bastos, M., Rosendaal, F. R., van Hylckama Vlieg, A., Helmerhorst, F. M., Stijnen, T., & Dekkers, O. M.(2013). Different combined oral contraceptives and the risk of venous thrombosis: systematic review and network meta-analysis. Bmj, 347.

잠 못 드는 밤 화는 치밀고….

인간은 환경에 맞춰 적응해왔다.

2017년 노벨 생리의학상은 서카디안 리듬(Circadian rythm)을 조절하는 유전자를 규명한 3명의 과학자에게 돌아갔다. 서카디안 리듬은 무엇일까? 쉽게 말하면 우리 몸의 24시간 동안의 '생활 계획표'라고 비유할 수 있다. 과거에 인간은 '해가 뜨고 지는 것(24시간)'에 맞춰서 생활해왔고, 신체도 그것에 맞춰 행동, 수면, 체온, 대사 작용의 패턴에 따라 조절해가면서 적응을 했다. 오전 6~8시경 우리는 기상을 하면 몸에서 코티솔이 분비되기 시작한다. 코티솔은 교감신경을 활성화하는 호르몬으로 우리 몸은 점차 혈압이 상승하고 체온도 함께 올라가기 시작한다. 고혈압이 있는 환자들은 새벽에 혈압을 재면 낮 시간보다 높게 나오는 것은 바로 이런 이유이다. 혈압약을 아침 식전에 복용하는 것도 비슷한 맥락이다. 물론, 취침 전에 복용하는 것이 심혈관/뇌혈관질환의 발생률을 더 낮춘다는 연구도 있었으나 아직까지는 근거가 부족하여 받아들여지진 않고 있다. 또한, 일부 이뇨제가 포함된 혈압약의 경우

밤에 복용하게 되면 야뇨 작용을 일으킬 수 있어 아침에 복용하는 것을 권장하고 있다. 기상 이후로 몸의 에너지를 점차 오르면서 오전 9시~12시가 되면 하루 중 정신적으로 가장 맑아지는 상태가 된다. 큰 회사들은 이를 활용하여 오후 미팅보다는 오전 미팅을 잡아 업무의 효율성을 높이기도 한다. 공부를 할 때에도 해당 시간을 잘 활용해서 어려운 과목을 배치하는 것도 효율적일 것이다. 정오를 지나면서 신체가 깨어나면서 몸도 민첩해져 신체활동을 하기 적절한 시간이 된다. 오후 6시 정도가 지나면 체온이 높아지면서 혈압도 많이 높아진다. 서서히 해가 지면서 빛이 줄어들면 우리 몸에서는 멜라토닌이 급격하게 합성되기 시작하고, 오후 10시부터 서서히 멜라토닌이 분비되면서 체온도 낮아지면서 졸음이 쏟아지게 된다. 새벽이 되면 체온이 계속 떨어지기 때문에 취침 전에는 괜찮더라도 따뜻하게 자지 않으면 감기가 걸릴 수 있는 것도 이 때문이다. 우리 몸은 자정에서 새벽 2시에 걸쳐서 콜레스테롤이 주로 합성된다. 그래서 반감기가 낮은 고지혈증 약(심바스타틴)은 저녁에 복용하곤 했었는데, 최근의 고지혈증 약들(아토르바스타틴, 로수바스타틴, 프라바스타틴, 피타바스타틴)은 반감기가 길어 하루 중 언제든지 동일 시간에만 복용하면 괜찮다.

전구와 전기의 발명은 현대인에게 편리함을 주었으나 '밤-낮'의 구분을 모호하게 만들어 '라이프 스타일'을 변화시켜버렸다. 현대과학에서 불면증은 몸과 외부 환경의 부조화로 인해 나타난 부작용으로 규정하고 있다. 멜라토닌은 뇌의 송과선(pineal gland)에서 분비되는 호르몬으로 '밤-낮'에 따라 '수면-각성'의 리듬을 조절해주는 역할을 한다. 멜라토닌의 합성과정은 아미노산의 한 종류인 트립토판에서부터 시작된다. 트립토판은 세로토닌으로 변하게 되고 이후 효소 과정을 통해 최종적으로 멜라토닌이 된다. 이런 연결고리만 보더라도 세로토닌 결핍과 관련된 우울증이나 불안장애와 같은 질환이 수면장애와도 어느 정도 상관관계가 있을 것 같다.

밤에 스마트폰을 보는 게 어때서?

회사에서 늦게까지 일하고 돌아와서 저녁을 먹고 이것저것 집안일을 하다 보면 시간이 훌쩍 가있다. 그 후, 사람들은 침대에 누워서 스마트 폰을 하기 시작한다. 게임을 하는 사람도 있고, 유튜브를 보는 사람도 있고, 웹툰을 보는 사람도 있고, SNS를 하는 사람도 있다. 그렇게 스트레스를 풀려는 목적으로 혹은 일찍 자는 것이 아쉬워서 늦은 밤까지 불은 끈 채로 스마트 폰을 하는 현대인들이 굉장히 많다. 가끔 이렇게 생각하는 사람도 있다. '어차피 누워도 잠은 안 오는데 1~2시간 뒤척이다 자는 것보다 폰보다 자는 게 낫지 않겠냐고' 하지만 실제 그런 행동을 취해본 사람은 다음날 피로는 물론이며 눈도 굉장히 침침할 것이다. 다양한 파장대의 빛 중에서도 피곤함을 주는 것은 청색광의 파장대이다. 청색광은 멜라토닌의 생성을 가장 많이 억제하는 파장대의 빛이기 때문에(다음으로는 연두색과 초록색) 멜라토닌의 생성을 방해할 수 있다. 반면, 주황~붉은색 빛은 멜라토닌 억제 효과가 낮아 수면 등으로 많이 사용된다. 이런 이유로 밤에 스마트 폰을 통해 영상을 보는 것은 네가지 측면에서 건강하지 못한 습관이다.

1) 청색광에 장기적으로 노출되는 것은 렌즈와 망막에 산화적 스트레스를 준다.
2) 영상을 지속적으로 보는 과정에서 눈을 잘 감지 않아 안구 건조

증을 일으킬 수 있다.

3) 음식 영상은 식욕을 자극하여 위산 분비를 촉진시킬 수 있고, 자극적인 영상은 뇌를 깨우기도 하여 수면의 질을 떨어뜨릴 수 있다.

4) 청색광을 포함한 빛은 멜라토닌의 합성과 분비를 저해하여 수면의 질을 떨어뜨린다.

빛이 정말 수면과 관계가 있을까? 빛이 멜라토닌의 합성에 영향을 준다고 했으니 빛을 보지 못하는 시각장애인들은 불면증에 걸리지 않을까? 연구를 통해 밝혀진 결과를 보면 이는 1차원적인 생각이었다. 빛을 인지하는 시각장애인의 경우에도 정상인처럼 '빛에 의한 멜라토닌 억제'가 일어나는데, 이 효과 때문에 불면증을 겪지 않는다고 한다. 반대로 빛을 인지하지 못하는 시각장애인은 '빛에 의한 멜라토닌 억제가 일어나지 않아' 오히려 수면장애를 겪고 있다고 한다. 본 연구 결과를 통해 단순히 빛에 의해서만 수면이 조절되는 것이 아니라 '빛과 어둠이 함께 주기적으로 공존하는 것'이 수면의 리듬에 중요하다는 점을 시사하였다. 이 과정 속에는 세로토닌이라는 호르몬이 관련되어 있다. 아침에 햇빛을 받으면 우리 몸에서는 세로토닌의 분비가 증가하게 된다. 세로토닌은 뇌를 깨우고 하루를 활기차게 활동하도록 도와주고, 저녁이 되면서 축적된 세로토닌은 분해되면서 서서히 멜라토닌으로 만들어지기 시작한다. 즉, 충분한 양의 세로토닌이 없다면 충분한 양의 멜라토닌이 만들어지지 않을 수 있다는 것이다. 그러니 불면증을 예방하는 좋은 습관은 아침에는 햇빛을 충분히 쬐어주고 밤에는 최대한 빛을 차단하는 것이다.

불면증을 일으키는 다른 요인은?

불면증을 일으키는 다른 요인은 무엇이 있을까? 간단하게 생활습관, 복용 약물, 기저질환, 심리적 요인에 대해 고민해볼 수 있다.

1) 생활습관: 커피나 녹차(홍차)와 같이 카페인을 함유하는 음료를 너무 많이 마시지 않는지 확인해보자. 의외로 초콜릿 우유나 콜라에 카페인이 들어있는지 모르는 사람들도 있다. 앞서 말했듯이 아침 일찍 충분한 양의 햇빛을 쐬는 것도 중요하다. 늦은 밤에 담배를 피우는 행위는 중추신경을 각성하여 숙면을 방해할 수 있다.

2) 복용 약물: 각성제나 고함량의 종합비타민B도 맞지 않는 경우가 있을 수 있다. 특히, 저녁에 복용하게 되면 수면의 질을 떨어뜨리는 약이 있다. 항우울제(SSRI, SNRI 등), 다이어트약(교감신경흥분제 등), 천식약(기도 확장제 등), 항결핵제, 항ADHD약, 항경련제, 스테로이드 등은 불면증을 일으킬 수 있는 약물들이다. 일부 감기약에는 카페인이나 중추신경을 흥분하게 하는 약물도 들어있어서 이에 예민한 사람들은 주의해야 한다.

3) 기저질환: 자율신경 및 내분비계 이상이 있거나 뇌 혈행 장애가 있으면 불면증이 생기는 경우가 있다. 이 외에도 통증이나 불편함을 유발하는 기저질환은 수면의 질을 떨어뜨린다.

4) 심리적 요인: 불안한 마음이나 만성 스트레스는 신경을 과민하게 하고 교감신경을 자극하여 흥분상태로 만든다. 교감신경이 항진되면 중추신경이 각성하여 잡념이 많아지고 신경이 예민해진다. 동시에 심장도 빠르게 뛰고 몸도 더워지면서 수면이 계속 방해받게 된다.

우리는 잠을 설치게 되면 다음 날의 일정까지 지장을 받게 된다. 그렇기에 잠에 들지 못하는 마음은 스트레스로 다가오고 점점 강박으로 발전하게 된다. 이를 해소하고자 밤마다 술을 마시는 사람들도 있는데 단기적으로는 효과가 있을 수 있지만, 장기적으로는 알코올 중독을 일으켜 수면의 질은 더욱 나빠지고 심지어 우울증을 유발할 수도 있다.

수험생 시절에 유독 불면증이 많았다

어릴 적 아버지는 주말마다 TV를 보시면서 주무시는 경우가 많았다. 다른 걸 보려고 채널은 돌리려고 하면 "보고 있다"라고 말하시며 다시 주무시곤 하셨다. 어린 시절에는 어떻게 머리를 베개에 대자마자 바로 잠을 잘 수 있을까? 생각하며 항상 신기해하곤 했다. 그런데 막상 내가 나이를 먹고 밥벌이 근로자가 되어보니 그것은 매우 자연스러운 현상이었음을 몸소 깨닫게 되었다. 그런데 불면증에 걸리면 아무리 몸이 피곤해도 쉽게 잠에 빠지기가 어렵다. 과연 내가 오늘 밤에는 잘 수 있을까? 라는 걱정이 앞서고, 내일의 컨디션을 걱정하면서 머릿속으로 '걱정 쳇바퀴'를 돌리면서 스트레스를 만들게 된다. 이를 제거하고자 수면유도제나 수면제를 복용하기에 앞서 근본적인 원인을 우선 생각해보자. 생활습관에 문제가 있다면 바르게 개선하는 것이 첫 번째 목표이다. 특히, 카페인에 예민한 사람이라면 낮에 초콜릿이나 콜라도 주의하면서 세심하게 관리해야 한다. 아침에는 일찍 일어나는 것이 좋고 낮잠은 피하며 햇빛을 충분히 쬐는 것도 좋은 방법이다. 운동을 하는 것도 좋고 따뜻한 물로 샤워를 하는 것도 도움이 된다. 또한, 밤에 핸드폰을 보기보단 가볍게 독서를 하거나 명상을 하는 것도 도움이 될 수 있다. 특정 질환이 불면의 원인이라면 치료를 통해 원인을 제거하는 것에 집

중을 하여야하고, 복용 약물이 문제라면 약물을 대체하거나 줄이는 것
도 고려해봐야 한다. 예를 들어, 우울증으로 인해 SSRI(선택적 세로토닌
재흡수 억제제, 우울증의 1차 치료제)를 복용하면 부작용으로 '불면증 또는
악몽'이 생길 수 있다. '악몽이 뭐 어때서'라고 생각할 수 있겠지만, 실
제 약물에 의해 악몽을 겪는 환자들은 너무 생생하여 잠을 자는 것이
두렵다고 하기도 한다. 이럴 땐 담당 선생님에게 말하여 약의 종류를
바꾸거나 투여양을 조절할 수 있다(혹은 잠을 들게 하는 아고멜라틴
(agomelatine) 등과 같은 약물을 추가할 수도 있다).

그 중에서도 불면을 악화시키는 가장 큰 원인은 심리적인 요인이라
고 생각한다. 나도 심리적인 원인으로 불면증을 여러 번 겪어본 경험이
있었다. 처음에는 첫번째 공인영어시험을 치루러가기 전날 긴장이 되
어 밤새 뒤척였고, 밤을 꼴딱 샌 채로 시험을 본 적도 있었다. 이때의 경
험이 이상하게 트라우마처럼 자리 잡혀서 큰 시험을 준비할 때면 밤마
다 부정적인 생각이 많아졌다. 피어나는 불안한 마음 때문에 아무리 피
곤해도 새벽 4~5시가 되도록 잠에 들지 못했다. 결국 참다 못해 수면
유도제를 복용하였는데 약발이 잘 받는지 복용하자마자 바로 골아 떨
어져 버렸다. 그런데 수면유도제는 다음날에도 몽롱하고 어지러운 기
분이 지속되어서 웬만하면 권장하고 싶은 방법은 아니다. 그래서 장기
간 시험을 준비할 때에는 '마인드 컨트롤'에 많은 신경을 썼다. 밤마다
명상을 통해 머릿속의 잡생각을 비우려고 노력했다. 그래도 정 안 되면
'눈 감고 누워만 있어도 70% 정도 피로가 풀리니까 밤새고 가지 뭐!'라
는 마음으로 숙면에 대한 기대를 놓아버렸다. 이런 마음을 먹으면 짜증
도 나지 않고 어느새 잠에 빠져들기도 했다. 또한, 완벽한 수면의 질을
위해서 암막 커튼과 이어플러그는 필수 아이템이다. 수면의 질이 좋으
면 적은 시간을 자더라도 회복율이 높다.

불면증(수면 장애)의 치료법에 대해 깊게 알아보기

이래저래 안돼서 꼭 약을 먹어야 하는 경우(불면증이 만성화된 경우)를 대비하여 어떤 약이 있는지 공부해보자. 한국인들은 워낙 잠을 적게 자는 것에 익숙하여 수면부족을 대수롭게 여기지 않지만 실제로 신체에는 많은 부정적인 영향을 끼친다. 불면증 환자는 혈압이나 혈당 조절에 이상이 생길 수 있고, 심혈관 질환(심근경색, 심부전, 뇌졸중, 관상동맥 질환 등)의 발병률을 높일 수 있다. 게다가 집중력과 기억력을 저하시켜 일상생활에도 지장을 주고 만성화되면 인지 기능 장애까지 일으킬 수 있다. 또한, 불면증은 정신질환과의 연관성이 높아 우울증과 불안장애로 이어질 수도 있다. 불면증은 문진이나 여러 검사들을 통해 진단되게 되고 그 결과에 따라 치료법이 나뉜다.

1) 수면 개시 장애: Z drug(졸피뎀, 조피클론), 벤조다이아제핀 계열(BDZs, 자낙스, 리보트릴, 디아제팜 등), 라멜테온(Ramelteon)
2) 수면 유지 장애: Z drug(졸피뎀, 조피클론), 항우울제(Doxepin, Trazodone), 수보렉산트(suvorexant), 멜라토닌(melatonine) 방출형(55세 이상)

국내에서도 수면제로 가장 많이 사용되는 Z drug은 약물의 앞 글자인 Z를 따서 만든 명칭이다. 이 약물은 향정신성 의약품으로 분류되며, 중추신경계의 GABA-A 수용체에 작용하여 수면을 유도하게 된다. BDZ 계열의 약물과 다르게 GABA의 α1-subunit(수면과 관계)에 대해서만 친화력이 높아 BDZ 계열에 비해 금단, 오용, 내성 위험이 상대적으로 적은 반면, 항불안, 근이완, 항경련 효과는 가지고 있지 않다. 국내에서 가장 많이 쓰이는 졸피뎀은 수면 개시와 유지에도 쓰이며 총 수면 시간을 증가시켜 수면의 질을 높여준다. 졸피뎀의 부작용으로는 어지럼증, 두통, 졸림 등이 있으나 BDZ에 비하면 덜한 편이다. 다만 환각, 기억상실, 자살 위험성 증가 등의 심각한 부작용이 생길 수 있어 항상 주의해서 사용해야 한다(치료기간은 최대한 짧게 하며 최대 4주를 넘기지 않는다). Z drug도 내성, 의존증, 금단증상이 있을 수 있다. 이 약물은 복용 후 작용시간이 매우 빨라 자기 직전에 복용해야 하고 흔히 어지러움과 정신 혼동 때문에 노인들의 낙상 위험을 증가시키고 있어 보호자의 주의도 필요하다.

그 외의 수면 장애

1) 일주기 리듬 수면 각성 장애: 수면에 드는 것을 어려워하는 것이 아니라 수면의 패턴이 늦어지거나 당겨진 경우를 의미한다. 총 수면 시간은 7~8시간으로 비슷한데, 너무 일찍 자서 새벽에 일어나거나 혹은 너무 늦게 자고 늦게 일어나는 경우를 말한다. 이런 경우에는 광치료나 멜라토닌을 이용하여 주기를 조정하는 치료를 한다.

2) 폐쇄성 수면무호흡증: 잠은 쉽게 드나 깊게 못 자고 중간에 자주 깨는 증상이다. 잠을 자는 동안 근육 긴장도가 감소하고 숨을 들이마실 때 상기도에 음압이 걸려 폐쇄가 생기는 현상이다. 이는 수면다원검사를 통해 진단되며, 수술적 요법이나 구강 내 장치 등의 방법을 사용한다. 이런 경우, 불면증이라고 생각해서 상세히 설명 없이 약물(BDZ 계열)을 처방받는 경우 무호흡증이 더 심해질 수도 있다.

3) 하지불안증후군에 의한 수면 장애: 다리가 불편하고 불쾌한 느낌으로 인해 잠을 잘 이루지 못하는 질환이다. 이런 경우 도파민 기능 이상이 원인으로 꼽히기도 하여, 도파민 효현제를 사용하면 개선되기도 한다. 철분 결핍에 의한 경우에는 철분을 보충해주기도 한다.

약국에서 구입 가능한 의약품

1) 수면유도제(항히스타민제): 국내에 허가된 성분은 독시라민(예: 아론)과 디펜하이드라민(예: 제로민)이다. 두 가지 모두 히스타민 H1 수용체를 길항적으로 작용하여 수면을 유도하는 약물이다. 항히스타민제(H1 blocker)는 주로 알레르기약, 멀미약, 어지럼증약, 감기약 등에 쓰이는데 가장 대표

적인 부작용으로 졸림 증상이 있다. 이런 부작용을 이용하여 졸림 증상이 강한 항히스타민 성분을 수면 유도제로 사용하고 있다. 독시라민과 디펜하이드라민은 항무스카린성 작용도 하기 때문에 근무력증, 녹내장, 전립선 비대, 호흡곤란 등의 증상이 있는 경우에는 사용을 주의해야 한다. 또한, 두 약물을 복용하고 나면 인지력이 저하되고, 변비, 구갈, 시야장애 등의 이상반응이 있을 수 있다. 해당 약물은 자주 복용하면 내성이 생길 수 있으며, 연속해서 2주 이상 복용하는 것은 권장하지 않는다. 당연히 술과 함께 복용해서는 안 된다. 일반적으로 복용을 하고 난 다음날 멍한 현상이 생기는데, 둘 중에서도 디펜하이드라민이 반감기가 조금 더 짧아서 멍한 현상을 조금 낮출 수 있다.

2) 수면 질 개선에 도움을 줄 수 있는 한약제제(레돌민, 우황청심원, 천왕보심단 등)
레돌민은 길초근의 뿌리 추출물과 호프의 추출물을 주성분으로 만들어진 일반의약품이다. 길초근은 과거부터 신경안정제로 사용되는 약초로 신경성 불면이나 심계항진 증상에 주로 사용되었고, 수면을 촉진하고 흥분을 낮춰주는 호프를 같이 포함하여 수면에 도움을 주는 목적으로 개발되었다. 레돌민은 수면 유도 물질인 아데노신과 멜라토닌을 조절하는 기능도 밝혀졌는데 상대적으로 내성이나 습관성이 낮아 부담 없이 복용할 수 있는 의약품이다. 불면증 환자를 대상으로 한 임상시험에서는 4주간 복용하였을 때 평균 수면 개시 시간을 56.5분에서 12분으로 크게 감소한 결과를 제시하기도 했다. 따라서 신경성 불면증의 경우에 안전하게 복용해볼 수 있다. 우황청심원과 천왕보심단은 긴장, 불안, 우울, 초조함 등에 오랫동안 사용되어온 한약제제다. 우황청심환은 시험을 앞둔 수험생이나 면접 전에 긴장을 풀기 위해 복용하는 것으로도 많이 알려져 있다. 대표적으로 우황(소의 담석으로 청열해독, 진경 작용, 강심 조절 작용이 있다.)과 사향(사향노루 수컷의 분비물로 혈전생성 억제와 심뇌혈관 내의 순환을 개선하여 심장과 뇌 조직 손상을 보호하고 정신을 맑게 해준다.)을 기본으로 복령, 행인, 감초, 산약, 인삼, 육계, 맥문동, 신곡, 황금, 포황, 백출, 길경, 천궁, 아교, 영양각, 용뇌, 건강, 시호 등이 들어있다. 우황청심환은 '한방계의 응급약'이라고도 불리는데 기운이 넘치는 사람이 갑작스레 스트레스나 화가 치밀어올라 심장이 두근거리면서 혈압이 오르고 열이 차오를 때 주로 사용한다. 이외에도 자주 놀라는 사람(심장의 기운이 약한 사람)에게도 쓰인다. 우황은 교감신경을 안정해주고 인삼은 심기(심장의 기운)를 올리는 역할을 하고 사향을 혈액을 순환시켜 머리를 맑게 해 주는 작용이 있다. 이러한 효과를 바탕으로 고혈압, 심계항진, 호흡곤란, 정신불안, 자율신경 실조증, 인사불성, 뇌졸중 등에 쓰일 수 있도록 허가를 받았다. 주로 급성기 치료로 한번 혹은 두 번 정도 복용하더라도 효과가 있다.

천왕보심단은 길경, 당귀, 인삼, 복령, 오미자, 산조인, 원지, 황련, 단삼, 백자인, 생지황, 천문동, 현삼 등이 들어있다. 평소에 기운이 부족한 사람들이 불안하거나 초조한 증상이 있을 때 사용한다. 천황보심단은 열을 내리고 스트레스에 의한 교감신경을 낮춰주어 불면증, 자율신경 실조증, 신경쇠약, 발작성 서맥, 심장 신경증, 건망증, 고혈압, 구내염, 갑상선 기능 항진증에 쓸 수 있다. 특히, 원지는 심장 주변의 담음을 제거해주어 불면증에도 효과가 좋다. 해당 약이 잘 맞는 사람은 장기 복용도 많이 할 정도로 안전한 약이며, 수험생, 취준생, 공황장애, 불안증 등에도 쓸 수 있다. 해당 한약 제제들은 중요한 날 이전에 바로 복용하기보다는 미리 복용해보고 본인에게 잘 맞는지 확인해보는 것이 중요하다.

앞선 두 가지 약물은 저혈압이 있거나 심장질환이 있는 경우 혹은 신경계 약물을 복용 중인 경우에는 임의로 복용해서는 안 된다. 해당 약을 복용하고 소화기계의 장애가 오거나 발진이나 두드러기가 생기는 경우에는 즉시 중단하여야 한다. 소화기관이 약한 사람들이 교감신경 항진으로 생긴 불면증의 경우, 약보다는 가볍게 대추차를 복용하는 것도 도움이 되기도 한다.

3) 수면 질 개선에 도움을 줄 수 있는 건기식(감태추출물, 미강주정추출물, 락티움)

현재 수면 질 개선에 도움을 주는 건강기능식품 원료(개별인정형)는 감태추출물, 미강주정추출물 그리고 락티움(유단백 가수분해물)이다. 감태추출물을 최초로 건강기능식품에서 수면 질 개선에 도움을 주는 원료로 허가를 받았는데, 기전은 감태추출물의 플로로탄닌 성분이 GABA수용체에 작용(allosteric)을 통해 자극하는 것으로 연구되었고, 임상에서도 수면의 질(수면 중 각성 지수 감소, 총 각성 지수 감소, 호흡장애 지수 감소)을 개선시켰다. 미강주정추출물에는 '감마-오리자놀'과 유사한 파이토스테롤류들이 수면효과가 있는 것으로 연구되었다. 해당 물질은 히스타민 수용체에 작용하여 수면효과를 유도하는 것으로 밝혀졌고, 임상실험에서도 수면의 질(입면 시간, 총 수면시간, 깊은 수면 정도 등)을 개선시키는 것을 입증하였다. 락티움은 우유 단백질을 분해서 만든 펩타이드(아미노산의 중합체)이다. 해당 물질도 GABA수용체에 작용한다고 밝혀졌고, 임상시험에서 수면효율과 총 수면시간을 증가시켰다고 밝혔다.

하지만, 실제 건강기능식품을 복용한 사람들 중 다수는 '생각보다 효과가 없었다'라는 피드백을 주었다. 이런 분위기가 만들어진 것은 높은 가격과 지나친 광고가 만들어낸 '엄청난 기대감'과 실제 환자가 느낀 '체감' 사이에는 상당한 괴리감이 있었기 때문이다. 보통 수면 질 개선에 도움을 받기 위해 복용을 선택하는 사람들은 이미 수면유도제나 수면제를 먹어봤던 만성 불면증 환자인 경우가 많다. 건강기능식품을 아무리 복용하더라도 의약품이 주는 즉각적인 효능에 비할 바가 못 될 것이다. 앞선 건강기능식품은 불면증이 심한 사람보다는 평소에 잠을 자기는 하지만 수면의 질이 떨어진다고 생각하는 사람들(밤에 자주 깨거나 일어나도 개운하지 않을 때)에게 영양제의 느낌으로 복용하도록 권장되고 있고, 심한 불면증 환자에게는 보조요법으로는 쓸 수는 있으나 주된 치료의 목적으로 권장되는 것은 아니다. 또한, 일부 성분들은 GABA 수용체에 작용한다고 알려져 있어 처방받은 약과의 상호작용도 무시할 수 없는 부분이다. 당연히 GABA 수용체에 작용하는 술과 함께 복용하는 것은 권장하지 않는다.

 핵심 요약

◆ 수면 장애는 만성화되기 전에 빠르게 치료하거나 생활습관을 개선해야 한다.
◆ 불면증 치료제(Z drug)은 단기간 복용하는 대증요법이며, 근본치료가 아니기에 의존하지 말고 원인 파악을 해야 한다.
◆ 생활요법 개선과 마음치료를 통해서도 불면증이 완화되는 경우도 많다.
◆ 영양제나 건강기능식품은 수면의 질 개선의 목적이지 만성 불면증 치료에는 도움이 안 될 수 있다.

[수면유도제] 일반의약품 추천 요약

수면유도제	항히스타민제(독시라민(예: 아론) 또는 디펜히드라민(예: 제로민)) 한약제제(레돌민)
건강기능식품	감태추출물, 미강주정추출물, 락티움
한약제제 (불안에 의한)	천왕보심단 또는 우황청심환(불안에 의한 불면증) 가미소요산(갱년기 불면증) 또는 황련해독탕(신경과민 불면증)
수면 장애 지속 시 병원(정신건강의학과) 내원	

참고 문헌

1) Brown, G. M.(1994). Light, melatonin and the sleep-wake cycle. Journal of Psychiatry and Neuroscience, 19(5), 345.
2) 한국판 불면증 임상진료지침 불면증의 진단과 치료, 2019

먹방의 민족, 한국인에게는 유독 위장장애가 많다?

한국인이 가장 많이 걸리는 암은 위장암?

2020년 세계적인 의학전문 학술지 <더 란셋, The Lancet> 에서 발표된 논문에서는 전 세계의 위암 발생률과 사망률에 대한 조사가 포함되어 있다. 위암과 관련된 분석에서 꼭 빠지지 않는 두 나라는 바로 한국과 일본이었다. 그 이유는 인구 10만 명(2017년 기준)을 기준으로 가장 위암 발생률이 높은 지역이 바로 한국과 일본이기 때문이다(그 다음을 잇는 것은 중국이었다). 여기서 궁금한 점은 '왜 동북아시아 국가의 위암 발병률이 다른 국가에 비해 많게는 4배 이상 높은 결과를 보여주는 것일까?'이다. 혹시 인종의 차이일까? 아니면 문화적인 측면의 차이일까? 현재까지 과학계에서 밝혀진 위암의 발생률을 높이는 위험요인 5가지에 대해 알아보자.

1) 헬리코박터 파일로리 감염

2) 음주

3) 흡연

4) 비만

5) 과도한 나트륨 섭취

메타분석을 통해 가장 위험도가 높은 3가지를 비교한 결과, 헬리코박터 파일로리 감염, 과도한 나트륨 섭취 그리고 흡연 순으로 위암 발생률에 대한 위험도가 높았다. 여기서 '나트륨 섭취'가 위암 발생에 미치는 영향이 상당하다는 결과를 보여주고 있다. 그렇다면 혹시 우리나라 사람들은 음식을 짜게 먹고 있을까?

2017년 소금을 가장 적게 섭취하는 국가를 조사한 적이 있는데 1위는 사하라 사막 부근의 아프리카와 카리브해 지역 사람들로 전 세계 평균보다도 낮은 염분을 섭취하고 있었다. 이를 위암 발생률을 비교해보면, 그 지역의 위암 발생률이 전 세계적으로 매우 낮은 것이 확인되었다. 간략하게만 봐도 확실히 나트륨 섭취량과 위암 발생률과의 상관관계가 있을 것이라는 것을 보여준다. 국내 식약처 발표자료에 따르면, 2011년만 해도 한국은 평균적으로 하루에 4,831mg의 나트륨을 섭취하였고(WHO 권장량: 2,000mg) 이는 세계에서 가장 많은 양을 섭취하는 수준이었다(당시 미국은 3,436mg/day, 일본은 4,280mg/day). 하지만, 그 뒤로 우리나라에서는 '나트륨 줄이기' 운동을 시작하였고, 대중들도 소금을 줄여야 된다는 인식이 점차 생기기 시작했다. 덕분에 점점 나트륨 섭취량이 매해 낮아지기 시작했고, 2018년에는 하루 평균 3,274mg까지 감소하게 되었다(미국은 3,389mg/day, 일본은 3,825mg/day). 상당히 많은 양을 줄였음에도 여전히 WHO 권장량을 상회하는 수준이었다. 그래도 나트륨 섭취량의 비약적으로 감소한 덕분인지, 2011년부터 2017년까지 우리나라의 위암 발생률과 위암 사망률은 꾸준히 감소하고 있는 추세를 보여주었다.

　음식 종류에 따라 다르겠지만 한식이 서양식에 비해 총 나트륨 양은 높다는 연구가 있었다. 서양식은 메인 음식에 나트륨이 집중되어 있는 반면, 한식은 메인 음식부터 국과 반찬까지 나트륨이 골고루 들어가 있다는 것이다. 또한, 한국인들은 국물을 마시는 식습관 때문에 '과한 나트륨 섭취'가 생길 수밖에 없다는 것이다. 예전 어른들은 모든 영양소는 '국물'에 있으니 국물을 끝까지 마시라고 하였는데…. 솔직히 '간'을 포기하기는 힘드니 '국물'을 반 정도 포기하는 것이 어떨까?

위장장애를 일으키는 안 좋은 습관은?

　약국에 찾아와 위장장애를 호소하는 환자들을 보면서 참 난감한 경우가 있다. 한 손에 아이스 아메리카노를 마시면서 찾아와 속이 너무 쓰리다고 호소하는 것이다. 아이스 아메리카노는 위장 건강의 입장에서는 그렇게 좋은 음료가 아니다. 찬 음식은 위장 운동을 더디게 하고 소화장애나 배탈을 일으키기 쉽다. 또한, 카페인은 위점막을 자극하여 위장장애를 일으킬 수 있다. 그런 이유로 빈속에 아이스 아메리카노를 복용하는 습관은 절대 좋지 않다. 이런 설명을 하면서 위장약을 건네주어도 꼭 아메리카노에 약을 삼키는 사람들이 있다(주변에도 수차례 잔소리를 들으면서도 여전히 커피에 약을 먹는 친구들이 있다.).

현대인들이 위장 건강을 지키는 10가지 습관을 알아보자.

　• 규칙적인 식사 시간

- 천천히 식사하기(충분히 씹고 삼키기)
- 기름진 음식 적당히 먹기(과한 기름은 위장 운동을 억제할 수 있음)
- 과식과 야식 피하기
- 맵고 짠 음식 줄이기(겨자, 생마늘, 후추, 고춧가루 조미료 등)
- 술과 담배 줄이기
- 식사 후 바로 눕지 않기
- 밤늦게 먹방, 쿡방 시청 자제하기(늦은 밤 위산분비를 자극)
- 스트레스 관리하기
- 빈 속에 커피 마시지 않기

나열하고 보면 우리나라 사람들이 위장 질환이 왜 많은 지 단번에 이해를 하게 된다. 친한 지인 중에 위장장애를 자주 호소하는 친구만 보더라도 10가지 습관 중 하나도 제대로 실천하는 것이 없다고 했다. 나는 10개 중 2개 정도를 잘 실천하지 못하는 편이다. 바로 '과식'과 '천천히 식사하기'이다. 천천히 식사한다는 것은 충분히 씹고 삼키기와 연관이 된다. 남들보다 덜 씹기 때문에 식사 시간이 짧아지는 것이다. 충분한 저작운동이 일어나지 않으면 그만큼 '덜 소화된 내용물'이 위에 부담을 주는 것이다. 또, 식사를 하고 우리가 포만감을 느끼기까지 10~15분 정도 소요되는데, 빠르게 식사하면 자연스레 과식으로 이어질 수밖에 없다. 과식은 위장의 크기를 증가하게 하여 운동성을 낮추고 이는 위장에 과부하를 일으켜 통증이 유발될 수 있다.

이외에도 늦은 밤 기름진 음식이나 소화에 부담되는 음식을 섭취하게 되면, 취침 중 소화가 일어나기 때문에 위에도 부담을 주고 피로도 충분히 회복되지 않는다. 맵고 짠 음식은 위 점막을 자극하는데 일시적으로 우유를 함께 복용하면 그로 인한 부담감을 줄여 줄 수 있다. 밥을 먹고 바로 눕지 말라는 이야기가 많은데 생각보다 이를 지키지 않는 사람들도 많다. 누운 자세에서는 소화도 원활히 되지 않고 음식물과 위산의 혼합물이 식도로 역류할 수도 있다(곧 죽어도 누워야 된다면 이왕이면 왼쪽으로 누워야 위산의 역류를 조금이라도 예방할 수 있다). 이 과정이 반복되면 '하부식도 괄약근'에 문제가 생겨 역류성 식도염이 생기게 된다. 역류성 식도염은 신트림, 신물, 속 쓰림, 가슴통증 등의 증상을 유발하는데, 이는 한번 발생하면 계속 재발하는 질환으로 약물치료와 생활습관을 개선하면서 치료해야 한다. 잘못된 습관으로 만성화된 질환은 약으로 잘 낫지도 않고 삶의 질이 무척 떨어지기 때문에 후회하지 말고 미리 올바른 습관을 가져야 한다.

위장질환에 대해서 깊게 알아보기

소화불량

현대인들에게 가장 빈번하게 발생하는 질환이다. 심리적인 스트레스를 받거나 급하게 식사를 하다가(급체) 발생할 수도 있다. 증상으로는 더부룩하거나 답답한 느낌이 들고 심한 경우 복통이나 어지럼증까지 동반한다. 소화불량이 심한 경우에는 구역감이나 두통으로 발전할 수 있다.

이런 경우 무리해서 식사를 무리하게 하기보단 기름기가 없는 가벼운 식사를 소량 섭취하는 것이 좋다. 또한 섬유소가 많은 야채나 과일도 피해야 한다. 찬음식은 위장운동을 저하시킬 수 있으니 피하자.

다양한 질환에 대한 한약제제가 있지만, 소화불량만큼은 한약제제가 정말 잘 듣는다는 피드백을 많이 받고 있다. 그런 면에서 증상에 따라 양약과 한약제제(생약제제)를 잘 조합해서 사용하는 편이다.

- (가벼운 증세) 식사를 한 지 30분이 안 되었을 경우에는 소화효소제와 마시는 생약제제를 추천한다.
- (가벼운 증세) 식사를 한 지 1시간 이상이 지났음에도 답답한 느낌이 강할 경우에는 생약제제 환이나 경우에 따라 양약을 권한다.
- (가벼운 증세) 잦은 스트레스로 빈 속임에도 소화가 잘 안되는 느낌을 받는다면 위장관운동 조절제를 추천한다.
- 답답함이 심하고 어지러움과 두통까지 동반한 경우에는 아세트아미노펜과 생약제제 혹은 위장관운동조절제를 추천한다.
- 앞선 증상에 가스가 찬 증상이 동반된다면 가스 제거제가 포함된 소화제로 추천한다.
- 약간의 속 쓰림과 위통이 심하다면 평활근 이완제와 항콜린제 성분이 들어간 진경제(예: 싸이베린, 아나파베)를 추천한다.
- 신물이 올라오거나 빈속에도 너무 쓰리다면 짜 먹는 제산제를 급성 증상 완화의 목적으로 추천한다.

약국에서도 다양한 종류의 약이 있고 증상에 따라 다양하게 활용할 수 있기 때문에 꼭 상담 후에 복용해보는 것을 권장한다. 상황에 따라 바로 내원을 해야 하는 경우도 있기 때문이다 간혹 위산 저하로 인한 속 쓰림도 생길 수도 있다. 위산 과다는 빈 속에 속이 쓰리다면 위산 저하는 음식물을 섭취하게 되면 속이 쓰린다. 이를 착각하여 제산제를 계속 복용하게 되면 오히려 증상은 악화되고 빈혈이나 영양부족이 발생할 수 있다.

그 외의 증상(위염/식도염/소화성궤양/위산부족)

위염의 증상은 식욕부진, 복부 팽만, 구토, 상복부 통증, 빈혈, 두통, 식은땀, 피로감 등이 복합적으로 찾아온다. 과음/폭식/자극적인 음식/식중독/약물/뜨겁거나 차가운 음식/스트레스/바이러스 등에 의해서도 발생할 수 있다. 위염은 출혈이나 궤양으로도 진행될 수 있는 병이기에 조기에 치료하는 것이 중요하다. 초기에는 소화불량으로 착각할 수도 있지만, 3일 이상 증상 완화가 없다면 병원에 내원해서 검진을 받는 것이 필요하다. 위염을 치료하는 약물은 처방이 필요한 전문의약품이기 때문에 증상이 심하다면 빠르게 내원하는 것이 좋다.

식도염의 경우, 흔히 짜먹는 제산제를 치료약이라고 생각하고 습관적으로 복용하는 사람들이 많은데 제산제는 일시적인 급성 증상 완화하기 위해 사용된다. 증상 개선 효과는 크지 않고 제산제만으로 위 내의 산도를 낮추는 것은 한계가 있다. 이전에는 항히스타민제를 많이 사용했으나 최근에 잔탁(라니티딘)이 발암물질의 문제로 시장에서 퇴출됨으로써 사용이 급격히 감소되었다. 사실 항히스타민제는 내성의 문제도 있어왔기 때문에 강력한 위산분비 억제제인 양성자 펌프 억제제(PPI)를 1차적으로 사용해야 한다. 초기에 증상을 완화하지 않으면 식도 점막에 조직학적 변화(바렛식도)가 발생하기 때문에 빠른 치료가 꼭 필요하다. 식도염 또한 한번 앓으면 재발이 쉽고 만성화되기 쉬운 질환이다.

소화성 궤양은 위부터 십이지장을 덮고 있는 점막이 상하여 보호막이 드러나 있는 상태이다. 그러면 해당 부위는 위산과 소화효소에 의해 분해돼 버린다. 소화성 궤양은 공복 시나 식후에 상복부에 극심한 통증을 유발하고 식욕부진, 복부 팽만, 구역감을 주기도 한다. 경우에 따라서 음식물을 복용할 시 십이지장 궤양 환자는 통증이 줄어들기도 한다. 명확한 진단은 내시경 검사를 통해서만 내릴 수 있기에 다양한 위장관 장애가 생기게 되면 꼭 병원에 내원해볼 필요가 있다. 소화성 궤양을 유발하는 악화 요인은 스트레스, 흡연, 과음, 자극성 음식, 잦은 소염진통제 복용 등이 있다.

만성위장질환을 치료한다는 명목하에 제산제나 위산분비억제제를 과도하게 사용하는 경우도 있다. 본래 위산의 역할은 단백질을 분해하는 효소를 활성화시켜주고 동시에 세균들을 박멸하는 효과를 가진다. 따라서 장기간 무분별하게 제산제나 위산분비억제제를 사용하게 되면 특정 균에 대한 살균효과가 떨어져 장내 감염 등의 위험이 있을 수 있다. 장내 세균 증식이 심해지면 복부팽만감, 소화불량, 설사, 복통 등의 증상이 생기는데 이를 다시 위장장애로 오인하여 약을 계속 먹게 되면 증상은 악화될 수 있다. 그만큼 위장질환이 만성화되면 약물 치료가 어려워지는 순간이 올 수도 있어 무엇보다 예방이 중요한 질환이다.

가벼운 증상일 때 약국에서 복용 가능한 의약품

마시는 생약제제(드링크류)

예전부터 소화에 도움을 주고 경련을 막아주는 생약 추출물들이 많이 사용되고 있었다. 실제로 복용 후에도 좋은 효과를 많이 보이고 있어 많은 사람들이 즐겨 찾고 있다.

1) 베나치오액: 창출, 육계, 진피, 현호색, 회향, 건강, 감초
2) 속청액: 육계, 용담, 진피, 건강, 감초, L-멘톨, DL-카르니틴

3) 까스활명수큐액: 창출, 육계, 진피, 현호색, 아선약, 정향, L-멘톨, 고추 틴크, 후박, 육두구

4) 평위천액: 창출, 진피, 건강, 감초, 후박, 디메티콘, 우르소데옥시콜산, DL-카르니틴, 티아민질산염, L-멘톨

종류가 많지만 대표적인 4가지에 대해서만 이야기해보자면 회사마다 성분의 차이가 조금씩 있다. 소화가 안되고 체한다고 할지라도 원인이 조금씩 다르기 때문에 특정 제품이 잘 듣기도 혹은 안 듣기도 할 것이다. 위에 적혀 있는 대부분의 약제들은 건위소화제로 위장기능을 강화해주고 소화를 도와주는 약재들이다. 대표적으로 창출은 본초학에서도 위장을 따뜻하게 하고 습을 제거하여 헛배 부른 증상을 낮추어 준다. 육계(계피의 껍질)는 '동의보감'에서도 혈액순환을 촉진하고 위장을 튼튼하게 하는 약재로 소개되고 있다. 비위의 기능을 향상시켜 배가 차서 생기는 구토에도 도움을 준다. 건강과 진피 역시 위장의 기능을 강화해준다.

그렇다면 모두 비슷하게 좋은 성분이 있다는 것인데 선택의 기준은 어떻게 해야 할까?

1) 탄산/고추 틴크/멘톨의 유무: 탄산은 위장을 자극하여 위산 분비를 촉진하고 위장 운동을 활성화시켜 소화에 도움을 줄 수 있으나 위산 과다에 의한 위염, 역류성 식도염 환자들이 소화가 안된다고 오인하여 탄산이 들어간 소화제(까스활명수 등)을 복용하면 질병을 악화시킬 수 있다. 이와 동일한 개념으로 고추 틴크와 멘톨은 청량감을 줄 수 있으나 위에 자극을 주기 때문에 질병으로 인한 소화장애 시 주의해야 한다.

2) 각자만의 개성: 평위천에는 가스를 제거해주는 디메티콘과 이담제인 우르소데옥시콜산이 함께 들어있다. 기름진 음식을 많이 먹었거나 가스가 찬 느낌이 들 때 선택할 수 있다. 사실 평위천은 동의보감의 '평위산'의

처방을 따라 만들어진 의약품이기 때문에 개인적으로도 자주 권하는 제품이다. 베나치오의 경우, 탄산이 들어가지 않고 건위 한약재들이 모두 포함되어 있어 가장 무난하게 쓸 수 있는 제품이다. 속청의 경우, DL-카르니틴이 포함되어 있는데 이는 위장 연동운동에 도움을 주기 때문에 그에 맞는 증상에 권하는 제품이다. 까스활명수에 포함되어 있는 육두구는 과량 복용하거나 예민한 사람에게는 어지럽거나 취하는 기분을 줄 수 있다. 드링크제는 증상을 일시적으로 완화하는 목적으로 써야 하는데 상습적으로 복용하는 것은 오히려 질환의 발견을 늦출 수 있다는 것을 명시해야 한다. 따라서 불편감이 오래 지속된다면 병원을 내원하는 것이 좋다.

 핵심 요약

◆ 우리나라 사람들의 식습관과 생활습관은 위장질환을 자주 일으킨다.
◆ 임의로 쉽게 복용하는 소화제류가 오히려 질환(위염, 궤양, 식도염 등)의 진단을 늦출 수 있다.
◆ 위장 질환은 만성화되면 삶의 질이 저하되기 때문에 평소에 잘 관리할 필요가 있다.

[위장장애] 일반의약품 추천 요약

과식으로 인한 소화불량 및 체함	소화 효소제(예: 닥터베아제) + 마시는 생약제제(예: 베나치오)
기름진 음식으로 인한 소화불량	이담제(예: 가레오) + 마시는 생약제제(예: 평위천)
소화불량, 상복부 팽만감	위장운동조절제(예: 트리메부틴) + 마시는 생약제제 +(증상에 따라) 연라환, 보화한 또는 반하사심탕

구역, 구토감	연라환, 반하사심탕 또는 소시호탕
경련을 동반한 위장장애	진경제(예: 부스코판, 아나바페) +(증상에 따라) 위장관운동 조절제
속 쓰림, 신물	마그네슘 제산제(예: 마그밀, 겔포스) 알루미늄 제제(예: 암포젤) 알긴산나트륨 제산제(예: 개비스콘) 알마게이트 제제(예: 알마겔)
복합 위장 장애	'소화효소제 + 진경제 + 위장관운동 조절제 + 제산제'가 포함된 복합 소화제(예: 소하자임 또는 속시쿨)
가스제거제	시메티콘(예: 가스앤프리)
한약제제	위장 기능 저하, 속 쓰림, 헛 배부름, 트림, 구역, 구토감 – 반하사심탕 스트레스로 체하고 어지러우며 명치가 아플 때 - 연라환 위장관운동이 약하고 염증 증상으로 인한 소화불량 – 소체환 역류성 식도염 증상 동반, 매핵기, 임산부 입덧 – 반하후박탕 물 설사, 요량 감소 동반 - 위령탕 스트레스성 위염, 식욕감퇴 동반 – 소시호탕 부종(임신 중독증), 설사 - 오령산 어린이 – 백초시럽 또는 어린이 가스활명수
증상 지속 시 병원(소화기내과) 내원	

참고 문헌

1) Etemadi, A., Safiri, S., Sepanlou, S. G., Ikuta, K., Bisignano, C., Shakeri, R., ⋯ & Sekerija, M.(2020). The global, regional, and national burden of stomach cancer in 195 countries, 1990 – 2017: a systematic analysis for the Global Burden of Disease study 2017. The Lancet Gastroenterology & Hepatology, 5(1), 42-54.

2) Data로 보는 암 동향 보고서 2020(국립암센터)

3) Jung, H. Y.(2011). Pharmacological treatment for reflux esophagitis. Journal of the Korean Medical Association, 54(1), 88-91.

근육통/염좌/멍을 잘 관리하려면?

잘못된 잠버릇이 건강에 어떤 영향을 줄까?

　사람은 다양한 잠버릇을 가지고 있다. 코골이/이갈이/침 흘리기/인형 안고 자기/잠꼬대/뒤척임 등등…. 사실 잠버릇은 누군가 보고 말해 주지 않으면 스스로는 알기 어렵다. 본인이 코를 심하게 고는지 몰랐다가 단체 생활하거나 결혼하고 나서야 알게 된 경우도 종종 있다. 세상에서 다양한 잠버릇이 존재한다는 것을 알게 된 곳은 군대 훈련소였다. 약 10명 정도의 인원이 한 생활관에서 생활했다. 방을 배정받은 첫날밤에는 긴장도 되고 잠자리도 낯설어 쉬이 잠에 들지 못했다. 간신히 잠에 들락 말락 한 순간 갑자기 '폭격 소리'가 들려왔다. 마치 전쟁이 난 것처럼 사방팔방에서 코골이 폭탄들이 끊임없이 불협화음을 만들어 내고 있었다. 나는 청각에 매우 예민한 편이라 늘 잠을 설친 채로 밤을 새곤 했었다. 이후에는 이어 플러그에 담요까지 덮고 나서야 간신히 잠에 들 수 있었다. 그리고 불침번을 서다 보면 앉아서 자는 사람, 몸을 비틀어 자는 사람, 잠꼬대를 하는 사람 등 다양한 종류의 잠버릇을 구경할 수 있었다. 묘한 자세로 자던 사람들은 꼭 다음 날 목이 아프다거나 허리가 아프다고 징징대곤 했다. 잘못 엎드려서 자던 사람은 목에 담이 심하게 걸렸다고 안마를 해달라고도 했다. 그만큼 잠을 자는 자세는 상당히 중요하다. 베개를 높여서 자는 경우 뒷 목과 어깨 부위에 지속적인 통증을 유발할 수 있고 목이 꺾인 채로 자게 되면 혈액 순환이 잘 되지 않아 편두통과 어지럼증에 시달릴 수 있다. 우리는 태어나서 죽을 때까지 하루도 빠짐없이 매일 잔다. 그만큼 수면 환경을 정말 중요하든 것임에도 이를 쉽게 생각하는 경향이 있다. 수면의 질을 높이기 위해서는 수면환경과 본인의 잠자는 습관에 대해 다시금 관심을 가질 필요가 있다.

학창 시절 나는 수면 습관이 좋은 편은 아니었다. 밤늦게까지 공부를 한다고(물론 놀기도 했지만) 늘 수면시간이 부족했다. 아침에 일어나는 것이 힘들어 핸드폰 알람을 3분 간격으로 맞춰두곤 했는데, 첫 알람이 울리면 벌떡 일어난 후 다시 앉은 상태로 고개를 숙여 잠에 들곤 했다. 그게 습관화되니 '앉은 채로 자는 잠버릇'까지 생겼다. 피곤한 상태로 자다가 잠깐 깨면 앉아 있는 나의 모습을 발견한 적도 있었다('1박 2일'을 보니 은지원도 나와 비슷한 잠버릇을 가지고 있었다). 나중에는 자는 자세에 변화를 주어 이를 개선하긴 했다. 그 이외에도 공부를 하는 친구들은 책상에서 엎드려 자는 습관을 많이 가지고 있다. 이런 자세는 목부터 허리까지 부담을 주는 자세이기에 피해야 하는 습관 중 하나이다. 그래서 나는 정말 피곤하면 차라리 공부를 포기하고 집에 가서 자는 것을 택했었다.

혹시 멍을 빼는 약도 있나요?

사람들은 가끔 약국에 와서 '혹시 멍을 빼는 약도 있나요?'라고 물어보곤 한다. 일반 사람들은 생각보다 멍을 빼는 약이 있다는 것을 잘 모른다. 멍을 빼는 방법은 '날달걀을 굴리는 방법'이 전부라고 알고 있는 것이다. 달걀을 굴리면 정말 멍이 빠질까? 피부는 타박상을 입게 되면 피부 속에서 모세혈관이 터지면서 출혈이 발생한다. 출혈 후에는 해당 자리에 피가 고여 굳게 되면 다른 곳으로 쉽게 누출이 되지 않는다. 그러면 피부를 통해 응고된 피가 비치면서 검붉게 보이는 것이고, 이것이 바로 '멍'이다. 사실 응고된 혈액은 시간이 지나면 자연스레 분해되고 다시 흡수되어 사라지기 때문이 큰 문제는 아니다. 초기에 타박상으로 인해 모세혈관에서 출혈이 생겼을 때에는 가볍게 냉찜질을 해줘도 되는데, 이는 초기 출혈을 막아 멍이 생기는 것을 줄여 줄 수 있다. 멍이 생긴 이후에는 달걀로 살살 마사지해주면 응고된 피를 풀어주고, 혈액순환을 도와주어 멍이 조금 빨리 풀리는 경우도 있다. 그런데 모세혈관이 회복되기도 전에 해당 부위를 강하게 마사지를 하면 오히려 혈관을 자극하거나 재출혈을 유발할 수 있어 주의해야 한다. 멍을 조금 더 빨리 빼고 싶다면 혈액순환에 도움을 주거나(온찜질) 비타민 C나 K가 들어간 음식을 복용하는 것도 도움이 된다.

멍이 생기는 것을 대수롭게 지나치면 안 되는 경우도 있다. 혈전 예방을 목적으로 특정 약물을 복용하는 경우(예: 와파린, 아스피린, 클로피도그렐, 실로스타졸, 리바로사반 등)에는 건강기능식품(예: 은행잎추출물, 비타민E, 오메가3, 쏘팔메토 열매추출물) 혹은 타식품(예: 마늘, 인삼, 알코올, 카페인, 정향, 가시오가피, 당귀, 단삼, 황금 등)의 복용을 주의해야 한다. 앞서 언급한 건강기능식품과 건강식품은 혈액응고 작용을 억제할 가능성이 있어 약물과 함께 복용하게 되면 출혈 확률을 증가시킬 수 있다. 따라서 해당 제품을 복용 시에 코피나 멍이 자주 발생하지 않는지 지속적으로 관찰해야 한다. 혈전 예방을 목적으로 복용하는 항응고제나 항혈소판제는 혈액응고를 막아주지만 반대로 출혈에 대한 위험을 높이기도 한다. 단순히 멍이나 출혈이 생기고 끝나는 것이 아니며 위장관 출혈, 안구 출혈, 뇌출혈로도 이어질 수 있기 때문에 주의해야 한다.

근육통/염좌/멍 관련 의약품에 대해 깊게 알아보기

1) 붙이는 파스에 대해 알아보자.

　파스는 바르는 파스, 붙이는 파스, 뿌리는 파스가 있지만 단연 '붙이는 파스'의 인기가 가장 높다. 그 이유는 약의 지속력도 높으며 옷이나 손에 잘 묻지 않아 사용하기에도 편리하기 때문이다. 붙이는 파스가 모두 같은 것으로 생각할 수 있겠지만 제형에 따라 그 종류가 다양하다. 대표적으로 플라스타/카타플라스마/하이드로겔/패치 등으로 나뉜다. 붙이는 부위에만 약물이 국소적으로 작용하는 것은 플라스타/카타플라스마/하이드로겔이다. 반면 패치제는 붙이는 부위가 아닌 약물이 전신으로 흡수되기 위한 목적으로 만들어진 약물이다. 일반적으로 근육통과 같이 국소 부위에 사용할 경우에는 플라스타나 카타플라스마 제제를 사용하면 좋다. 하이드로겔은 신축성이 있고 시원한 느낌을 주는데 활동성이 많은 부위나 냉감이 필요한 경우가 사용하기도 한다. 카타플라스마는 습포제로서 다른 제형에 비해 수분이 많이 함유되어 있다. 단순히 약물 전달 효과 이외에 찜질 효과까지 주어 근육통이 심하거나 근육을 풀어주어야 하는 경우 추천된다.

　파스에는 '냉감 파스'와 '온감 파스'가 존재하는데 사람들은 이를 선택할 때 취향 차이로 생각하는 경우가 많다. 냉감을 주는 파스가 시원한 이유는 '멘톨'과 '캄파'라는 성분이 포함되어 있기 때문이다. 이 성분들은 신경의 이온채널 단백질(TRPM8)에 작용하여 실제 온도는 낮지 않음에도 '차가운 것이 들어왔다고' 뇌에 신호를 보낸다. 우리 몸은 이에 반응하여 혈관을 수축시키는 작용을 한다. 이는 냉찜질의 원리와 유사하여 갑작스럽게 염좌(삔 것)로 인해 생긴 염증이나 부종을 초기(48시간 이내 사용하는 것이 좋음)에 막아줄 수 있다. 반대로 만성화된 근육통, 관절염, 신경통 또는 염좌인 경우에는 혈관을 확장시켜 혈액순환을 원활히 하여 회복을 돕는 작용이 필요하다. 이때는 주로 온감이 있는 파스를 사용하는 것이 좋다. 온감을 주는 성분은 노닐산바닐릴아미드나 캡사이신이 있는데, 이들도 신경전달 물질의 수용체(TRPV1)에 작용하여 열감을 주면서 동시에 혈관을 확장시키는 작용을 한다. 이는 소염진통제 성분이 더 빠르게 흡수될 수 있도록 도와주는 역할도 한다. 이외에도 살리실산메칠이나 살리실산글리콜은 피부에 온열감을 주어 혈액순환을 증가시키고 근육을 풀어주는 역할을 한다.

앞선 성분들은 파스에 포함된 소염 진통제 성분(예: 케토프로펜(Ketoprofen), 플루비프로펜(Flubiprofen), 피록시캄(Piroxicam), 디클로페낙(Diclofenac), 인도메타신(Indometacin) 등)이 소염진통작용을 잘하도록 도와주는 역할을 한다. 하지만, 주의해야 할 점은 포함된 성분들은 피부가 민감한 사람에게는 부작용을 유발할 수 있다. 파스를 붙이고 발진, 알레르기, 화끈거림, 따가움, 가려움 등의 반응이 생긴다면 즉각 제거해야 한다. 같은 부위에 하루 이상 붙이거나 동일한 부위에 지속적으로 연달아 사용하는 것을 권장하지는 않는다. 또한, 일부 파스의 경우 자외선에 노출될 경우 광과민 반응(햇빛에 민감하게 반응)을 나타낼 수 있기에 파스를 붙일 경우 옷으로 가리는 것이 좋다.

2) 근이완제와 진통제

근육이완제는 말 그대로 근육을 풀어주는 약물이다. 근육을 이완시키는 기전에 따라서 크게 3가지 종류(말초성 및 중추성 근이완제, 근소포체 억제제)로 나뉘는데, 약국에서 구입할 수 있는 근이완제는 중추성 근이완제인 클로르족사존이다. 클로르족사존은 근육이 경직되었거나 담 걸렸을 때나 심한 근육통에 사용되고 있다. 그러나 여전히 효과에 비해 부작용이 심하다는 의견도 분분하여 환자의 상태에 따라 선택적으로 사용할 필요가 있다. 근이완제는 졸림, 어지러움, 나른함, 두통 등과 같은 부작용을 일으킬 수 있고 반사운동능력의 저하가 생길수 있어 위험을 동반한 기계조작(운전 포함)을 할 때에는 웬만하면 복용하는 것은 삼가야 한다. 약국에는 클로르족사존과 아세트아미노펜이 함께 포함된 복합제도 많은데 두 가지 성분 모두 술과 함께 복용하면 안 되기 때문에 꼭 알아두자.

근이완제의 부작용으로 복용하기 어려운 사람들은 마그네슘과 비타민이 포함된 제제를 진통제와 함께 복용하는 것도 괜찮다. 마그네슘은 근육과 신경기능을 유지하는 데 도움을 주는 미네랄로 근육을 이완시키는 효과를 가지고 있다. 일정량의 마그네슘을 복용하게 되면 근육통과 근육경련을 완화시켜줄 수 있다. 또한, 비타민 B군은 에너지 대사를 돕고 혈액순환을 촉진하여 근육 통증을 완화하는 데 도움을 줄 수 있다. 위와 같은 성분들과 진통제를 함께 복용하면 근육이완제를 쓰지 않더라도 가벼운 근육통과 담을 완화시킬 수 있다. 증상이 심한 경우에는 파스도 함께 사용하면 더 큰 효과를 볼 수 있다.

3) 멍 빼는 연고

현재 약국에서 구입할 수 있는 제품은 '헤파린나트륨+에스신+살리실산글리콜레이트'가 복합된 제품(예: 베노플러스, 벤트플라), '헤파리노이드' 성분을 함유한 제품(예: 노블루, 플라노이드), '트록세루틴과 은행엽엑스'를 포함한 제품(예: 엘라스) 등이 있다.

베노플러스에 포함된 헤파린 나트륨은 혈액이 응고되는 과정을 직접적으로 억제하여 추가적으로 멍이 생기는 것을 막아준다. 에스신은 조직 내로 세포액이 나오는 것을 막아주어 부종이 생기는 것을 막는다. 살리실산글리콜레이트는 '진통, 해열, 항염'작용을 통해 타박상으로 인한 통증을 완화시켜줄 뿐 아니라 다른 약물의 침투를 증가시켜준다. 해당 약은 멍뿐만 아니라 붓기, 타박상, 건초염 등에도 사용될 수 있고 사용법은 1일 수회 가볍게 마사지를 해주면 된다(에스신과 살리실란은 예민한 피부(눈 주변 등)에는 자극을 줄 수 있다).

헤파리노이드 성분은 헤파린과 유사하게 항응고 작용을 하는 것뿐 아니라 항염증, 보습, 혈행 촉진 작용을 동반한다. 분자량이 작아 피부 흡수가 빠르고 피부 자극감이 작은 것이 특징이다. 주로 멍, 타박상, 혈행장애로 인장 통증, 동창, 비후흉터나 켈로이드 흉터, 건조형 주부습진 등에도 다양하게 활용할 수 있다. 사용법은 1일 수회 마사지하듯이 발라주면 된다(흡수도 빠르고 자극도 상대적으로 적은 편이라 얼굴 부위에 소량을 얇게 사용할 수 있다). 단, 5세 이하의 소아에게는 사용하지 않는 것을 원칙으로 한다.

　명을 빼기 위해 연고를 사용할 때에는 민감한 부위(점막)나 개봉된 상처에는 사용해서는 안 된다. 또한, 원인 모를 명이 자주 생기는 경우나 5일간 사용해도 차도가 나타나지 않는 경우 병원에 가는 것이 좋다. 유아나 소아에게 사용할 때에는 사전에 피부 자극감이 없는지 미리 테스트해보는 것이 좋고, 장기간 넓은 부위를 사용하지 않도록 하자.

🧴 핵심 요약

◆ 올바른 자세(수면, 생활 등)가 다양한 통증을 예방하는 길이다.
◆ 근육통이나 염좌에는 상태에 따라 다양한 종류의 파스, 진통제(근이완제)를 사용할 수 있다. 근육통이 만성화되어 약이 듣지 않는 경우라면 저주파 치료나 온찜질을 시도해보는 것도 도움이 된다.
◆ 명을 빨리 빼고 싶을 때에는 달걀보다는 연고를 활용해보는 것이 좋다.

[근육통/타박상] 일반의약품 추천 요약

근육통	아세트아미노펜(예: 타이레놀) + 클로르족사존(예: 속사존) + 파스
근육통, 결림	아세트아미노펜(예: 타이레놀) + 클로르족사존(예: 속사존) + 마그네슘 제제(예: 엠지플러스) + 파스
멍 빼는 크림	헤파린 제제(예: 벤트플라) 헤파리노이드 제제(예: 노블루) 트록세루틴(예: 엘라스)
한약제제	작약감초탕(약한 소염, 진통 및 근육 이완 효과)

'수지'도 반할 상비약개론

친구에게 들려주는 이야기

기억에 남은 영화, 건축학개론

나는 평소에 영화를 잘 보지 않는 편이다. 영화가 싫은 건 아니지만 드라마에 비해 러닝타임이 짧기 때문에 아쉬움이 크고 여운도 오래 남는 것 같다. 이런 특이한 취향 덕에 지금껏 본 영화도 손에 꼽는 정도이다. 그 중, 2012년에 감명 깊게 본 영화가 있었는데 그것은 '건축학개론'이었다. 최근에 상비약에 대한 질문을 자주 받으면서 '상비약개론'에 대한 글을 쓰고자 했을 때, 문득 '건축학개론'이 머릿 속에 떠올라 이렇게 시시콜콜한 이야기로 첫 문단을 시작하게 되었다. 개론은 '전체적인 내용은 깊게 들어가지 않고 요약하거나 간추려서 서술하는 것'을 말한다. 많은 사람들이 '건축학개론'을 보면서 대학교 시절의 '첫사랑 또는 대학생활'을 떠올린다고 하지만 사실 당시의 나는 전혀 공감하지 못했다. 그 이유는 당시 정상적인 대학생활을 하지 못하고 있었으며 한창 약대 입시를 준비하느라 정신이 없던 시기였다. 그래서 오히려 건축학개론을 통해 대학생활을 간접 경험할 수 있었고, 설렘과 풋풋함을 꿈꾸며 공부를 하도록 자극해준 계기도 되었다. 영화는 신입생들이 '건축학개론' 교양 과목을 수강하면서부터 시작된다. 건축학과인 이제훈이 음대생 수지와 함께 과제를 하면서 생기는 썸을 담고 있었다. 그 영화를 통해 관심을 가지지 않았던 수지의 팬이 되었고, 대학생활은 모두 저럴 것이라는 착각에 빠져 있었다. 당시 운명론을 믿던 나로서는 2013년에 '건축학개론'의 촬영지였던 경희대학교에 입학한 것이 운명처럼 느껴졌다. 입학 후에 영화 속 건물들을 찾아다니며 다시금 영화 속 장면을 되내이기도 했었다. 하지만 상상했던 대학생활과는 다르게 약학과는 타과와 함께 교양수업을 들을 수가 없었고, 열심히 전공수업만 듣다가 졸업을 하게 되었다. 이후, 병원에서 주말 약사로 근무를 하고 있었을 때의 일이었다. 일요일은 응급환자 외에는 사람이 없어 조용한 편인데 그날 따라 온병원이 시끌벅적했다. 약국에 오는 간호사 선생님들은 한껏 들뜬 채로 연예인 이야기에 사로잡혀 있었다. 별로 관심을 두지 않고 있다가 '이종석과 수지'가 약국 바로 앞에서 드라마 촬영 중이라는 이야기를 듣자마자 나는 가운을 휘날리며 냅다 뛰쳐나갔다. 처음으로 본 연예인이 수지라니…. (물론 먼 발치에서.)

누가 약사 아니랄까 봐?

가끔 집에 놀러 온 친구들이 내 서랍장을 보면 놀라곤 한다. "누가 약사 아니랄까 봐? 집에 약국을 차려 뒀네?" 사실 약사라고 해서 집에 상비약을 종류별로 쟁여 두지는 않는다. 집에 '작은 약국'을 차리게 된 것은 독립을 하고 처음 장염에 걸린 이후부터였다. 소곱창 가게에서 주는 생 천엽을 먹고 장염에 걸렸는데 며칠간을 고열/두통/설사에 시달리게 됐었다. 그런데 도저히 약을 사러 나갈 힘조차 없었고, 혼자 살기에 누구에게 부탁하기도 어려웠다. 그렇게 몇날 며칠 혼자 끙끙 앓았던 경험이 있었다. 그 이후로는 웬만한 가벼운 질환은 병원에 가지 않고, 혼자 자가치료(셀프메디케이션)을 할 정도로 집에 상비약을 잘 구비해 두었다. 사실 잔병치레도 거의 없는 편이라 최근 5년 동안 병원 가서 약을 처방받은 적도 거의 없었다. 질병이 생길 것 같은 느낌이 들면 '자가치료'를 통해 조기에 잡는 편이어서 병을 키워본 적도 없었다. 그럼에도 이렇게 많은 약을 쟁여 두는 이유 중 또 다른 것은 사람들에게 나눠주기 위함이다. 보통 여행을 가거나 술자리를 가는 경우 나는 적재적소에 필요할 것 같은 약을 챙겨 다니는 편이다. 특히, 술을 많이 마셔야 하는 날이면 '나만의 숙취 해소 비법세트'를 상대방에게 선물하곤 한다. 그리고 항상 차, 회사, 가방, 외투에 진통제를 보관해두는 편이라서 가끔 누가 아프다고 하면 바로 꺼내서 주기도 한다. 그것에 익숙해진 친구들은 나를 '도라에몽의 약주머니'쯤으로 생각하는 것 같다. 친구들은 필요할 때마다 약을 달라고 하는데, 왜 나한테 자꾸 탈모약을 달라고 하는지는 모르겠다.

여행 갈 때에도 약은 필수!

국내 여행이든 해외 여행이든 약을 미리미리 준비하는 것은 참 좋은 습관이다. 언제 갑자기 '약'이 필요해질지 모르기 때문이다. 사실 예전에는 여행을 갈 때 약을 챙기는 타입이 아니었다. 평소에 약을 먹을 일도 많이 없었기 때문이다. 그런데 동남아 여행을 갔을 때 갑작스레 '여행자 설사'에 걸려버렸다. 여행자 설사는 특히 동남아 지역으로 여행을 할 때 10명 중 3명 이상은 꼭 경험하는 질환이다. 여행 지역의 물이 안 맞을 수도 있고, 그 나라의 위생상태가 취약할 수 있다. 대부분의 여행자 설사는 세균성 감염으로 발병한다. 나도 베트남 시장 바닥에서 쌀국수를 먹고 난 후, 몇 시간이 채 안 되어 복통, 설사, 발열을 경험하기 시작했다. 해외에서는 당장 약국이나 병원을 찾아가기도 힘들었다. 여행자 설사는 사실 3~5일 정도 휴식만 잘 취하면 호전되기는 하나 열심히 짜둔 여행계획은 망가지게 된다. 다행히 나는 여행 마지막 날에 설사에 걸리게 되었고, 골골 앓는 채로 서울로 돌아와 치료를 받았다. 그후로는 여행 갈 때 꼭 지사제를 들고 다닌다.

국내여행의 경우도 상비약을 미리 챙겨 다니는 편이 좋다. 도심을 벗어나면 약국을 찾는 것도 쉽지 않고, 밤늦게 갑작스럽게 증상이 나타나면 응급실을 가야 할지 말지 고민하는 것도 참 쉽지 않다. 이런 상황을 대비하기 위해 약을 챙기는 것이 좋은데 이런 것도 챙기는 사람만 챙기지…. 잘 안 챙기는 사람들은 죽어도 안 한다. 그래서 여행용 약상자나 약 가방을 미리 만들어 두고 여행 갈 때마다 통째로 챙겨서 가는 것이 간단하다. 이것도 번거롭다면 그냥 차에 약을 보관해두는 것도 좋다. 정말 아플 때 약을 챙겨주는 사람만큼 고마운 사람이 없다. 미리미리 챙기는 '센스'를 키워보는 것이 어떨까?

상비약의 종류에 대해서 깊게 알아보기

상비약을 어느 정도 수준까지 준비해야 하는가? 에 대한 궁금증이 있을 것이다. 내 기준에 따라서 크게 3단계로 나눌 수 있다. 1단계는 발생빈도가 아주 높은 증상들로 구성을 하면서 약을 10종 이내로 구비하는 방법이다. 2단계는 발생빈도가 낮은 질환들까지 포함하고, 증상을 세부적으로 나누어 약을 20종 이내로 구비하는 방법이다. 마지막 3단계는 각 질환에서도 증상에 따라 다양한 기전을 가진 약들을 종류별로 구비하는 것이나 이는 질환과 약에 대한 충분한 지식이 필요하기 때문에 '오남용'을 예방하고자 여기서는 언급하지 않으려고 한다.

상비약 종류

1) 감기약: 감기의 증상은 두통, 발열, 오한, 몸살, 콧물, 코막힘, 재채기, 가래 등으로 다양하다.

(1단계) 세부적으로 나누기 번거롭다면 코감기나 목감기를 구분하지 않고 종합감기약만 구비해 두어도 좋다. 약을 몇 통을 사두어야 되는지 묻는 사람이 있는데 그건 본인의 성향에 따라 다르다. 상비약을 '긴급'의 목적으로 쓸 사람은 1개로도 성인 1명이 약 2일을 버틸 수 있기 때문에 사람 수에 맞춰서 구비하면 된다. 다만, 병원이나 약국에 가기 귀찮고 상비약으로 완치까지 생각한다면 2개 이상은 구비해둬야 한다. 어린이는 시럽으로 준비하고 시럽은 병보다는 '포'로 된 감기약이 복용하기 용이하다.

(2단계) 조금 더 세부적으로 구비를 한다면, 몸살약/종합감기약/코감기약/목감기약을 분류해서 구비해둘 수 있다. 더 나아가 기침/가래 증상에만 복용할 수 있는 약(예: 기가렉스, 소브레롤), 인후염/편도염에 쓰는 한약제제 '은교산, 구풍해독탕, 용각산'도 함께 구비하면 좋다. 인후염에는 가글(예: 탄튬, 헥사메딘)이나 빨아먹는 트로키제(예: 모가프텐)도 함께 쓸 수 있고, 코막힘에는 단기간(1주일내)으로 비충혈제거제(예: 나잘스프레이)도 사용 가능하다.

2) 진통/소염/해열제: 코로나19 팬더믹 이후로 '아세트아미노펜'과 '이부프
로펜'이 차이가 있다는 것을 인식하는 사람들이 많아졌다.

(1단계) 본인에게 잘 맞는 해열·진통·소염제(이부프로펜/덱시부프로
펜)와 해열·진통제인 아세트아미노펜을 각각 구비해두는 것이 좋다. 진
통 효과도 이부프로펜 계열이 아세트아미노펜보다 센 편이나 오남용시
위장관 장애와 일으킬 수 있기에 가벼운 통증은 아세트아미노펜으로 해
결하는 편이 좋다. 성인의 경우, 통증이 심하거나 열이 강할 때 두 성분을
교차복용하거나 동시복용할 수도 있다.

(2단계) 목적에 따른 다양한 진통제를 구비해 둔다. 근육통에는 근이완제
가 들어간 진통제, 생리통에는 이뇨제가 들어간 진통제(예: 이지엔이브/
우먼스타이레놀/탁센이브), 경련성 통증에는 진경제가 들어간 진통제
(예: 부스코판 플러스)을 구비해두면 좋다.

3) 소화효소제/위장관운동조절제: 우리나라 사람들이 제일 많이 찾는 제품이다.

(1단계) 일반적으로는 소화효소제(예: 닥터 베아제, 훼스탈 골드 등) 정도는
기본으로 챙겨 두는 편이 좋다. 과식이나 급체했을 때 복용하면 된다. 다양한
소화제를 구비해두기 번거롭다면 복합소화제를 구비해도 좋다. 소화불량,
배탈부터 속쓰림, 위부팽만감, 구역, 구통, 위산과다, 식욕부진 등 다양한 증
상에 사용할 수 있는데 대표적인 예로 소하자임, 속시탈, 속이쿨정 등이 있
다. 아이들에게는 백초 시럽이나 어린이 활명수를 상비로 구비해둘 수 있다.

(2단계) 2단계부터는 본인의 증상에 따라 자주 발생하는 부분에 해당하
는 의약품을 추가로 구비해두면 된다. 위산 역류나 속 쓰림이 심한 경우
에는 짜먹는 제산제, 한약제제가 잘 맞는 사람들은 연라환, 보화환, 평위
환 또는 반하사심탕, 소화기능 이상이나 과민성대장증후군이 있는 경우
트리메부틴(메부라틴), 위경련이 있는 경우 디시클로민(예: 스파토민)이
나 부틸스코플라민(예: 부스코판)을 구비해둘 수 있다.

4) 비염/알레르기 약

(1단계) 2세대 항히스타민제인 세트리진(예: 지르텍)이나 로라타딘 중 본
인에게 맞는 것 하나를 구비해두면 된다.

(2단계) 비염 중에서도 코막힘과 재채기, 인후통, 두통 등이 함께 오면서
먹고 푹 자고 싶은 경우 1세대 항히스타민제와 생약성분이 함께 들어있
는 약을 구비해 두어도 된다. 졸린 성분이 들어가 있지 않은 비염약을 원
한다면 형개연교탕을 사용해볼 수 있다. 즉각적인 증상 해소를 위해서 항
히스타민제와 비충혈제거제 포함된 나잘스프레이 제제(예: 코마키텐)를
사용해도 되지만 1주일 이상 연용하는 것을 금하고 있다.

5) 외용제

(1단계) 상초 소독액(포비돈 또는 클로르헥시딘), 후시딘 또는 마데카솔
(약국용), 벌레 물린 곳에 바르는 외용제(물파스 또는 버물리), 화상 연고
(예: 구아야줄렌 또는 미보)을 구비하면 된다.

(2단계) 습진, 피부염, 건선 등에 바르는 연고(예: 쎄레스톤지, 지스톤)를
구비해두면 되는데, 사실 여기에는 강한 강도의 스테로이드가 포함되어
있어서 주의가 필요하다. 강도가 낮은 스테로이드 제제도 있다. 포진이
자주 생기는 사람은 아시클로버 연고와 티로트로신을 구비해도 좋다. 아
시클로버 연고는 항바이러스 연고이기 때문에 단순 포진, 생식기 포진,
대상포진과 같이 바이러스에 의한 감염에만 사용해야 하며 초기에 사용
할수록 효과가 좋다. 티로트로신은 티로시딘과 그라미시딘이 혼합된 연
고로 세균, 바이러스, 진균까지 광범위하게 항균 작용을 하는 것이 특징
이다. 티로트로신은 감염된 상처, 곪은 피부, 진균감염, 습진에 의함 감염,
구순염, 구각염에 쓰이며 후기(2일~) 입술 포진에는 아시클로버보다 우
수한 효과를 보인다. 구내염/설염/치음염/혓바늘이 자주 생기는 사람들
은 먹는 비타민제(예: 리보테인)나 바르는 외용제(예: 알보칠, 오라메디,

페리덱스)를 구비해두자.

→ 간혹, 외용제를 가벼운 약으로 생각하는 사람이 있는데, 항생제 연고 (후시딘과 마데카솔(약국용))은 잘못 사용하면 내성 균주를 만들 수 있고, 스테로이드를 오남용 하면 스테로이드성 여드름, 피부위축, 자반, 피부염증, 감염증 등이 일어날 수 있다. 처음에는 피부가 좋아지는 줄 알고 열심히 바르다가 상태가 매우 심각해져 찾아온 사람들이 종종 있다. 또한, 진균(곰팡이) 감염에도 쓰면 증상을 악화시킬 수 있어 위험하다.

6) 배탈/복통/설사

(1단계) 살균작용 + 수렴작용 + 진경 작용을 모두 가지고 있는 복합 지사제(예: 후하베린, 탈스탑)를 구비하면 된다.

(2단계) 설사의 주원인균에 대해서만 살균 작용을 가지는 니푸록사지드는 급성 세균성 설사에 사용된다. 상한 음식을 먹고 복통을 동반한 점액변이나 후중감이 강한 설사를 한다면 해당 약을 복용할 수 있으며, 본 약은 체내에 거의 흡수되지 않아 안전하게 사용할 수 있다. 이외에도 흡착성 제제 '디옥타헤드랄스멕타이트'인 대원제약의 포타겔과 대웅제약의 스멕타는 천연 점토로 장내의 독소, 감염성 세균과 바이러스를 흡착하여 배설시켜주기에 일반 설사 및 감염성 설사 모두 사용이 가능하다. 다만, 다른 약물의 흡수를 방해하기에 시간차를 두고 복용해야 한다. 한약제제 중 편장환(제품명)이나 위령산은 장염 증상과 물 설사에 사용할 수 있다. 특히, 두 약에 포함된 백출은 장을 따뜻하고 튼튼하게 해주며 염증성 질환과 부종을 개선해 주는데 도움을 준다.

→ 포타겔은 다른 약의 흡수를 억제할 수 있기에 1~2시간 간격을 두고 복용해야 한다.

7) 의약외품/의료기기

(1단계) 기본적으로 밴드, 거즈, 붕대, 테이프 정도는 구비해 두어야 한다.

(2단계) 메디폼(습윤밴드), 화상용 폼 드레싱 그리고 방수테이프까지 구비해둘 수 있다.

8) 기타

앞선 내용 이외에도 본인에게 꼭 필요한 상비약이라면 추가로 구비해둘 필요가 있다. 예를 들어 치질이 있는 사람에게는 치질 연고(예: 푸레파인, 치젤), 근육통이 심한 사람은 파스, 다래끼가 잦은 사람에게는 배농산급탕(항균, 항염증, 진경, 진통, 근이완, 혈관확장뿐 아니라 농을 배출해주는 작용을 하기에 다래끼부터 욕창, 농양과 같이 농이 찬 화농성 염증 등에 안전하게 쓰인다. 예: 프론크논)와 안약(설파메톡사졸(항균), 글리시리진산(항염증, 소양), 클로르페니라민(항염증, 소양), 아미노카프로산(지혈, 항염) 등이 포함된 안약. 예: 시크린원, 신도톱쿨), 건조증이 있는 사람은 인공 눈물, 멀미가 잦은 경우 멀미약, 날 것을 자주 먹는 사람은 회충약(예: 알벤다졸, 저녁에 1알 복용후 5~7일 후 1알 더 복용), 변비가 심한 사람은 변비약(예: 둘코락스, 메이퀸큐 또는 마그밀), 비뇨기계에 염증 질환(방광염, 요도염, 부종, 신증후근 등)이 자주 생기는 경우에는 용담사간탕(항균, 항염증, 이뇨, 진정, 혈액순환 등의 작용을 통해 배뇨통, 작열감, 잔뇨감, 가려움증을 줄여주고 소변을 잘 나오게 해준다. 예: 요비신)을 구비해둘 수 있다.

🫙 핵심 요약

- ◆ 상비약을 구비해 둘때에는 약의 유효 기간도 파악하도록 하자.
- ◆ 상비약의 목적은 완전한 자가치유를 목적으로 하기보단 병원 및 약국에 갈 수 없는 시간에 응급으로 복용하기 위함이다.
- ◆ 상비약을 복용해도 증상 개선이 되지 않는다면 전문가와 상담하자.

일반의약품 상비약 추천 요약

1 단계 상비약	감기약: 종합감기약 해열/진통제: 이부프로펜 계열 및 아세트아미노펜 계열 소화제: 소화효소제 또는 복합소화제 알레르기: 항히스타민제 상처: 소독액/항생제 연고/화상연고 배탈/설사: 복합지사제(항균제 포함) 의약외품: 거즈, 붕대, 테이프, 밴드류
2 단계 상비약	감기약: 종합감기약/목감기약/코감기약 해열/진통제: 이부프로펜 계열 및 아세트아미노펜 계열 소화제: 소화효소제 또는 복합소화제 위장운동조절제/진경제: 트리메부틴 및 부스코판 알레르기: 항히스타민제 상처: 소독액/항생제 연고/화상연고 배탈/설사: 복합지사제 및 스멕타(포타겔) 구내염: 알보칠/오라메디/페리덱스 피부염/습진: 쎄레스톤지/지스톤 의약외품: 거즈, 붕대, 테이프, 밴드류, 폼드레싱, 습윤밴드

가벼운 화상도 잘못 관리하면 흉터가 된다.

흉터가 안 생기고 상처를 낫게 하는 방법이 따로 있나요?

　아이와 함께 약국을 찾아오시는 어머니들은 상처가 낫는데 흉터가 안 생기게 하는 방법을 종종 물어보곤 하신다. 또 상처가 났을 때 연고를 발라야 하는지와 메디폼 같은 드레싱제품을 사용해야 하는지 헷갈려 하시는 분들도 많았다. 일단 상처의 치유과정에 대해서 간략히 이해할 필요가 있다. 상처의 회복 과정에 맞춰서 어떤 약을 사용하는 게 좋을지 3단계로 나눠 간략하게 설명해보려고 한다.

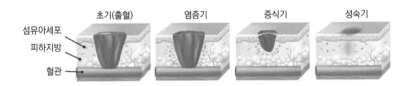

　1) 초기(출혈, Bleeding): 상처가 발생하면 피부(표피와 진피)가 벗겨지고 외부에 쉽게 노출되는 상태가 된다. 피부는 사실 외부로부

터 우리 몸을 지켜주는 보호 장벽의 역할을 하고 있다. 따라서 우리는 상처가 나면 감염에 대해서 우선적으로 생각을 해야 한다. 초기에는 바로 연고나 소독약을 바르는 것보다는 식염수나 흐르는 물로 이물질을 헹궈내는 것이 좋다. 소독이 필요하다면 흐르는 물로 씻어낸 후 재차 소독을 할 수 있다. 상처에 직접 소독을 할 때에는 에탄올이나 과산화수소보다는 상처나 점막에 손상도가 적은 포비돈이나 클로르헥시딘을 이용해야 한다. 포비돈의 경우에는 착색을 유발할 수 있어 얼굴에는 잘 사용하지 않고 임산부나 신생아에게도 넓은 부위를 장기간 사용하지 않는 것이 좋다.

2) 염증기(~3일, Inflammation): 상처 주변으로 면역세포의 침윤이 일어나고 상처 부위에서는 치유를 위한 염증성 인자들을 분비된다. 염증기에는 '노출된 상처로의 2차 감염'을 막는 것이 중요하기 때문에 항생제 연고를 사용하거나 연고를 사용하지 않고 습윤 밴드만 사용할 수도 있다. 이에 대한 선택은 사용자의 취사선택이 아니고 상처의 상태(심각도 및 감염 가능성 등)에 따라 다르다. 보통 사람들은 스스로 판단하기 어려울 수 있기 때문에 약국이나 병원에 가서 전문가와 상담을 하는 것이 좋다.

2차 감염 위험도가 높은 경우에는 항생연고를 바르는 것이 좋다. 상처가 난 장소의 위생상태가 좋지 않거나 상처를 낸 물질이 흙이나 동물의 변에 의해 노출될 가능성이 높다면 파상풍에 대해 주의해야 한다. 아동의 경우 대부분 파상풍 백신을 맞았기 때문에 깊은 상처가 아니라면 큰 걱정할 필요는 없으며 초기에 빠르게 소독을 해주면 된다. 이후에는 항생제 연고를 발라주는 것이 좋다. 상처관리를 하지 못해 누런 진물이 나오는 경우에도 항생제 연고를 꾸준하게 발라야 한다. 이런 상황에서 습윤밴드를 사용하게 되면 오히려 밴드 속에서 세균이 할 수 있기 때문에 무작정 습윤밴드를 써야 한다는 생각은 위험하다.

감염 가능성이 적거나 가벼운 수준에 상처에는 습윤밴드를 사용할 수 있다. 하이드로겔(예: 듀오덤겔)은 건조한 상처에 습윤작용을 해주면서 동시에 외부로부터 보호해주는 장점을 가진다. 하이드로콜로이드(예: 듀오덤)는 국소적으로 진물이 발생하는 작은 상처(점을 뺀 후나 여드름 압출 후)에 쓰기 매우 용이하다. 하얗게 올라온 삼출물은 즉시 갈아주기보단 상처에 따라 2~3일 간격을 두고 갈아주는 것이 좋다. 간혹, 습윤밴드 자체에 알레르기가 생기는 사람이 있는데 그 경우에는 폴리우레탄제제를 사용할 수 있다.

3) 증식기(~8주, Proliferation): 염증 반응이 어느정도 가라 앉고 세포가 증식과 콜라겐의 증식이 시작되는 시기이다. 이 시기에는 해당 부위를 건조하지 않게 유지해주는 것이 중요하여 초기에는 습윤밴드를 붙여 두는 것이 좋다. 습윤밴드는 딱지 형성을 막으면서 동시에 세포증식에도 도움을 줄 수 있다. 상처가 아물어가면 혈관이 재생되고 콜라겐이 생성되기 시작하고 대부분 주변조직과 비슷하게 정상화되는 경우가 많다(성숙기). 하지만, 다양한 원인(영양불균형, 외부자극 등)으로 콜라겐이 비정상적으로 조절되거나 색소침착으로 인해 흉터로 남을 수도 있다. 이런 경우에는 흉터치료제(예: 양파추출물/알란토인/헤파린 복합체 또는 실리콘제제)를 3개월에서 1년까지 사용할 수 있다.

화상은 어떻게 대처하나요?

화상 때문에 약국을 찾아오는 사람들이 많은데 화상의 이유도 연령층에 따라 가지각색이다. 젊은 여성들은 고데기를 하다가 이마나 손가락에 화상을 입고 찾아오는 경우가 제일 많았고, 중년의 여성들은 다리미나 요리하다 데이는 경우가 많았다. 화상은 1도부터 4도 화상으로 구분되고 있다. 보통 1도에서 가벼운 2도까지를 경증화상이라고 하여 약국에서 연고등을 이용하여 스스로 치료가 가능하다. 다만, 심각한 2도 화상(심재성, 깊은)부터는 적절한 처지가 필요할 수 있어 응급실이나 병원을 방문하는 것이 바람직하다. 또한, 광범위하게 화상을 입게 되면 전신적으로 혈액량을 급격히 감소할 수 있기 때문에 병원에 방문하여 빠르게 수액을 공급해주어야 한다. 잘못된 대처는 합병증으로도 이어질 수 있기 때문 초기 대응이 무엇보다 중요하다. 1도 화상은 '가벼운 화상'으로 피부가 약간 붉어지고 통증이 있는 수준이다. 연고를 발라도 좋고 차가운 물로 일정 시간 동안 열감만 제거해줘도 된다. 가벼운 2도 화상(표재성, 얇은)은 물집이 잡히면서 통증이 생기는 상태이다. 물집이 작으면 인위적으로 터뜨리지 않는 것이 좋고, 연고를 바르면서 상태를 지켜볼 수 있다. 물집이 너무 크면 병원에서 소독과정을 거쳐 터뜨릴 수 있으며 이후에는 폼 드레싱이나 항생제 연고를 바를 수 있다. 사실 2도 화상에서도 가벼운 수준과 심한 수준을 구분하는 것은 쉽지 않다. 가볍게는 상처 부위를 눌러보거나 피가 나는지 여부를 통해서 진단하기도 하는데 이는 '실비보험'과도 관계가 되는 부분이기에 병원에서 의사의 진단을 받아야 한다. 가벼운 2도 화상이라도 2차 감염관리를 하지 않으면 심한 염증반응으로 이어질 수 있기에 무심코 넘기지 않는 것도 중요하다.

상처부위에 따른 약 사용법에 대해 깊게 알아보기

습윤 밴드의 종류

드레싱이란 상처가 빠르게 치유될 수 있도록 돕는 목적으로 상처 위에 덮는 것을 의미한다. 의료 현장에서 많이 사용되던 것은 건조 드레싱의 방식인 거즈였다. 거즈는 상처의 삼출물을 흡수하면서 직접적인 보호를 해주었으나 밀폐된 환경이 아니기에 감염을 완전히 차단할 수는 없으며, 거즈를 교체하는 과정에서 지속적으로 피부에 손상을 주고 이물질을 남기기도 하였다. 반면, 습윤 드레싱은 상처의 삼출물을 흡수하고 보호하는 것뿐만 아니라 상처면을 밀폐하여 습윤 환경을 꾸준하게 유지해준다. 습윤 환경이 조성되는 것은 상처회복을 돕고 피부 재생을 빠르게 하기에 흉터가 생기는 것을 예방해주기도 한다. 습윤 드레싱을 사용해본 사람들은 그 장점과 편리성을 알게 되어 일반 밴드에 비해 가격이 비싸도 꾸준히 찾고 있다. 습윤 드레싱에도 다양한 종류가 있지만 가장 대표적인 두 가지에 대해서만 설명하려고 한다.

- 하이드로콜로이드: 대표적으로 듀오덤, 메디터치 G, 이지덤 씬등이 있으며 감염되지 않은 삼출물이 적은 가벼운 상처(베인곳, 까진 곳, 찰과상, 오염 방지 목적, 가벼운 화상, 수술 부위 등)에 적용하는 것이 좋다. 사용시에는 삼출물이 찰 때마다 갈아주는 것이 아니고 접착력이 약해지거나 가득 찼을 때(2~3일)를 기준으로 교체해주면 된다.
- 폼 드레싱: 폴리우레탄 재질로 메디폼A, 하이맘 폼, 이지덤 폼 등이 있으며 삼출물이 많은 상처(삼출물이 많은 상처, 욕창, 2도 이상의 화상 등)에 적용할 수 있으며 감염된 상처에도 항생제와 함께 사용할 수 있다. 폼 종류는 두께도 다르고 잘라서 쓸 수 있는 비접착성 폼과 잘라 쓰기 어려운 접착성 폼으로 나뉘기 때문에 제품을 고를 때에도 본인의 상처에 따라 신중하게 선택하는 것이 좋다.

화상

1도 화상은 피부에 물집이 생기지 않고 약간 불그스름하며 통증만 있는 상태를 말한다. 처음에는 흐르는 물을 이용하여 충분히 식혀주는 것이 가장 중요하다. 가끔 얼음에 직접 대거나 얼음물에 오랜 시간 담가 두는 경우가 있는데 이는 오히려 회복에 악영향을 줄 수 있다. 살짝 시원한 물에서 10분에서 20분 정도 담가 두는 것이 좋다. 이후에는 피부 진정이나 재생을 목적으로 한 성분의 연고를 발라주는 것이 좋다. 구아야줄렌 성분이 들어간 연고(예: 아즈렌S)는 피부를 진정시켜주고 항염증 효과도 가지고 있다. 식물에서 추출한 성분으로 부작용도 거의 없어 장기간 사용하기에 좋다. 덱스판테놀을 함유하는 연고(예: 비판텐)를 사용해도 좋다. 덱스판테놀은 체내에서 비타민 B5로 전환되는데 손상된 피부를 재생하는 효과를 가지고 있으며 보습에도 사용된다. 이외에도 베타시토스테롤을 포함한 연고(예: 미보연고)도 있는데, 상처부위를 '습윤 상태'로 유지한다는 원리로 나온 연고로 수시로 마르지 않게 발라주어 상처회복을 빠르게 하고 흉터를 억제하는 것을 목표로 한다. 이 연고는 1도와 2도 화상 모두에 쓰일 수 있으며 안전성이 높아 유아나 임산부에게도 자주 쓰인다.

2도 화상 중에서도 물집이 생긴 경우 일상생활에 방해를 주지 않는 수준이라면 터트리지 않는 것이 좋다. 물집은 그 자체로 외부의 감염을 보호하는 작용을 하기 때문이다. 가끔 보기 흉하다고 일반 밴드나 습윤밴드를 붙이는 경우가 있는데 밴드를 떼다가 터트리는 경우가 있다. 물집이 너무 크다면 병원에 가서 물집을 터뜨려도 되며 해당 피부는 그대로 잘 둔 채로 덮어주어야 한다. 초기에는 삼출물이 많이 나오기 때문에 진물을 잡아주는 폼드레싱(우레탄)을 사용하는 것이 도움이 된다. 다른 습윤밴드와는 다르게 폼 드레싱은 항생제가 포함된 연고(예: 바스포연고, 후시딘, 마데카솔케어연고, 에스로반 연고 등)도 함께 사용할 수 있다. 통증이 심한 경우에는 진통제를 함께 복용해도 괜찮으니 연고나 드레싱제품과 함께 추천받는 것을 권장한다.

핵심 요약

◆ 상처 관리 중 감염 위험이 높은 상처가 아니라면 습윤 드레싱을 하는 것이 흉터 예방에 효과적이다.
◆ 상처나 화상은 일상 생활에서도 빈번히 일어나고 초기 대응도 중요하기 때문에 '처치법'을 익혀 두거나 상비약을 구비해두는 것이 좋다.

[화상] 일반의약품 추천 요약

1도 화상	구아야줄렌(예: 케어번) 또는 베타시토스테롤(예: 미보) 또는 덱스판테놀(예: 비판텐)
2도 화상 (물집 시)	트롤아민(예: 비아핀) 또는 베타시토스테롤(예: 미보) 바른 후 드레싱
2도 화상 (물집 터진 후)	푸시딘산(예: 후시딘) 또는 무피로신(예: 에스로반) 또는 바시트라신(예: 바스포) 또는 폴리믹신B(예: 케어믹신), 복합 항생제(예: 프라믹신)
소염진통제	화상으로 인한 통증이 심할 경우 이부프로펜 또는 덱시부프로펜 복용 가능

증상이 심하거나 물집이 큰 경우 병원(외과)에 내원

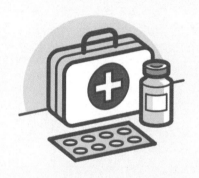

─ 2부 ─

아이가 갑자기 아픈데 어떻게 해?

모유 수유, 꼭 해야 할까요?

친구에게 들려주는 이야기

모유 수유의 장점이 뭔가요?

소아청소년과 학회는 분유 회사들의 후원을 받고 있지만,
그럼에도 모유 수유가 가장 중요하다는 점을
부모들에게 교육해야 할 책임을 가지고 있습니다.

위의 멘트는 '소아청소년과(소아과) 학회'에서 모유 수유 관련 세션
이 시작될 때 반드시 소개되는 멘트이다. 그만큼, 모유 수유를 대체해
야 할 의학적 혹은 과학적인 근거를 찾기가 어렵다는 뜻이다. 모유, 특
히 초유(분만 후 약 일주일간 분비되는 모유)에는 각종 면역 성분들이 상당
히 많이 포함되어 있다. 시적 감각을 가진 소아과 의사들은 초유를 "아
이에게 놓는 첫 번째 예방주사"라고 빗대어 표현할 정도로 초유가 주는
힘은 대단하다. 면역력이 전무하다시피 한 영아기 아이들에게 초유는
바이러스나 세균에 대한 저항력을 기를 수 있는 힘을 제공한다. 사실
모유 수유는 아이뿐 아니라 산모에게도 도움이 된다. 간단하게 설명하

면 사람은 '모유를 수유하는 시스템'에 맞춰서 진화를 해왔다. 산모는 임신 기간 동안 태아에게 영양분을 공급하면서 동시에 모유 수유를 위한 에너지를 축적해왔다. 산모의 몸은 모유 수유를 함으로써 출산 후유증을 완화하도록 '프로그래밍'되어 있다. 모유 생산을 위한 열량을 소비함으로써 몸의 지방이 분해되어 임신 전 체중으로 빠르게 회복하는데 도움을 주고, '젖몸살'을 유발하는 유선염 예방할 수 있다. 또한, 수유 과정에서 옥시토신이라는 호르몬이 분비되는데 이는 임신 과정 동안 늘어난 자궁을 수축시키고 산후출혈을 감소시키는데 효과가 있다. 심지어 다양한 호르몬 분비 조절 작용을 통해 산모의 유방암과 난소암의 발생빈도까지 줄여주니 이쯤 되면 모유 수유를 하지 않는 이유가 무엇인지 고민이 될 정도이다.

앞서 언급한 장점 외에도 모유 수유의 장점은 너무나도 많다. 영양적인 측면, 아이의 정서적 발달, 맛의 다양성, 만성 질환 예방 등 일일이 근거와 수치를 모두 열거하기 힘들 정도이다. 소아청소년과 의사들이 배우는 교과서에서는 모유 수유에 대해 다음과 같이 정의하고 있다.

"모유는 아이에게 가장 완전한 식품이다."

그렇다면 모유 수유를 꼭 해야 하나요?

어느 날 엄마와 실랑이를 하던 아이가 젤리 봉지를 들고 와서 "아빠, 오늘 젤리 3개 먹었는데 더 먹으면 안 되겠죠?"라고 물어보았다. 질문의 의도가 너무 귀여워서 나도 모르게 하나 더 꺼내 주었는데, 그때마다 돌아오는 것은 아내의 구박이었다. 부모가 되는 것은 참 행복하지만 정말 어려운 일이다.

모유 수유를 꼭 해야 하냐고 굳이 의사에게 물어보는 부모들은 과연 어떤 심정일까? 육아를 하는 사람이라면 누구나 '삐뽀삐뽀 119 소아과' 또는 그와 유사한 육아 서적을 소장하고 있을 것이다. 책을 찾아보지 않더라도 정보의 홍수 시대에서 인터넷이나 유튜브만 짧게 검색해도 모유 수유가 얼마나 위대하고 완벽한지 알 수 있다. 하지만, 더 이상 젤리를 먹으면 안 되는 것을 뻔히 알면서도 질문을 던지는 아이처럼, 이런 질문을 하는 부모도 우리 모두가 알고 있는 정답을 원하는 것이 아니라 그저 도움을 달라는 하나의 신호가 아니었을까? 실제로 내가 육아를 하기 전에 병원에서 위와 같은 질문을 받은 적이 많았다. 그러면 나는 항상 엄격, 근엄, 진지한 자세와 목소리로 "아무리 힘들어도 모유 수유는 반드시! 꼭! 하셔야 합니다."라고 말했었다. 추가로 모유 수유를 위한 노력과 팁에 열심히 설명하는 것에 집중하였다. 하지만 막상 내가 실제 육아를 해보니 이상과 현실은 사이에는 너무나도 큰 괴리가 있었다.

　우리 부부는 처음에는 완전 모유 수유를 계획하고 있었다. 물론 이 계획의 시작은 나의 강력한 의학적 신념에서 비롯되었는데 돌이켜보면 첫 단추부터 잘못 꿰였다고 생각한다. 의학적으로 초유의 중요성에 깊은 감명을 받고 있던 나는 출산을 한지 몇 시간이 채 되지 않은 아내에게 힘들지만 초유를 먹여줄 것을 부탁했었고, 이 사건은 지금까지도 두고두고 회자되는 '혼남 포인트'이다. 완전 모유 수유 성공의 핵심은 결국 모유량을 늘리는 데 있으며, 이를 위해서는 초기 단계부터 가능한 많이 모유를 물리는 것이 중요하다. 말은 쉬우나 현실적으로 아내는 밤낮없이 3시간에 한 번씩 일어나 수유를 하거나 적어도 유축을 해야 했다. 이런 생활을 두 달가량 하던 어느 날 밤, 아내는 아이를 재워 놓고 내게 물었다.

"모유 수유 꼭 해야 하는 거야?"

우리 부부는 그제서야 모유 수유가 가지는 이상적인 장점에 가려져 보이지 않았던 현실적인 어려움에 대해 이야기를 할 수 있었다. 모유 수유 때문에 아내가 수면 부족을 겪는 이야기, 유축기 앞에서 졸고 있는 자신의 모습에서 자괴감이 느껴진 이야기, 모성애라는 사회적 인식 앞에서 솔직할 수 없는 본인의 감정들…. 그럼에도 자신의 품에 안겨 모유를 먹으며 때론 웃고 행복해하는 아이를 볼 때 느껴지는 사랑스러움에 관해 이야기를 나눴다. 모유 수유를 하면서 생기는 현실적인 상황들과 복잡하고도 미묘한 감정들이 뒤섞여 있는 모습을 보고 있자니 한 가정의 일원으로서 나는 더 이상 모유 수유를 권장하는 소아청소년과 의사일 수 없었다.

모유는 아이에게 완전한 식품일지 몰라도, 모유 수유는 가족에게 완전한 라이프 스타일은 아니었다.

이후 우리 가족은 완전 모유 수유의 강박에서 벗어나 상황에 맞춰 분유도 주는 '자율 배식'을 선택하였다. 내가 강조하고 싶은 점은 우리 아이는 '완전 모유 수유'의 강박에 빠졌던 예전의 엄마 아빠보다 훨씬 더 행복한 엄마 아빠와 지낼 수 있게 되었다는 것이다. 모유 수유는 결국 부부간의 깊은 대화를 통해 선택하고 상황에 맞게 유연하게 조율하는 것이 핵심이다. 그 누구도 강요할 수 없는 문제였다.

모유 수유에 대해 깊게 알아보기

모유에는 어떤 성분이 들어 있을까? 모유는 에너지를 만드는 영양성분(탄수화물, 단백질, 지방)과 수분을 기본으로 하며 추가적으로 면역에 도움이 되는 성분들이 들어있다. 모유는 출산 4~5일까지 나오는 것을 초유라고 부르는데 여기에는 탄수화물 지방에 비해 단백질과 무기질이 풍부하고 면역에 도움을 주는 성분이 많이 포함되어 있다. 구체적으로는 Secretory IgA, Lactoferrin, k-Casein, Oligosaccharide, Cytokine과 같이 박테리아나 바이러스의 증식을 억제하고 감염을 막아주는 성분들이 존재하기 때문에 감염에 취약한 영아들을 보호하는 데 큰 역할을 한다. 시간이 지나면 모유의 성분은 조금씩 변하고 이를 성숙유(시기에 따라 전유와 후유로 나뉨)라고 부른다. 초유에 비해 면역에 도움을 주는 성분들은 적으나 아이에게 필요한 영양분을 충분히 담고 있다. 모유 수유와 관련된 연구 사례를 보더라도 '완전 모유 수유를 6개월 완료한 아이들'에 비해 '3개월만 한 아이들'이 중이염 등과 같은 각종 감염에 취약하다는 내용도 보고되었다.

모유 수유 중 약물을 사용하는 것은 엄마와 아이 모두에게 영향을 줄 수 있기 때문에 항상 신중해야 한다. 초유의 경우 모유의 절대량이 적어 약물이 많이 넘어가지는 않으나 성숙유 중에서도 후유는 지방의 비중이 높아 약물이 더 많이 넘어가기도 한다. 또한 영아는 간과 신장이 미숙하기에 성인에 비해 약물에 더 쉽게 영향을 받는다. 따라서, 전문가는 약을 처방할 때 모유 수유를 하는 엄마의 기저질환, 약물의 약동학적 특성, 영아의 나이 그리고 치료의 유익성과 위험성을 고려하여 처방한다. 모유 수유를 금하는 상황으로는 HIV 감염, 활성화 결핵 감염, 활성화 수두 바이러스 감염, 알코올 섭취, 항암/방사선 치료 등이 있으나 자세한 것은 전문의와의 판단을 통해 결정하는 것이 좋다.

모유 수유와 관련해서 스스로 검색하기 좋고 지속적으로 최신 지식이 업데이트가 되는 사이트를 소개하고자 한다.

1) LactMed: https://www.ncbi.nlm.nih.gov/books/NBK501922/

모유 수유를 할 때 먹어도 되는 약과 먹지 말아야 할 약에 대해 최신 지식을 모두 종합하여 제공하는 사이트. 처방받은 약물의 성분명을 검색해보자.

2) 대한모유수유의사회: http://www.bfmed.co.kr/

대중에게 공개된 모유 수유 자료 중 가장 신빙성 있고 전문화된 자료를 한글로 제공하고 있다.

3) 삐뽀삐뽀 정유미TV(유튜브)

모유 수유 전도사 정유미 선생님의 유튜브 채널로 같은 소아청소년과 의사가 봐도 놀라울 정도의 깊이로 모유 수유에 대한 정확한 정보를 제공하고 있다.

핵심 요약

◆ 모유는 아이에게 완전한 식품이다.
◆ 모유 수유에 대해 결정하는 것은 제삼자가 아닌 부모가 결정해야 한다.
◆ 행복한 부모가 행복한 아이를 키운다.

참고 문헌

1) 대한소아과학회 영양위원회. 어린이 주치의를 위한 식이 상담 가이드. 대한소아과회 2012.
2) Raiten DJ, Raghavan R, Porter A, Obbagy JE, Spahn JM. Executive summary: Evaluating the evidence base to support the inclusion of infants and children from birth to 24 mo of age in the Dietary Guidelines for Americans-"the B-24 Project". Am J Clin Nutr. 2014;99:663S-91S.
3) Nelson Textbook of Pediatrics, Edition 21

분유 수유, 조금 더 잘해주고 싶다면?

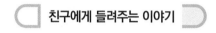

아이에게 맘마를 먹이는 일은 마음처럼 되지 않네요.

아이를 키워 보기 전까지는 아이가 잘 먹고 있는지? 토는 하지 않는지? 배변 활동을 잘 하는지? 확인하는 행동이 어려울 것이라 생각해 본적이 없었다. 책상 앞에서 이론으로만 공부하던 때에는 정해진 양을 먹이고 재우는 과정이 스케줄 대로 일어날 것으로 착각했다. 하지만, 실제 두 아이를 낳아 키워보니 아이는 시간이 되어도 맘마를 먹지 않는 경우가 부지기수였고, 3개월도 안 된 아이가 툭하면 '과식'을 하고 다시 게워내는 것도 빈번하였다. 소아과 의사로서 부모님들과 상담을 할 때에 "걱정 마세요, 아이가 잘 크고 있다면 굳이 식이에 너무 집착하실 필요가 없습니다. 특히, 분유로 섣불리 바꾸는 것도 주의하셔야 합니다." 라는 말을 하곤 했었다. 허나, 아이를 키우면서는 계속 게워내는 아이를 보며 나도 모르게 '구토 방지 특수분유'를 주문하고 있었다. 막상 특수 분유까지 구매했으나 의사라는 양심상 '더 기다려보자'라고 스스로를 다독이며 바꾸진 않았다. 수년간 공부를 하고 수많은 아이들을 돌봐왔지만, '내 아이' 육아는 결코 쉽지 않다는 것을 몸소 체감하고 있다.

분유 수유의 여러 원칙이 있나요?

처음 분유 수유를 해야겠다고 생각했을 때, 가장 먼저 하는 고민은 '어떤 브랜드의 분유'를 선택하느냐이다. 아이를 처음 키워보는 사람들은 다양한 분유 브랜드와 가격에 놀랄지도 모른다. 실제로 분유 가격은 저렴한 분유와 최고급 분유를 비교하면 거의 10배 이상 차이가 난다. 그럼에도 선진국에서 제조되는 분유는 대부분 CODEX(국제식품규격위원회) 또는 USDA(미국농무부) 규격을 따르기 때문에 특정 분유가 더 월등하게 좋다고 말하기는 어렵다. 다만, 가격차이는 제조사 별로 어떤 첨가제를 넣는지, 유기농 원료를 사용하는지 등에 따라 달라지긴 하지만 품질 자체로는 크게 다르지 않기 때문에 브랜드 선정에 너무 골머리를 앓을 필요는 없다. 솔직히 말하자면, 가격적으로 합리적인 분유를 선정하여도 아무런 문제가 없으며 아이가 잘 먹는지 확인하는 것이 더욱 중요하다.

분유 중에서도 소위 '특수 분유'라는 것이 존재한다. 우유 알레르기가 있는 아이들을 위해 우유 단백질이 분해된 HA 분유나 아미노산 분유 등을 선택할 수 있다. 그렇다고해서 처음부터 우리 아기가 '우유 알레르기가 있지 않을까?'라는 생각에 특수 분유를 선택할 이유는 전혀 없다. 일반 분유를 먹여 보고 증상이 있다면 의사와 상담하면서 자연스럽게 특수 분유로 바꿔가는 것이 권장된다. 한때, 분유계에서도 '산양분유'가 갑작스레 등장하여 유행을 탔고, 희소성 때문에 프리미엄 분유의 지위를 누린 바 있다. 허나 영국에서는 산양분유를 권장하지 않으면서 논란이 되기도 한 분유이다. 개인적으로는 인류 역사상 가장 오랜 기간 동안 검증된 소의 분유를 놔두고 더 큰 비용을 지불하면서 산양분유를 선택할 이유는 전혀 없다고 생각한다. 결국 골자는, 각 개인의 상황에 맞춰 아이가 잘 먹이기만 한다면 어떤 분유를 먹여도 무방하다는 입장이다. 특수분유는 '특수한 상황'이 생겼을 때 반드시 의사와 상의 후 적용을 하는 것이지 '더 좋은 분유'가 아니라는 점을 알아두자. 내가 육아를 하면서 우리 아이들에게는 독일의 '홀레' 제품을 먹였었다. 해당 제품을 선정한 이유는 외국 제품이기에 그런 것이 아니라 단순한 이유였다. 첫째 아이가 다녀온 조리원에서 처음 시작했던 분유가 해당 제품이었고 그 분유에 적응을 잘 했던 경험이 있었기 때문이다. 나중에 알게 된 사실이지만, 국내 프리미엄 제품보다도 가격이 싼 편에 속한 분유였으며 유럽에서도 마트에 대량 진열되어 있는 수많은 분유 중 하나일 뿐이었다. 이처럼 소아과 의사인 나도 분유에 있어서 그다지 고민하지 않는다.

두 번째로 고민되는 부분은 분유의 양을 정하는 것이다. 일반적인 원칙은 하루 동안(아이 몸무게(kg)×140~200mL)을 먹이는 것이 원칙이라고 알려져 있다. 가끔 숫자 계산에 민감한 부모들은 몸무게를 관찰해가면서 매일 분유량을 정하고 하루에 꼭 그 양을 먹이려고 노력한다. 그러나 생각보다 마음처럼 잘 되지 않기에 늘 스트레스를 받곤 한다. 여기서 가장 중요한 원칙은 부모가 아이의 습성을 파악하는 것이다. 사실 아기가 몸무게×120mL을 먹던지 200mL이상을 먹던지 아이가 편안해한다면 괜찮다는 것이다. 수유 간격도 3시간을 무조건 지키는 것보다 더 짧거나 길더라도 아이가 배고픈 신호를 보낼 때 수유하는 것이 더 권장된다. 아이 스스로 정할 수 있도록 기회를 계속 주는 것이 중요하다. 수유 중 트름을 유도해가면서 아이가 무의식적으로 먹는 것이 아니라 중간 트름을 하고 나서도 계속 먹고 싶은지를 확인해가며 양을 체크해도 좋다. 그렇게 아이의 수유 패턴을 익혀가면 아이의 컨디션도 쉽게 파악할 수 있다. 예를 들어 아이의 수유량이 줄어들면서 열이 나거나 힘들어하면 패턴에서 벗어난 위험한 신호이니 빠르게 의사에게 데려가는 것이 필요하다.

아이가 분유를 적응하지 못해서 바꾸고 싶어요.

우리 아이에게 뭐든 더 좋은 것을 해주고 싶은 마음은 모든 부모가 똑같을 것이라 생각한다. 아이의 변이 너무 물러 보이거나 단단해 보일 때나 아이가 게워냄이 심해 보일 때, 늘 마음이 쓰이고 혹시 내가 잘못하는 게 아닐까 고민한다. 모임이나 카페에서 '우리 아이는 그럴 때 어떤 분유로 바꿨더니 좋아지더라' 등의 조언을 듣고 있노라면 우리 아이도 빨리 바꿔주고 싶은 것은 부모로서 당연히 드는 생각이다. 본문에서도 잠깐 언급한 것처럼 분유를 빈번하게 바꾸는 것에 매우 부정적인 의견을 갖고 있는 나도 한 번쯤은 노발락 제품과 같이 게워냄이 덜하도록 설계된 분유로 바꿀까 고민하기도 했었다. 그러나 변의 양상이나 게워냄, 몸무게 증감 정도는 일반적으로 분유의 브랜드를 바꾼다고 해서 개선되는 경우는 매우 드물다. 변의 점도는 유산균을 추가함으로써 개선되는 경우가 많고 게워냄은 아이의 식이 간격이나 양을 조절하여 개선할 수 있다. 그럼에도 아이가 특정 분유를 먹기 싫어하거나 부모의 상황에 따라 분유를 바꿔야하는 상황이 올 수 있다. 이런 경우는 가능하다면 한 번에 바꾸는 것이 아니라 1/3씩 새로운 분유를 섞어 가며 천천히 꾸는 것이 권장된다. 조제법이 다른 분유의 경우 가루가 아닌 액체 상태로 만들어서 섞는 것이 좋다. 만약, 알레르기 때문에 분유를 바꾸는 경우 한 번에 변경하는 것이 좋다. 일반적으로는 1~2회 정도 분유의 브랜드를 바꿀 수 있으나 그 이상 바꾸는 것은 바람직하지 않다.

특수 분유에 대해 깊게 알아보기

희귀질환 환자를 위한 특수 분유를 제외하고 실생활에서 누구나 접할 수 있는 특수 분유는 다음과 같다.

1) Hypoallergenic(HA) 분유: 우유나 대두단백질에 대한 알레르기가 있는 아이를 대상으로 우유 단백질을 인위적으로 가수 분해하여 알레르기 반응이 일어나지 않도록 만들어진 분유이다. 일반 분유에 비해 소화가 잘되기 때문에 '소화 불량이 심한 아이'에게도 드물게 사용될 수 있다.

2) Anti-Reflux(AR)분유: 게워냄이 심한 아이들을 대상으로 만들어진 분유로 섭취 후 위에서 분유의 점도를 조절하여 게워냄을 방지하는 분유이다. 다만, 오히려 변비를 유발할 수 있어서 주의가 필요하다.

3) 설사 분유: 설사 분유는 일반적으로 유당이 제거되어 설사를 줄이고 동시에 영양분을 보충하는 데 사용된다. 다만, 아이가 아무리 설사를 하더라도 경구로 섭취하는 양이 충분하다면 설사 분유와 같은 특수 분유를 사용할 필요는 없고, 부득이하게 사용하는 경우에는 영양 균형을 생각하여 최대 2주까지만 사용하도록 한다.

 핵심 요약

◆ 분유의 브랜드는 크게 중요하지 않으니 분유 선택에 너무 큰 스트레스를 받지 말자.
◆ 먹는 양과 수유 간격은 아이가 스스로 조절할 수 있도록 유도해보자.
◆ 일반적인 배변 습관은 분유의 '브랜드' 교체로 쉽게 개선되지 않기에 빈번하게 분유의 브랜드를 바꿀 필요는 없다.

소아과에서 항생제 처방이 잦은 이유

항생제를 이렇게 많이 써?

외국에 사는 친구들이 한국에 들어올 때마다 항상 하는 이야기가 있다. "나는 외국에 살면서 항생제를 먹어본 경험이 거의 없는데 도대체 한국 병원은 왜 항상 항생제를 처방해주는 거지?" 의사로서 이런 말을 들을 때면 서양권 국가에 비해 우리나라의 의료 문턱이 낮은 것도 하나의 이유가 될 수 있지만, 솔직히 한국의 항생제 처방률이 매우 높다는 것은 인정할 수밖에 없었다. 특히, 소아과에서 감기와 같은 경증 질환에 대한 항생제 처방률은 다른 과와 비교하더라도 특히 높은 편이다. 도대체 그 이유는 무엇일까?

가장 큰 이유는 성인보다 아이들에게서 '항생제를 써야 할 경증 질환'이 더 많이 발생하기 때문이다. 소아의 경우, 가벼운 감기로 시작될지라도 갑작스럽게 폐렴이나 중이염으로 진행되는 경우가 비일비재하다. 이렇게 질병이 급하게 진행되는 경우라면 항생제를 사용해야 하는 것이 맞기 때문에 당연하게도 다른 과에 비해 항생제 처방률이 높다.

이런 상황을 제외하고도 솔직히 말하면, 첫 진료부터 경증 질환임에도 과도하게 항생제를 쓰거나 스테로이드를 처방하는 빈도도 높은 편이 사실이다. 그 이유는 생각보다 많은 보호자(부모)들이 의사들에게 '센 약'을 달라고 요구하기 때문이다. 사실 처방하는 입장에서도 약을 과하게 쓰고 싶지는 않아 한 번쯤 만류하곤 한다. 그러나 보호자들이 이렇게 '센 약'을 요구하는 것의 이면에는 '당장 내일부터 돌봐 줄 사람이 없기 때문에', '유치원에 빨리 보내야 하기 때문에', '초기에 빨리 잡는 게 낫다고 생각하기 때문에'와 같은 상황들이 있었다. 이제는 어른들뿐만 아니라 아이들까지도 빠르게 아프고 참고 이겨내야 하는 시대가 온 것이다.

거 봐, 항생제 쓰니까 싹 나을 걸 괜히 고생시켰어!

아이들이 자주 아파서 병원에 많이 다녀본 보호자의 경우, 처방에 항생제가 빠져있으면 '진료를 잘 보지 못하는 병원'이라고 판단하는 사람들이 종종 있다. 자식을 키우면서 쌓아온 경험에 의존하며 '이 정도 증상'이면 항생제를 써야 나을 텐데 '왜 처음부터 항생제를 쓰지 않는 거지?' 식의 불만을 표출하는 상황을 상당히 많이 겪어왔다. 그런데 아이들이 겪는 감기 중 70~80%는 바이러스로부터 감염된 질환인데 정말 원인 치료를 하고 싶으면 항바이러스제를 써야 한다. 하지만, 부모들이 그렇게 원하는 항생제는 바이러스가 아닌 세균에만 효과가 가지기 때문에 70~80%에 해당하는 환자들에게는 효과가 미미한 경우가 많다는 뜻이다. 그렇다면 70~80%의 환자는 무의미한 항생제를 복용하면서 내성균주를 키울 가능성을 높임과 동시에 항생제에 의한 부작

139

3장 소아과에서 항생제 처방이 잦은 이유

용(위장장애, 복통, 설사, 알레르기 등)을 겪어야 할 수도 있는 것이다. 비싼 돈 주고 프로바이오틱스를 복용시켜 장내 유익균을 쌓아두어도 항생제 한방으로 다시 리셋(초기화)될 수도 있다. 누가 이렇게 부모들에게 항생제가 최고라는 인식을 심어준 것일까?

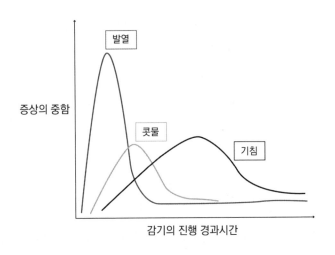

우리나라는 외국에 비해 의료의 문턱이 매우 낮기 때문에 대부분의 환자들은 감기 초기 상태(발열 초기-그림 참고)에 병원을 방문하게 된다. 사실 발열이 나는 초기에는 감기가 세균성인지 혹은 바이러스성인지 감별하기가 굉장히 어렵다. 따라서 명확한 감염원(중이염, 인두염 등)이 관찰되지 않는 경우, 항생제를 사용하지 않고 경과 관찰을 하는 것이 치료의 원칙이다. 경과를 관찰하면서 1~2일이 지나면 발열은 점점 호전되었지만 이후 콧물과 기침 증상이 시작되는데 이는 감기의 자연스러운 경과이다. 부모들의 입장에서는 콧물과 기침을 시작하면 감기가 낫는 과정으로 향해가고 있음에도 오히려 감기가 더 심해졌다고 오해하는 경우가 많다. 또한, 콧물과 기침이 잦으면 교육(보육) 시설에 보내는 것이 어렵기 때문에 병원에 찾아와 주사를 놔달라거나 '센 약'을 달라고 하는 경우가 많아지는 것이다. 만약, 초기에 어떤 병원을 방문했는데 의사가 상태를 보고 항생제를 처방해주지 않았다고 하자. 그런데 점점 기침과 콧물이 나니 다른 병원을 찾아가 '해당 처방전'을 보여주며 "이런 약을 처방받았는데 낫지 않았어요"라고 말하게 된다. 이런 상황에서 다른 병원은 한 단계 더 나아가 항생제나 스테로이드가 포함된 약을 처방하게 된다. 굳이 약을 쓰지 않아도 완치가 되었을 수 있는데, 마치 '센 약'을 먹어서 나았다고 착각할 수 있다. 그러면 갑작스레 두 번째 방문한 병원에 대해 '그 병원은 약이 잘 들어', '선생님이 명의다'와 같은 평가를 하게 된다. 이런 과정이 악순환되면서 보호자들은 어차피 나중에 항생제나 소염제를 쓸 바에 '처음부터 센 약'을 이야기하게 되는 것이고, 환자를 생각했던 의사들도 괜한 오해를 받지 않기 위해 처방을 할 수밖에 없게 되었다.

한 번만 진득하게 경험해보자

우리들이 어린 시절 감기가 걸릴 때마다 항상 병원을 갔던가? 물론 증상이 심해지면 대증 요법의 목적으로 해열진통제, 진해제(기침약), 항히스타민제(콧물약) 등을 처방받는 바는 있으나 열이 심해지거나 붓는 증상이 생기는 경우가 아니라면 굳이 항생제를 복용하지 않았다. 그래서 나는 항상 부모들에게 아이 컨디션을 우선적으로 관찰해보고 나쁘지 않다면 항생제를 쓰지 않고 감기가 낫는 경험을 해보자는 이야기를 하곤 한다. 열은 2~3일 내에 떨어지더라도 감기 증상은 1~3주가 지속되곤 한다. 이 기간 동안 콧물이 나면 콧물약, 기침이 나면 기침약을 처방하는 대증요법을 쓰면서 지켜보자고 이야기한다. 1~3주의 사이클을 항생제 없이 완치된 경험을 하고 나면 다음부터는 굳이 '센 약'의 필요성을 느끼지 않게 될 것이다. 이전에 '센 약'을 썼을 때와 쓰지 않았을 때의 회복 속도가 크게 다르지 않음을 경험할 수 있기 때문이다. 물론 부모들은 걱정이 클 수 있기 때문에 신뢰가 쌓인 의사와 함께 아이의 상태를 지속적으로 체크하면서 호전 과정을 지켜보는 것이 중요하다. 그렇다고 무작정 항생제를 쓰지 말자는 의미는 아니다. 항생제를 꼭 써야 하는 순간들이 있다. 그때를 위해 아껴 두는 것이 좋다.

감기 치료에 대해 깊게 알아보기

감기 치료의 가장 중요한 원칙은 감별 진단이다. 환자에게 항생제 치료가 반드시 필요한 상태(인두염, 중이염, 부비동염 등)인지 아닌지를 감별하는 것이다. 항생제 자체가 주는 부작용들이 있기 때문에 불필요한 순간에는 굳이 쓰지 않아도 된다. 반드시 필요한 순간이 찾아왔을 때 적절한 요법에 맞춰서 사용하는 것이 항생제의 효능을 높일 수 있는 방법이기 때문이다. 항생제 치료의 기본 원칙은 균 감염에 의한 질환이라고 확신이 들 때 균이 완전히 사멸될 때까지 사용하는 것이 원칙이며 예를 들어 인두염의 경우 5~10일간 사용하고 부비동염의 경우 10~28일간 사용하는 것이 적절하다. 만약 의사가 환자가 정말 부비동염이었다고 판단했다면 흔히 감기에 처방하듯이 3~5일 정도만 항생제로 치료를 하고 중단하는 것이 부적절한 치료라는 의미이다. 다시 말해 항생제를 쓰는 것에서는 원칙을 꼭 지키는 것이 매우 중요하고, 그 때문에 '의사의 올바른 판단'에 맡길 수밖에 없는 것이다.

경과 관찰 과정에서 가장 중요한 것은 아이의 컨디션이다. 실제 진료하는 과정에서 보호자들은 "몇 시에 몇 도까지 열이 올랐었다"라는 정보를 의사들에게 말해주곤 하는데 진료를 하는 과정에서 정말 듣고 싶은 내용은 아이의 컨디션과 관련된 정보이다. 집에서 측정하는 고막 체온계는 귀지 등의 영향을 받아 정확하지 않을 뿐더러 체온이 어디까지 올랐는 지보다는 '38도 이상이었는지'와 '고열 상태에서 아이의 컨디션 여부'가 상태를 파악하기에는 더욱 중요하다. 38도 이상의 열이 있어도 잘 먹고 잘 노는 아이라면 급박하게 치료를 할 필요는 없는 반면, 37.8도의 열이라도 아이가 축 쳐져서 평소와 달리 힘들어한다면 이것이 오히려 더 심각한 상태일 가능성이 높다. 경과 관찰을 하는 중에도 아이의 컨디션이 급격히 변화하는 상황이 생긴다면 반드시 의사에게 진찰을 받아보는 것이 필요하다.

대증치료를 아낄 이유는 없다. 콧물이 날 때 항히스타민제가 들어간 콧물약, 기침이 날 때 진해거담제가 들어간 기침약, 열이 날 때 아세트아미노펜 또는 이부프로펜 성분이 들어간 해열제를 용법과 용량을 지켜가면서 복용하면 된다. 물론 이 약들은 병의 회복 과정(자연 치유)에서 몸의 불편함을 해소하기 위한 목적이다. 아이의 상태에 따라 약물의 복용시간이나 복용 간격도 조절할 수 있기 때문에 세부적인 내용도 같이 상담하면 좋다. 예를 들어, 항히스타민제가 들어간 콧물약은 졸음이 오기 때문에 저녁 식후 30분에 복용하는 것보다는 잠들기 30분 전으로 복용시간을 조절하여 자는 과정에서 콧물로 인한 불편감을 없애고 입면에 도움을 줄 수 있다.

핵심 요약

◆ 감기 환자 중 70~80%는 사실 항생제가 전혀 도움이 되지 않는다.
◆ 감기에 걸렸더라도 아이의 컨디션이 좋다면, 의사와 상의하여 대증치료만으로도 경과 관찰을 해도 된다.
◆ 항생제를 꼭 써야 하는 상황이라면, 항생제 치료 원칙에 따라 완전한 제균을 목표로 꾸준하게 사용하는 것이 중요하다.

감기가 왜 이렇게 떨어지지 않을까요?

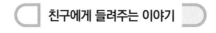

선생님은 약을 약하게 지어 주시는 편이세요.

종합병원에서 가끔 보호자들에게 듣는 이야기 중 하나는 "선생님은 약을 약하게 지어 주시는 편이세요. 우리 아이의 감기가 너무 오래가요…."였다. 역시 서울대 출신 선생님들이 약을 너무 약하게 쓴다며 보호자들에게 투정 아닌 투정을 듣곤 했었다. 아니 서울대 출신인게 무슨…? 사실 학생시절부터 수련 기간 내내 교수님들에게 귀에 못이 박히도록 듣던 이야기 중 하나가 바로 과잉진료를 하지 말아야 한다는 이야기였는데…. 정말 그런 영향이 있었던 것일까? 막상 전문의를 달고 잠시 일반 동네 병원에서 근무할 때에는 어쩔 수 없이 '센 약'을 사용할 수밖에 없었다. 열심히 보호자를 설득해가며 치료를 해보려해봤으나 '오래가는 감기'를 여러 번 마주해보면 의사로서도 마음이 복잡해질 수밖에 없었다. 감기가 잘 안 떨어지면 환자도 힘들고 보호자도 힘들고 의사도 힘들어진다. 또한, 많은 케이스 중 일부 환자의 경우 항생제를 초기에 쓰지 않아 호미로 막을 것을 가래로 막아야하는 상황이 오는 경우도 있다. 여러 복합적인 이유가 초기부터 '센 약'을 쓰도록 유도한 것이 아닐까? 라는 결론을 내리게 하였다.

사람들은 부모가 소아과 의사면 아이들은 아플 일이 없겠어요? 라고 생각하곤 하는데, 오히려 정 반대인 경우도 많다. 소아과 의사들끼리 우스갯소리로 하는 이야기 중 하나는 "소아과 의사가 부모인 경우 아이는 의료의 사각지대에 있다"이다. 그만큼 소아과 의사들은 가능한 약을 안 쓰고 지나가는 것이 더 좋다는 것을 알고 있기 때문이다(물론 가끔 약을 잘 쓰지 않다가 적절한 시기를 놓쳐 고생하는 경우도 있긴 하지만…).

오래가는 감기의 정체는 뭔가요?

감기가 오래가는 이유로 3가지 정도를 설명해보려고 한다. 첫째는 바로 '계속 새로운 감기'에 걸리는 것이다. 주로 감기는 바이러스성 질환이기 때문에 한 사이클은 대략 5일에서 10일 정도로 예측되곤 한다. 바이러스성 질환은 특성상 종류가 무궁무진 하기 때문에 한 가지 종류의 바이러스성 감기에 걸렸다고 해서 다른 종류의 바이러스성 감기에 대한 면역력을 획득하는 것은 아니다. 따라서 아이가 유치원, 놀이학교 등의 단체 생활을 하게 되면 서로 각기 다른 유형의 바이러스들을 서로에게 전염시키기 때문에 한 종류에 걸려서 회복할 때 즈음 다른 유형의 바이러스가 걸리는 것은 매우 빈번히 일어나는 일이다.

두 번째는 말 그대로 감기의 증상이 오래 가는 유형의 바이러스에 걸렸기 때문이다. 한창 매스컴에 나오던 '파라인플루엔자' 바이러스나 '아데노바이러스'의 경우 일반 감기보다 오래가는 증상(고열 등)으로 유명하다. 바이러스성 감기임에도 불구하고 길게는 5일 넘게 발열이 동반되는 경우가 많고, 감기 증상은 2~3주까지도 심하게 지속될 수 있다. 이러한 유형의 바이러스들은 소아과 전문의인 아빠와 엄마들이 배우자에게 "당신은 돌팔이"라고 욕을 먹게 만드는 주범이기도 하다.

마지막은 바이러스성 감기에서 세균성 감염으로 발전되었기 때문이다. 가벼운 바이러스성 감기로 시작했으나 이후 세균성 감염인 폐렴이나 부비동염 등으로 발전한 경우를 말한다. 사실 모든 보호자나 의사가 이 케이스를 무서워해서 초기부터 '센 약'을 주는 경우가 많다. 하지만 이렇게 세균성으로 넘어갈 확률은 전체 중 10% 미만이기 때문에 매번 무서워하는 것보다는 아이를 주의 깊게 관찰하는 것이 중요하다. 그렇기에 특정 병원에서 약을 '약하게' 쓰면서 아이 상태를 관찰하자고 판단하자고 하였을 때 병원을 바꿔가면서 여러 의사를 보여주는 것보다 초기 상태를 기억하는 의사에게 계속 검진을 맡기는 것이 좋다. 그 이유는 초기 진료를 할 때 1주일 뒤 호전되지 않았을 때 이후에는 어떻게 치료를 진행하겠다는 사전 계획을 가지고 환자를 보기 때문이다. 따라서 보호자는 집에서 아이의 발열 정도보다는 증상에 더욱 집중하는 것이 좋다. 항상 중요하게 생각하는 것은 아이의 컨디션, 즉 때깔이 괜찮은지 확인하는 것이 좋다. 쉽게 이야기하면, 먹는 양이 현저히 줄거나 평소와 다르게 축 쳐져서 놀지 못할 때에는 반드시 다시 병원을 방문하도록 하자.

오래가는 감기에 대해 깊게 알아보기

오래 가는 감기의 90%는 다양한 바이러스의 재감염이기 때문에 일반적인 감기와 마찬가지로 대증적인 치료가 주가 된다. 여기서 가장 중요한 점은 감기 치료는 '대증치료(병의 원인을 찾아 없애기보단 병의 증상에 대응하여 치료하는 방법)'이기 때문에 아픈 '기간'이 줄어드는 것이 아니라 아픈 '정도'를 줄여주는 것임을 인지하는 것이다. 앞선 항생제 편에서도 잠깐 다뤘듯이 증상이 없고 불편하지 않다면 콧물약 또는 기침약을 적극적으로 사용할 필요는 없다. 그러나 아이가 증상으로 인해 생활이 불편하다고 하면 약을 사용하는 것을 아낄 이유는 전혀 없다. 항생제가 아닌 대증 치료를 위한 감기약을 일시적으로 복용한다고 해서 면역력이 약해지거나 다른 부작용을 심하게 유발하는 것이 아니니 크게 걱정할 필요는 없다. 만약, 주변 아이들이 모두 감기에 걸리지 않았는데 우리 아이만 유독 '감기 증상'이 지속된다면 알레르기를 의심해볼 수도 있다. 몇 주를 넘어가는 알레르기 증상이 지속되는 경우 기본 알레르기 약 이외에 의사의 검진을 통해 면역 조절제까지도 사용해볼 수 있다.

 핵심 요약

◆ 일반적으로 오래가는 감기의 약 90%는 바이러스성이기 때문에 특별하게 추가되는 치료법은 필요하지 않다.

◆ 특히, 오래가는 유형의 바이러스(아데노바이러스, 파라인플루엔자 바이러스)도 존재하므로 이에 대한 주의도 필요하다.

◆ 감기가 오래가는 경우 아이의 컨디션을 면밀히 체크하면서 주기적인 병원 방문을 통해 세균성 감염으로 넘어가는지 주의해야할 필요가 있다.

낙상 사고, 언제 CT를 찍어야 하나요?

새벽에 전화 오는 것이 고마워지는 순간

모두 잠드는 새벽 시간에 유독 30대의 소아청소년과(소아과) 의사들은 잠을 설치는 경우가 생긴다. 그건 바로 아이에게 문제가 생겨 급히 나를 찾는 전화가 올 때이다. 나와 막역하게 지냈던 사람부터 아주 사소한 친분만 있는 사람까지 가지각색이지만 모두 다급하고 걱정이 가득한 목소리는 똑같았다. 아이가 없었을 때에는 '어떻게 새벽에 전화를 할 수 있지?'라고 이해하기 어려운 행동으로 치부했던 적도 있었으나 막상 내가 아이를 키우며 경험해보니 그러한 행동들이 오히려 고맙게 느껴졌다. 자신의 아이에게 큰 문제가 생겼을 때 나를 '전화를 걸 수 있는 의사 친구'로 기억해주는 것은 참 감사하고 행복한 일이기 때문이다.

새벽에 오는 전화들의 유형은 거의 비슷한데, 가장 높은 것은 단연 급작스러운 발열이나 그에 못지않게 높은 빈도를 보이는 것이 바로 '낙상 사고'이다. 낙상 사고가 발생하면 부모들이 더 걱정하고 불안해하는 이유는 발열에 비해 겉으로 드러나지 않는 경우가 많기도 하고, 본인들이 무심코 넘겼다가 큰 문제로 발생할까 봐 겁이 나기 때문이다. 한창 총각의사로서 응급실에서 일할 때에도 많은 부모들이 낙상 사고를 당했다고 아이를 데리고 온 경우가 많았다. 그들의 이야기를 들어보면서, '어떻게 걷지도 못하는 아이가 높은 탁자에서 떨어졌을까?', '왜 부모들은 아이들이 떨어질 곳들에 대해 미리 대비하지 않았을까?'라는 일차원적인 생각을 하곤 했었다. 지금 아이를 키워보니 부모들이 항상 땀을 뻘뻘 흘리며 변명했던 "눈 깜짝할 사이에 모든 일이 있어났습니다"를 정말 현실에서 맞닥뜨리게 되었다.

우리 아이 역시 많은 낙상 사고를 경험했다. 그중 단연 첫 낙상 사고가 가장 기억에 남는데 바로 침대 옆 공간에서 벌어졌다. 당시 뒤집기도 잘 못하는 아이였는데 갑자기 어디서 힘이 생겨났는지 순식간에 두 번을 구르더니 침대 옆 공간으로 떨어져 버렸다. 정말 눈 깜짝할 사이에 벌어졌고 나는 너무 놀라 대응도 못했다. 이런 일이 나에게 일어날 것이라고는 상상도 안 했었는데, 역시 이상과 현실은 너무 달랐다. 나는 몇 가지의 정보를 기준으로 판단하여 아내에게 너무 걱정할 필요가 없다고 안심을 시켰으나 사실 속으로는 죄인이 된 마음으로 회개하고 반성하였다.

어떤 기준으로 낙상 사고를 '괜찮다'라고 판단할까?

낙상 사고로도 응급실을 방문한 경험이 있는 부모들은 의사가 취조하듯이 이런저런 질문을 받아본 경험을 있을 것이다. 아이는 아파서 울고 있고, 정확한 상황도 잘 기억도 안 나는데 왜 이런 질문을 계속하는지 이상했을 수 있는데, 이런 질문의 이유는 구체적인 정황에 따라 진단 및 치료 방침이 나뉘기 때문이다. 낙상 사고에서 가장 위험할 수 있는 상황은 바로 뇌 손상인데, 이를 정확히 확인하기 위해서는 뇌 CT 촬영을 해야 한다. 하지만, CT 촬영을 하게 되면 우리 몸은 불가피하게 방사선에 노출될 수밖에 없다. 너무 어린 소아에게 방사선을 피폭시키는 것은 여러모로 부담이 크기 때문에 이를 피할 수 있는 적절한 평가 방법이 필요했다. 낙상에 대한 문진법은 약 4만 명을 대상으로 진행된 임상연구를 통해 입증된 방법이며, 현재 병원에서도 이 방법을 이용해 상담을 하고 전화응대를 하고 있다.

뇌 CT 촬영이 불필요한 상황

- 정상 의식 상태
- 전신 검진 시 골절이 관찰되지 않을 때
- 0.9m 미만에서 떨어졌을 때
- 부모에게 보이는 반응이 정상일 때
- 의식 소실이 5초 미만일 때
- 3개월 이상 아이가 두혈종(머리에서 잡히는 멍울)이 이마에만 만져질 때

해당 상황의 경우 실제 뇌에 손상이 있을 확률은 0.02% 미만으로 알려져 있다. 따라서 매우 희박한 확률(0.02%) 때문에 방사선 피폭 양이 높은 뇌 CT를 찍는 것은 합리적인 선택이 아니다. 그보다는 경과 관찰을 하는 것이 아이에게는 더 좋은 선택이라고 생각한다. 이후, 한동안 응급실에 대기하며 경과 관찰을 하다가 최소 한두 시간 정도 이상이 없음을 확인 후에 귀가하는 것이 바람직하다. 정확한 정황이 기억나지 않을 경우, 머리 X-ray를 찍어 두개골의 골절 여부를 확인해볼 수 있다(X-ray만으로는 뇌출혈 여부를 판단할 수는 없다).

뇌 CT 촬영이 필요한 상황
- 의사의 경험을 바탕으로 뇌 손상이 의심이 갈 때
- 경과 관찰 중 증상이 심해질 때
- 뇌손상 증상(구토, 의식 손실 등)이 하나 이상 나타날 때
- 3개월 이하의 아이
- 부모가 불안한 경우

흥미로운 것은 구토는 예상외로 중요한 요소는 아니라는 것이다. 낙상 후 일시적인 뇌진탕 증상 때문에 구토가 동반되는 경우가 빈번한데, 구토 증상이 있는 아이라도 그중 1.1%만이 실제 의미 있는 뇌손상이 관찰되었다. 또한, 실제로는 위에서 열거한 상황에도 의미 있는 뇌손상이 발견될 확률은 굉장히 낮기 때문에 '부모님의 불안감'을 앞세워 의사가 강력히 권유하지 않는 뇌 CT를 촬영할 필요는 전혀 없다. 만약 정말 불안하다면, 응급실 내 경과 관찰을 요구하도록 하자(다 같이 고생은 하겠지만….).

새벽에 낙상 사고로 전화가 오면 나는 항상 여러 정황을 우선적으로 확인한 후, 저 위험군이라고 판단되면(대부분은 그렇다) 이렇게 대답해준다. "너무 괜찮으니까 걱정하지 마. 불안하면 의사에게 꼭 보여주고, 의사가 강하게 CT를 권유하지 않는다면 찍을 필요 없어. 그래도 너무 걱정이 되면 조금 고생하더라도 병원에서 경과 관찰을 하도록 해. 대신 CT를 찍어야 할 상황이 오면 규모가 있는 병원에 가는 게 좋으니, 처음부터 규모가 있는 병원을 가도록 해.", "만약, 아이가 괜찮아서 병원에 가지 않더라도 3일간은 정상적인 생활을 하는지 지켜볼 필요가 있어. 두통, 구토, 무기력 증상이 있는지 아니면 행동의 변화(걸음걸이가 이상하거나 한쪽 손이나 발을 잘 안 쓰는지 등)가 있는지 꼭 확인해봐야 해".

낙상 사고 및 진료에 대해 깊게 알아보기

왜 규모가 있는 병원에 가서 CT를 찍는 것이 유리할까?

일상생활에서 노출이 되는 방사선량이 1이라고 하면, 머리 CT의 경우 이의 243배로 아주 많은 양의 방사선에 노출되게 된다. 하지만 소아의 몸 크기와 몸무게에 맞춰 관전압(kV), 관전류(mA)등을 조절하는 프로토콜이 잘 정립되어 있는 큰 병원일수록 많게는 10배가 넘게 방사선 피폭 양을 줄일 수 있다. 따라서, 앞선 상황을 미리 생각해보고 CT를 찍어야 할 상황이 생긴다면, 소아 전문 응급실이 있는 병원을 선택하는 것이 바람직하다.

CT 촬영 때 사용하는 진정제는 과연 안전할까?

소아 CT 촬영 시 가장 많이 쓰이는 약은 포크랄 시럽(Chloral hydrate)으로 1890년부터 임상적으로 많이 사용되어오던 시럽이다. 이는 중추신경계 억제 작용을 하여 투여 후 15분 후 작용을 나타내며, 약 3~4시간 동안 효과가 지속된다. 심혈관계, 호흡기계 억제작용과 같은 부작용이 동반될 수 있으나 올바른 모니터링을 하면 이로 인한 급성 부작용을 최소화할 수 있으며, 많은 부모들이 걱정하는 장기적으로 지속되는 부작용(자폐 증상 혹은 지능 저하)은 보고된 바 없다.

아이가 낙상으로 인해 의식을 잃은 경우

아기가 잠시 기절하여도 5초 이내에 반응을 보인다면 괜찮으나, 완전히 의식을 잃은 경우는 위급한 상황이다. 이런 경우 곧바로 응급실에 가야 하는데 아이를 업고 가는 것은 오히려 척수 손상을 일으킬 수 있으므로 119를 부르는 것이 바람직하다.

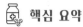 **핵심 요약**

◆ 낙상 사고 때문에 응급실을 방문할 경우 1) 대략 어느 높이였는지, 2) 떨어진 바닥은 어떤 재질이었는지, 3) 어느 부위로 먼저 떨어졌는지, 4) 의식 소실은 있었는지, 5) 떨어진 시각은 언제였는지, 6) 평소와 많이 다르게 행동하는지를 미리 생각해두자.

◆ CT촬영이 필요 없는 경우가 대부분이므로 걱정하지 말고, 불안하다면 응급실에서 경과 관찰을 요구하자.

◆ 낙상 사고가 일어난 후에는 병원을 다녀왔더라도 3일 정도는 유심히 상태 변화를 관찰해볼 필요가 있다.

참고 문헌

1) Kuppermann, N., Holmes, J. F., Dayan, P. S., Hoyle, J. D., Atabaki, S. M., Holubkov, R., ··· Wootton-Gorges, S. L.(2009). Identification of children at very low risk of clinically-important brain injuries after head trauma: a prospective cohort study. The Lancet, 374(9696), 1160–1170. doi:10.1016/s0140-6736(09) 61558-0

6장

만성 변비, 빨리 병원에 와야 해요.

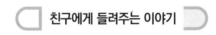
아이의 배변 습관에 관심을 가져야하고 사랑해야 해

처음 부모가 된 친구들이 나에게 '아이 건강'을 위해 가장 신경써야 하는 것이 무엇인지 물어볼 때마다 배변에 관한 내용을 빠지지 않고 꼭 말해준다. "아이의 배변 습관에 관심을 가져야 하고 사랑해야 해." 예비 부모들에게 이 말을 해주었을 때의 첫 반응은 대부분 어리둥절이었다. 처음 부모가 되면 아이의 건강을 확인하기 위해 매일 체크해야는 것이 바로 '대변 횟수'와 '대변 양상'이다. 매일 아이가 대변을 보는 횟수가 일정한가? 대변의 상태가 괜찮은가? 에 관심을 가지는 것이 부모로서 확인할 수 있는 가장 쉬운 '건강 체크법'이다. 물론, 나도 처음 의사가 되었을 때에는 보호자들이 "아이 대변에서 시큼한 냄새가 나요…."라고 말했을 때, 속으로 왜 저런 이야기까지 하는 걸까? 의구심이 들었었다. 그러나, 실제 아이를 키워보니 신생아 시기의 대변의 변화는 부모가 가장 빠르게 인지할 수 있는 척도였다. 초기에 부모들은 변의 색과 냄새를 통해 상태를 분별하곤 하는데, 설사가 아닌 정상변에서 황색,

갈색, 녹색인 경우에 크게 걱정할 필요는 없으나 검은색, 회색, 붉은색의 변이라면 병원에 가보는 것이 좋다. 변의 냄새는 시큼하거나 썩은 냄새가 나더라도 아이의 컨디션이 괜찮으면 정상적인 현상이다. 다만, 해당 현상(녹변 또는 썩은 냄새)이 심화되고 동시에 컨디션까지 좋지 않다면 세균이나 바이러스에 감염되었을 수 있기에 진료를 받아보도록 하자. 병원에 방문할 때에도 대변 일지나 사진을 보여주는 것도 의사가 아이의 상태를 이해하는 데 큰 도움이 된다. 이처럼, 아기를 키우는 부부라면 대화에서 '아기의 대변'은 매일 안부를 묻듯이 나누면 좋은 주제이다. 아이의 대변이 묻은 기저귀를 치우거나 대변이 잔뜩 묻은 엉덩이를 닦아주면서도 아이가 사랑스러울 때, 비로소 내가 부모가 되었음을 다시 한번 느낀다.

변비, 묵히면 묵힐수록 치료가 어려워져요.

병원에 소화기 질환으로 찾아오는 원인 중 가장 많은 질환으로 단연 '변비'이다. 수유를 하는 영유아기에서의 변비는 주로 일시적인 문제로 끝나는 경우가 많지만 정상 식이와 함께 기저귀 떼기 교육을 하는 시기에 변비는 크고 작게 문제를 일으킬 수 있다. 그러나, 대부분의 부모들은 변비를 큰 병으로 인식하지 못하는 경우가 많아 치료보다는 여러 민간요법을 시도해보는 경우가 많다. 물론, 물을 많이 마시거나 식이섬유(채소, 푸른주스) 등을 섭취하는 것으로도 변비가 좋아지는 경우도 있다. 그러나, 다수의 아이들은 민간 요법을 시도하다가 초기 치료 시기를 놓친 후 만성변비로 발전하여 뒤늦게 병원을 찾아오게 된다. 아이들에게 변비가 더 쉽게 악화되는 이유는 간단하다. 배변 시 발생하는 불쾌한 통증 때문에 아이가 대변을 잘 보려하지 않고 일부러 참으면서 생기기 시작한다. 어른들의 입장에서는 배변이라는 행위는 노폐물을 배출시키는 건강한 행위로 받아들이지만, 아이들은 그런 복잡한 개념을 쉽게 이해할 수 없다. 아이들은 배변을 보는 행위를 아프거나 불필요한 행위로 인식하기에 재미있는 일(놀이, 동영상 보기)을 하는 도중에는 억지로 변의를 참으려고 한다. 이런 습관은 변을 점점 딱딱해지게 만들고 다음 배변시에 통증을 유발시킨다. 한번 딱딱한 변으로 인해 항문에 상처를 입게 되면 변을 보는 행위를 아픔으로 받아들여 더욱 배변 행위를 싫어하기 시작하게 된다. 변을 보는 행위가 싫어진 아이는 변을 계속 참게되고, 몸은 그것을 기억하여 항문의 괄약근을 여는 역치값을 상승시켜 변의가 줄어들기도 한다. 이런 악순환이 반복되면서 아이는 만성 변비로 발전하게 되고 동시에 항문질환도 발생하는 것이다. 여기서 최악은 부모가 아이를 억지로 변기에 앉혀 "힘! 끙!" 같은 소리를 내며 아이에게 배변을 강요하는 것이다. 아이는 그런 강요되는 상황으로 인해 심리적으로 위축되고 배변를 공포스러운 것으로 인식하게 될 수 있다. 한번 악순환에 빠진 변비는 단순한 생활 습관 교정만으로 치료가 되지 않으며, 생활 습관 교정과 함께 약물치료가 동반되어야 교정될 수 있다. 약물치료는 늦으면 늦어질수록 치료는 어려워질 뿐이다.

변비 치료약, 위험하지 않아요

의외로 부모들은 아이가 감기에 걸렸을 때 항생제를 사용하는 것에는 매우 관대하지만, 변비를 약으로 치료하겠다고 했을때에는 거부감을 보이는 경우가 많다. "변비약을 먹으면 장이 까매진다"는 속설이 존재할만큼, 아직까지도 변비약에 대한 공포를 가지고 있는 사람들이 많다. 하지만 속설과는 정반대로 아이/임산부/노인 변비 치료에 주로 사용되는 '락툴로오스'라는 약은 우리 몸에 전혀 흡수가 되지 않아 전신부작용이 적은 안전한 약 중 하나이다. 락툴로오스는 장내 수분 흡수를 막아 변을 무른 상태로 유지하는 약물이다. 말그대로 몸에 심각한 부작용을 유발하지 않고 변을 끌고 장을 부드럽게 빠져나가는 역할을 할 뿐이다. 다른 치료제인 마그네슘도 우리가 일반적으로 복용하는 마그네슘 영양제와 다르지 않아 부작용 없이 쉽게 사용할 수 있다. 변비 치료의 핵심은 결국 변을 무르게 함으로써 배변을 보다 쉽고 아프지 않게할 수 있도록 하여 아이 스스로 배변을 하도록 유도하는 것이다. 배변활동이 점점 아프지 않고 쉬운 것임을 인식하도록 하여 적은 양의 변이 직장에 준비되어도 변의를 느껴 1~2일에 1회 변을 스스로 볼 수 있도록 하여 변비를 치료하는 것이다. 간혹, 항문 자극하거나 관장약 사용하는 부모들이 있는데 이는 최후의 수단으로 사용하는 편이 좋다. 일회성으로 배 안에 있는 변을 제거하는 데에는 효과적이나 손쉽게 변을 제거하는 습관을 들인 아이들은 스스로 힘을 주어 배변하는 과정을 어려워하기 때문이다. 따라서, 주 2~3회 배변이 이뤄지지 않는다면 빨리 병원을 찾아 변비를 해결하도록 하자.

만성 변비에 대해 깊게 알아보기

가끔 심한 변비 환자의 경우 변비와 설사를 반복하는 경우가 있다. 이런 경우 엑스레이로 장을 확인해보면 배 안에 변으로 가득찬 경우가 대부분이고, 딱딱해진 변 틈 사이로 새로 형성된 무른 변이 흘러내려 설사가 되는 경우이다. 따라서, 아이가 변비와 설사가 계속 반복된다고 해서 정상이라고 생각하면 안 되고 병원에 가서 검사를 받는 것이 중요하다. 이런 상태는 일반 변비보다도 심하게 악화된 상황이니 치료가 필수적이다.

변비의 1차적인 치료는 약물 치료로도 충분히 가능하지만 약에만 의존하기보단 부모가 아이의 배변 습관을 교정해주기 위한 노력도 수반되어야 한다. 아이의 식습관과 생활습관을 개선하는 것이 변비에 빠지지 않는 좋은 방법이 된다. 간혹, 아이들 중에는 직장내의 배변을 살짝 보는 경우가 있는데 최소 5분간은 앉아서 충분히 변을 보도록 교육하는 것도 필요하다.

- 규칙적인 배변 습관 기르기(일정한 시간에 화장실 가기, 최소 5분은 앉아 있기 등)
- 충분한 물 마시도록 하기
- 섬유질이 풍부한 해조류, 채소, 과일 등을 섭취하기

드물지만 변비 증상이 중증 질환의 전조 증상인 경우도 있다. 심한 혈변을 동반하는 경우나 최근 3개월 간 체중 감소가 심한 경우, 1차 약물 치료에도 반응하지 않는 변비는 추가적인 검사가 필요하다.

 핵심 요약

- ◆ 소아 변비가 생기는 원인 중 가장 큰 것은 '배변에 대한 아이들의 두려움'이다.
- ◆ 변비는 초기에 치료하면서 바른 배변 습관을 키우는 것이 중요하다.
- ◆ 변비 치료약은 몸에 전혀 해롭지 않으며 주 치료제인 락툴로오스는 몸에 흡수되지 않는다.

열성 경련, 그렇게 위험하지 않아요.

우리 아이가 숨이 잠깐 멈췄어요

아이가 갑작스럽게 경련을 하였을 때, 이를 냉정하게 대처할 수 있는 부모는 단 한 명도 없을 것이다. 나는 육아를 하면서 '열성 경련(발열을 동반한 경련)'을 경험해보지는 못했지만 아이를 양육하고 있는 다른 소아과 의사들의 이야기를 들어봐도 실제 본인에게 닥쳤을 때 119를 부르는 것 이외에는 대처할 수가 없었다고 했다. 경련 현상을 자주 봐 온 소아과 의사들도 그런데 일반 부모들은 얼마나 놀랄까? 항상 예쁘던 아이가 어느 순간 갑자기 눈을 뒤집고 온몸에 힘을 주며 벌벌 떠는 모습에 부모들은 충격에 휩싸일 수밖에 없다. 열성 경련은 생후 9개월부터 5세 사이의 소아에게서 나타나며 의식을 잃고 전신이 뻣뻣해지게 된다. 발작은 수 분내에 멈추는 것이 일반적이다. 가끔 어떤 부모들은 아이가 숨을 멈췄다고 표현하기도 하지만 함께 놀라서 경황이 없어서 착각했을 가능성이 크다. 실제 열성 경련이라는 현상이 빈번하지는 않아 해당 내용으로 상담을 요청하는 친구들은 많지 않았다. 그럼에도 가끔 이런 현상을 겪는 보호자가 물어볼때면 진정시켜주기 위해 길게 상담해주는 주제 중 하나이다.

열이 나면서 발생한 경련은 위험하지 않아요

세부적으로 설명하기에는 복잡하여 결론부터 말하자면, '대부분의 경우 열이 나면서 발생한 소아의 경련'은 아이의 건강에 어떠한 문제도 야기시키지 않는다. 애초에 '열성 경련'이 발생하는 원인조차 명확하지 않으며 현대 의학에서는 미숙한 아이의 뇌가 발열 과정에 대해 부적절하게 반응하여 발생하는 것으로 해석하고 있다. 그렇기 때문에 대다수의 소아에게 발생하는 열성 경련은 마치 어른들의 입장에서 일시적으로 발생하는 기침 또는 콧물 정도로 해석할 수 있다. 아이가 점점 나이를 먹고 뇌가 서서히 발달함에 따라 열성 경련과 같은 일은 자연스레 발생하지 않고 사라지게 된다. 따라서, 겉으로 보기엔 매우 무섭지만 사실을 알고나면 그렇게 열성 경련을 두려워할 이유는 없다.

실제 경련 상황이 오더라도 의사의 입장에서도 해줄 수 있는 응급 처치는 많지 않다. 상급 병원에서도 환자가 경련을 일으키는 경우, 미리 준비된 약을 최대한 빨리 정맥 또는 근육 주사하는 것 외에 별다른 조치는 없다. 다만, 가장 중요한 응급 처치는 아이가 숨을 잘 쉴 수 있도록 도와주는 것이다. 경련 상황에서는 만에 하나 발생할 수 있는 구토 상황에 대비해 아이를 옆으로 눕히는 것이 중요하다. 이는 토사물이 입밖으로 자연스럽게 흘러나올 수 있도록 유도하여 토사물로 인해 숨구멍이 막히는 것을 예방하는 것이다. 이것은 집에서 열성 경련이 발생하였을 때 동일하게 따라해주면 된다. 주의할 점은 아이가 경련 시 뻣뻣하게 굳은 근육을 풀어주려고 몸을 주무르거나, 숨을 못 쉬는 것 같아서 인공호흡을 해주는 행위는 오히려 아이가 자발적인 호흡을 방해할 수 있어 위험할 수 있다. 이후, 발생시간을 체크하고 빠르게 119에 연락하여 도움을 받아 아이를 케어하는 것을 추천한다. 경련 상황은 마치 수십분의 시간이 지나가는 것 같지만 대부분 발생 시점부터 약 1~2분, 아주 길어도 약 5분 내에 상황이 종료되기 때문에 당황스럽더라도 대략적인 지속 시간을 확인하는 것이 추후 치료 및 관리의 관점에서 큰 도움이 된다. 경련 종료 시점은 힘이 들어갔던 아이의 몸에서 힘이 풀리고 초점이 돌아올 때로 잡으면 된다. 대다수의 아이들은 경련 직후 몸이 풀어져 곧바로 잠으로 빠지는 경우가 많기 때문에 바로 잔다고 해서 너무 놀랄 필요는 없다.

그렇다면 모든 경련은 안전한가요?

경련이 누구에게나 흔하게 발생하는 일은 아니기 때문에 정확한 접근을 통해 위험 요소가 있는 지 판단하는 것이 의사의 역할이다. 열성 경련을 하는 환자 중 약 2~4%만이 성장 후에도 재발할 가능성이 있는 '뇌전증' 환자로 분류되며, 아래와 같은 상황일 때 가능성이 높다.

• 만 5세 이상에서 열성 경련이 발생.
• 가족력
• 수차례 열성 경련을 한 이력
• 발달 장애가 있거나, 발달 또는 신체 검사 상 이상 소견
• 국소 경련을 할 때

눈을 뒤집고 온 몸을 떠는 경련을 '전신 경련'이라고 하는데 일반적인 인식과는 다르게 이런 류의 '전신 경련'이 오히려 안전하다. 전신 증상 없이 의식 소실만 있거나 몸에 힘이 빠진다던지, 한쪽 팔다리에만 경련 증상이 나타나는 경우를 '국소 경련'으로 분류하는데, 이럴때에는 오히려 추가적인 검사를 필요로 할 수 있다. 그렇기에 당황스럽더라도 당시 상황을 구체적으로 기억하여 의사에게 설명해주는 것이 중요하다.

열성 경련에서 가장 중요한 것은 열의 원인을 찾는 것이다. 일반적으로 경련 자체는 뇌의 미숙한 반응으로 해석할 수 있으나 발열에는 반드시 원인이 있기 때문에 이를 감별해내는 것이 매우 중요하다. 특히, 뇌신경계의 감염 유무를 감별해내야 한다. 다양한 신경학적 검진을 통해 의사가 이를 감별해내지만 보호자가 아이가 최근 감기 증상, 설사 증상 등 발열이나 경련 이외에 다른 증상이 있었는지 자세히 설명해주는 것이 큰 도움이 된다. 다만, 경련 전후 1~2시간 이내에 발열이 없었음에도 경련이 발생하는 경우라면 추가적인 검진이 필요할 수 있다.

열성 경련에 대해 깊게 알아보기

일반적으로 열성 경련 때문에 항경련제를 복용하는 경우는 매우 드문 편이다. 그럼에도 반복적으로 열성 경련을 하는 아이들에게 이상이 없더라도 예방적 차원으로 항경련제를 복용하도록 처방하는 경우도 있다. 가끔 아이들 중에 뇌전증으로 이환될 확률이 높은 경우, 항경련제를 복용해야하는데 부모들이 '발달 지연'에 대한 우려를 표하며 약을 꺼리고 민간 요법을 택하는 케이스도 있다. 그런데 뇌전증으로 갈 위험이 있는 환자의 경우 경련 자체가 약물보다 뇌 발달에 더 큰 악영향을 끼치기 때문에 꾸준하게 약물 치료를 하는 것이 더욱 중요하다. 뇌전증에 대한 근원적인 치료는 없다고 하나 항경련제의 적절한 사용을 통해 질병을 조절하는 것은 가능하다.

또한, 열성 경련을 할 때에 해열제를 먹여야 한다고 생각하는 부모들도 있다. 열성 경련의 경우 해열제 투여로 예방할 수 없다는 것은 이미 많은 임상 연구를 통해 밝혀진 바 있다. 열성 경련은 특정 온도에서 발생하는 것이 아니다. 신체적으로 발생할 상황이라면 37.8도의 열에서도 발생할 수 있고, 발생하지 않을 상황이라면 39도의 열에서도 발생하지 않는다. 열성 경련의 과거력이 있다고 해서 적정 용량 이상의 해열제를 과도하게 투여하거나 억지로 입원시켜 근육 또는 정맥 주사 해열제 등을 투여할 필요는 없다.

핵심 요약

◆ 갑작스러운 경련 상황에서는 아이를 옆으로 눕혀 토사물이 숨구멍을 막지 않도록 한 후 119에 신고한다.

◆ 열성 경련 환자의 2~4%만이 뇌전증과 관계가 있으므로 걱정하기보단 상황을 구체적으로 기록하여 의사에게 설명해주는 것이 치료에 더 중요하다.

◆ 열성 경련은 해열제로 예방되지 않기 때문에 과도하게 임의로 해열제를 사용하지 말자.

8장

성조숙증, 빨리 눈치채야 해요.

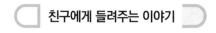

아이의 키는 부모들의 최대 관심사이면서 '사춘기 징후'에는 관심이 없다?

소아청소년과(소아과)에서 근무를 하며 '키 크는 영양제'에 대한 질 문을 수도 없이 받는 것만으로 대한민국 부모들이 '아이의 키'에 얼마나 관심이 많은지 알 수 있다. 어렸을 때부터 어떤 음식을 어떻게 먹여야 하는지? 잠은 언제부터 자야하는지? 얼마나 재워야 하는지? 어떤 운동 을 해야하는지? 자세를 바르게 해야하는지? 우유나 멸치는 얼마나 먹여 야 하는지? 보약을 먹어야 하는지? 여러 가지를 세세하게 고민하고 계 획하는 부모들이 정말 많았다. 그러면서도 어떤 부모도 '아이의 성조숙 증 증상'에 대해서는 크게 관심을 가지지 않고 있었다. 성조숙증은 '여 자 아이는 8세 미만, 남자 아니는 9세 미만에 사춘기가 빠르게 발생하 는 경우'를 일컫는다. 또래보다 빠르게 2차 성징이 찾아오는 것이기 때 문에 키가 빠르게 자라고 몸에 변화가 생긴다. 부모들은 이를 보고 '아 이가 빨리 성장해서 키가 커지겠구나'라고 생각할 수도 있으나 오히려 어른이 되어서는 작아지는 경우가 더 많기에 성조숙증에 대한 세심한 관심이 필요하다. 성조숙증 증상은 음모 발생, 키 성장, 여드름 순으로 점차적으로 나타나기 때문에 우리 아이가 또래들보다 빠르게 성장하는 것 같을 때 '성조숙증'에 대해 한 번쯤 떠올려볼 필요가 있다.

성조숙증, 왜 생기는 거죠? 꼭 치료를 해야 하나요?

일반적인 속설로 '정수리에서 비릿한 냄새가 나기 시작할 때' 소위 말하는 사춘기가 시작되는 징후라고 이야기 되곤한다. 이 말은 일정 부분 맞기도 하지만 정확한 것은 아니다. 사춘기가 일어나면 호르몬의 변화로 인해 체모가 많아지고 체취가 나기 시작하지만 이것도 사람마다 다르기에 일반화하기는 어렵다. 따라서 발모 상태나 체취등으로 성조숙증을 판별하지는 않는다. 여자 아이의 경우에는 가슴 몽우리로 사춘기 시작 유무를 판단할 수 있어 쉽게 알 수 있는 경우가 많다. 반면에 남자 아이의 경우는 고환의 크기로 성조숙증을 판단해야 하기 때문에 부모가 쉽게 관찰하기 힘든 경우가 있다. 따라서 조금이라도 의심이 되는 경우에는 반드시 의사의 진단을 받는 것이 중요하다.

성조숙증은 왜 치료가 필요한 것일까? 일반적으로 사춘기 징후가 여자의 경우 만 8세 이전, 남자의 경우 만 9세 이전에 시작되는 경우 치료를 권장한다. 사춘기 징후가 종료되면 성장판도 모두 닫히게 되는데, 성조숙증으로 인해 최종키가 여자는 자신의 본래 키 보다 12cm, 남자의 경우 20cm가량 작아질 수 있기 때문이다. 사춘기 때 발생하는 키의 폭발적 성장이 초기에 일어나는 경우 당장은 커보일지 몰라도 성인이 되었을 때에는 많은 손해를 보게 된다. 신체적인 부분뿐만 아니라 정서적인 부분에서도 어느정도 영향을 끼칠 수 있다. 갑작스러운 신체변화로 받는 심리적인 영향이나 또래와의 어울림에서도 다름으로 인한 문제가 발생할 수도 있다. 또한, 크게는 학습 능률에도 저하가 올 수 있어 빠르게 관찰하여 치료를 하는 것이 좋다.

성조숙증이 발생하는 이유는 다양한데 일반적으로는 사회가 발전하면서 과거에 비해 여러 호르몬에 노출되는 빈도가 높아진 것을 하나의 원인으로 꼽고 있다. 예를 들면, 가축의 성장을 촉진하기 위해 다양한 처리를 한 식료품 등이 원인이 될 수도 있고, 일회용품 등에서 나오는 환경 호르몬도 영향을 줄 수 있을 것으로 추측되나 아직 명확한 근거는 없는 상태이다. 다만, 특정 식이습관이나 음식 섭취로 인해 유발되는 것은 아니다. 가장 큰 미신으로는 '콩을 다량 섭취하면 성조숙증이 유발된다는 것'인데 이는 이미 대규모 임상 연구를 통해 사실이 아닌 것으로 밝혀졌다. 두유와 같이 콩을 압착하여 만든 제품의 경우 콩에 함유된 식물성 호르몬의 비율이 높아지는 것으로 알려져 있다. 따라서, 미국은 두유의 호르몬 함량을 표기하도록 되어있는 반면 우리나라는 아직 해당 내용에 대한 규제가 없어 두유의 다량 섭취는 삼가는 것이 좋다. 또한, 키를 크게 한다는 이유로 다양한 한약제를 장기간 과다 복용하는 것도 금물이며, 스테로이드성 약물이 미량이라도 포함되어 있는 약물을 장기간 과다 복용하는 경우에도 성조숙증이 쉽게 유발될 수 있다.

성조숙증 치료에 대해 깊게 알아보기

성조숙증은 성선호르몬 유도제(GnRH agonist)를 투약하여 치료를 하게 된다. 일반적으로 '성선호르몬'은 사춘기를 유발할 때 몸에서 다량 분비되는 호르몬이다. 성조숙증 환자의 경우 성선호르몬 유도제를 투약받게 되면, 뇌의 성선호르몬 수용체가 감소되어 뇌 자체에서 받아들이는 사춘기 시그널이 감소하게 된다. 이 때문에 약물을 투약 받게 되면, 여자아이의 경우 가슴 몽우리가 작아지고, 남자아이의 경우 고환 크기 감소하는 등의 신체적인 변화가 일어난다.

치료는 1개월 또는 3개월 간격으로 피하 또는 근육주사를 맞으면 된다. 치료 시기는 치료 목표에 따라 다른데, 또래와 사춘기 시기를 맞추는 것이 목표가 될 수도 있고 목표 키를 설정하여 이에 도달할 때까지 사춘기를 늦추는 방향으로 치료하기도 한다. 다만, 성조숙증 상태가 아니라 단순히 성인 때의 최종 키를 늘리려는 목적으로 사춘기를 늦추는 치료는 권장되지 않는다. 왜냐하면 질병상태에 없는 아이들에게는 사춘기를 늦추는 약이 잘 반응하지 않기 때문이다. 비록 성선호르몬 유도제는 몸의 호르몬 균형에 일시적으로 영향을 주는 약이나 30년간 매우 안전하게 사용되었기에 장기간 사용하더라도 큰 문제가 없다. 환자의 상태에 따라 의사가 적정기간 사용을 하기 때문에 큰 걱정 없이 안심하고 치료를 받도록 하자.

핵심 요약

- ◆ 여자는 만 8세 이전, 남자는 만 9세 이전에 사춘기가 시작되는 경우 성조숙증을 의심하자.
- ◆ 여자의 경우 가슴 몽우리, 남자의 경우 고환의 크기로 성조숙증 발현 여부를 진단한다.
- ◆ 성조숙증은 아이의 최종 키뿐만 아니라 정서적인 문제와 학습 능력 등에 영향을 줄 수 있기 때문에 가능하다면 빠른 치료가 필요하다.

키크는 마법의 묘약은 없다.

키가 크신 선생님은 이해하지 못하실 걸요?

한 가지 고백을 하자면 아내와 나는 어린 시절부터 키에 대한 고민을 해본적이 없었다. 키가 엄청 커서 그런 것은 아니지만 늘 또래들의 평균보다는 약간 크다 보니 소위 어린 시절 '우유 먹기', '멸치 먹기', '일찍 자기', '쭉쭉이' 등과 같은 이야기들은 성장기의 주된 내용은 아니었다. 그러다 보니 항상 아이의 키로 고민하는 주변 지인들에게 "키가 작으면 어때? 자신감만 있으면 되는 거 아니야?" 라는 말을 해줄 때면, 지인들은 "너는 키가 크니깐 작은 사람들의 비애를 공감 못하는 거야" 라며 핀잔을 주곤 했다. 가끔은 키에 굉장히 예민한 부모들은 아이들에게 가격도 비싸고 매일 맞아야 하는 성장호르몬 주사를 놓아주기도 한다. 그런데 성장호르몬 주사조차 최종 키의 3~5cm '밖에' 못 올려 주기 때문에 나는 늘 회의적으로 이야기하지만, 누군가는 3~5cm나 올려준다고? 그럼 당장 맞아야지! 라는 반응을 보여주기도 했다.

실제로 내가 수련 받았던 서울대병원의 경우만 하더라도 치료 목적이 아니라 단순한 키 성장을 목적으로 성장호르몬 치료를 받으러 오는 아이들이 많았다. 재밌는 것은 당시 성장치료를 담당하시던 두 명의 선생님이 계셨는데, 한 분은 키가 160cm정도 되셨고 다른 한 분은 180cm 정도 되시는 분이셨다. 두 분 중 '키 성장 목적'의 성장치료 처방을 가장 많이 하신 선생님은 누구였을까? 160cm 선생님의 성장호르몬 처방율이 다른 선생님을 압도했다는 사실은 제자들 사이에서 재밌는 일화로 자리잡고 있다. 특히, 작은 선생님의 따님의 키가 175cm가 넘으셨는데 제자들은 적극적인 호르몬 치료를 한 것 아니냐며 우스갯소리로 의혹을 제기하기도 했으나 아니라고 해명하셨었다.

키를 크게 하는 묘약이 있을까요?

답을 먼저 말하자면 키 크는 묘약은 있다. 앞서 언급했던 것처럼 바로 성장호르몬 치료이다. 매일 인슐린 주사처럼 동일한 형태로 주사를 맞아야 하며 비보험 치료이기 때문에 매달 약 80~100만 원가량이 든다. 치료 기간은 대략 1년~3년 정도이며, 이를 통해 클 수 있는 키는 본인의 원래 성인 키에서 약 3~5cm 정도 성장할 수 있다. 예를 들어 성인 키가 170cm이라면 173~175cm 정도로 성장 가능하다고 보면 된다. 묘약이긴 하나 비용도 비싸고 과정도 번거롭다 보니 현실적인 상황을 고려해보고 선택해야 한다. 대략 3~5cm을 성장시키기 위해 약 1,000에서 3,000만원을 써야한다는 것이라 선뜻 선택하기란 쉽지 않다. 그런데 주변에 이런 이야기를 해주면 대부분의 남자인 친구들은 열에 아홉은 지금이라도 키를 키울 수 있다면 그 정도 비용을 지불하고 싶다고 이야기하곤 했다.

그렇다면 식이요법, 운동요법, 수면 요법등은 그렇다면 얼마나 큰 효과를 볼 수 있을까? 아쉽게도 이런 요법을 적용하였을 때 정상 수준의 식이와 운동, 수면을 하는 아이와 비교하여도 통계적으로 유의미한 성장을 보이지 않는 것으로 알려져 있다. 다만, 여기서 간과해서는 안 되는 포인트는 '정상 수준'의 식이, 운동, 수면을 유지하는 것이 중요하다는 것이다. 정상 수준을 유지하지 못했을 때에는 예상되는 수준의 키로 충분히 성장하지 못할 수 있다는 것을 의미한다.

정상적인 식이, 운동, 수면 요법

대부분의 보호자들은 아이들에게 칼슘, 비타민 D와 같이 뼈를 구성하는 영양제를 다량 복용하게 하는 경우가 빈번하다. 칼슘, 비타민 D뿐 아니라 필수 아미노산, 단백질 등을 적절하게 섭취하지 않는다면 충분한 성장은 이뤄질 수 없다. 그러나 비타민 D를 제외하면 다른 영양소들은 정상 식사내에서도 충분하게 섭취할 수 있다. 실제 아이를 키우면서 영양제를 먹이기 위해 시럽이나 젤리 형태의 영양제를 종종 사용하곤 했었다. 그런데 단 성분의 영양제를 먹고 나면 배가 부르거나 입맛이 떨어져 아이의 식사량이 줄어들기도 했고, 이런 현상은 오히려 정상적인 식이를 방해하는 효과를 보였다. 아이에게는 매일 적정 수준의 동물성 단백질을 섭취하게 하는 것이 중요하다. 한국인의 식단에는 칼슘이나 다양한 필수 아미노산 등이 충분히 포함되어 있어 적절한 식사만 하더라도 다른 영양제를 꼭 먹일 필요는 없다. 다만, 실내에서 많이 노는 한국 아이들 특성상 비타민 D는 정상 생활 내에서 충분히 공급이 안될 가능성이 많아 영양제를 함께 먹여도 좋다.

적절한 수준의 운동을 통해 성장판을 자극하는 것은 매우 중요하다. 농구가 키를 키운다는 미신은 사실 키가 큰 아이들이 농구를 잘하는 경향성이 있기 때문에 키 큰 아이들만 모여 있는 모습이 자주 연출되어 생긴 오해라고 생각한다. 어떠한 운동이든 하루 1~2회 아이가 땀이 날 정도만 활동을 한다면 그것으로 충분하다. 굳이 아이에게 '키를 키울 목적만으로' 어떤 운동을 시킬 필요는 없다. 나도 아이 둘의 아빠이지만 '키를 키울 목적만으로' 추가적인 운동을 시키지 않는다. 물론, 부모의 휴식이나 아이의 에너지를 소진하기 위한 목적의 운동이라면 언제든지 찬성이다.

수면 요법은 어떠할까? 새벽 2~3시는 성장호르몬이 가장 많이 분비되기에 수면에 드는 시간이 중요하다는 속설을 믿는 보호자들이 많다. 하지만 정확한 것은 4단계 수면, 즉 깊은 수면에 들어갔을 때 성장호르몬 분비가 피크를 이루게 된다. 보통 아이가 10시에 입면을 하였다면 새벽 2~3시경에 4단계 수면에 들어가기에 그런 이야기가 나온 것이다. 따라서 몇 시에 자는 것이 중요한 것이 아니라 잠을 많이 자는 것이 중요하다. 오랜 시간 깊은 수면을 하는 것은 유일하게 유의미한 차이를 가져올 수 있는 생활 습관으로 평소 낮잠을 자주는 습관 역시 키 성장에는 도움이 된다. 이것도 미신 같은 이야기이지만, 주로 학창 시절 뒤에서 낮잠을 자던 아이들이 키가 더 크지 않던가? (물론 내가 낮잠을 많이 자서 큰 건 아니다.)

그렇다면 무엇을 해야 하죠?

키의 유전성은 누구는 20%, 누구는 60% 정도를 이야기하는데, 사실 이는 연구로 증명하기 매우 어렵기 때문에 어떤 수치를 제시한다는 것은 늘 논란의 여지가 있다. 그냥 쉽게 생각하면 유전적 요인 50%, 후천적 요인 50%가 함께 작용하여 최종 키를 결정하게 된다. 지금 40~50대의 부모님 세대만 하더라도 적절한 영양 섭취나 성조숙증 치료가 어려운 세대였기 때문에 부모님 두 분 다 작더라도 본인의 키는 큰 경우가 있을 수 있다. 부모님이 키가 큰 유전자를 가지고 계셨으나 다양한 요인으로 인해 크지 못한 경우였을 수 있다. 하지만, 지금 20~30대의 경우 후천적 요인 50%는 대부분 부족하지 않게 채웠기 때문에 이후 세대들은 유전적인 요인이 더 많이 좌우할 것으로 예상한다. 물론 그렇다고 하더라도 앞서 말한 정상적인 식이, 운동, 수면 습관을 유지하는 것이 얼마나 어려운 것인지 아이를 키워본 부모라면 충분히 이해할 수 있을 것이다. 골고루 밥을 먹이고, 충분한 운동을 시키고, 자기 싫다는 아이와 실랑이를 하며 일찍 수면에 들게 하는 일은 너무나도 어려운 일이다. 다른 것들은 그렇다 쳐도 한 가지 꼭 주의를 주고 싶은 것이 있다면 바로 비만이다. 비만은 키 성장의 가장 큰 적이다. 비만은 성조숙증 및 골연령 노화를 촉진하기 때문에 비만한 아이는 당장 커 보일지 몰라도 성인 최종 키는 작을 가능성이 높다. 각종 영양제를 권장하지 않은 이유는 손쉬운 당류로 배울 채우는 습관이 나쁘기 때문이지 영양제가 필요 없다는 의미는 아니다. 조절할 수 있다면, 적절한 수준의 영양제 섭취도 물론 권장한다.

키 성장에 대해 깊게 알아보기

성장 클리닉에 가면 대부분 팔목을 X-Ray로 촬영하여 '골 연령'을 판독하게 된다. 이는 현재 아이의 뼈가 본인의 실제 나이 대비 어느정도 성장해 있는지를 확인하는 방법이다. 이때 치아가 빨리 나는가에 대한 소견은 크게 중요하지 않고 오로지 손목 X-ray 판독을 통해 골 연령을 판독한다. 골 연령이 너무 빠르게 진행된 경우 성조숙증 검사 등을 통해 다른 유발 요인이 있는지 확인하고, 필요 시에는 성조숙증에 대한 치료를 함께 진행한다. 다만, 특별한 성조숙증 소견이 없다면 대부분의 경우 다이어트를 권장하는데, 아이에서의 다이어트는 '체중 감량'이 목표가 아니라 '체중 유지'가 목표가 된다. 아이가 성장함에 따라 키는 크지만 체중이 유지된다면 그것만으로 충분히 감량이 되었다는 것을 의미하기 때문이다. 오히려 과도한 감량 목표를 세워버리면 영양 섭취 부족이 유발되어 다른 악영향을 초래할 수 있기 때문이다.

성장호르몬 치료는 주로 사춘기 전에 시작하게 되며 보험으로 성장호르몬을 맞을 수 있는 경우는 매우 드물다. 다른 질병으로 인해 키가 작은 상태이거나 성인 예상키가 너무 작은 경우가 아니라면 대부분은 비보험으로 치료를 시작한다. 매일 펜형 주사기로 주사를 맞게 되며 비용은 대략 월 80~100만원가량 필요하다. 앞서 언급한 것처럼 기대 효과는 예상 키에 3~5cm정도를 더해주는 효과이다. 성장호르몬 치료는 적정용량에서 사용 시 안전한 치료로 건강한 아이가 의사와 충분한 상담을 거쳐 사용한다면 부작용 없이 안전하게 사용할 수 있으니 부작용에 대한 걱정은 크게 하지 않아도 좋다. 성인 예상 키는 여러 방식으로 계산할 수 있는데, 간단하게 아래의 방법을 사용해볼 수 있다.

남자: ((엄마 키+아빠 키)+13)/2

여자: ((엄마 키+아빠 키)-13)/2

핵심 요약

◆ 정상적인 식이, 운동, 수면 요법을 유지한다면 추가적인 영양제나 운동 등은 키 성장에 유의미한 도움이 되지 않는다.

◆ 비만이나 성조숙증이 키의 가장 큰 적이며, 이를 유의하는 것이 키 성장에 중요하다.

◆ 필요 시 성장호르몬 치료를 할 수 있으며 이는 최종 예상 키에 3~5cm정도 더해주는 효과를 보인다. 비교적 오랜 기간 동안 안전성이 입증된 치료로 건강한 아이라면 안심하고 시작해도 무방하다.

해열제 교차복용, 꼭 해야 하나요?

아이를 키우면 누구나 알게 되는 해열제 교차복용

과거에 비해 인터넷을 통해 정보가 빠르게 공유되는 시대가 되다 보니 '건강과 약'에 대한 정보들도 쉽게 공유되곤 하는데, 그 중 하나가 바로 해열제 교차복용이다. 요즘에는 보호자와 상담을 할 때면, "아이가 몇시쯤부터 열이 나기 시작에서 타이레놀과 부루펜을 교차 복용하였는데도 열이 떨어지지 않았어요"처럼 상세하게 설명해주는 경우가 많아졌다. 해열제 교차복용은 대중들에게도 많이 알려져 있는 상식이 되었고, 아이를 키우고 있는 우리 집에도 앞선 두 종류의 해열제가 모두 구비되어 있다. 우리가 '해열제 교차복용'에 대한 문제를 논의해보기 전에 근본적으로 생각해볼 거리가 하나 있다.

아이가 열이 날 때마다 항상 약을 먹여야 할까?

해열제 교차복용, 다시 한번 생각해보세요

　그렇다면, 해열제 교차복용은 과연 어떤 이득이 있을까? 해열제에 대한 연구를 분석해본 결과 해열제의 유익성을 판단하는 기준은 '아이가 고통을 느끼는 정도'외에 다른 이득은 존재하지 않았다. 여기서 '고통을 느끼는 정도'는 아이가 발열 상황에서 얼마나 편안한지의 척도를 확인하는 것이다. 즉, 해열제를 교차 복용해가며 투여해야 하는 경우는 기준은 '발열의 정도'가 아니라 '아이가 얼마나 힘들어 하는지'를 기준으로 판단하는 것이 바람직하다는 것이다. 예를 들어, 귀 체온계(정확도가 떨어지는 편이며, 겨드랑이 체온계를 추천)를 기준으로 체온이 39~40도가 나오더라도 아이가 전혀 힘들어하지 않아 하고 잘 놀고 잘 먹는다면 굳이 해열제를 교차복용까지 해가며 열을 떨어뜨리기 위해 신경 쓸 필요는 없다. 오히려 과도한 해열제로 체온을 강제로 낮추는 것은 저체온을 유발하거나 면역과정을 저해할 수도 있다. 반대로 37.8~38도의 '가벼운 열'이 측정되더라도 아이의 상태가 좋지 않고 음식 섭취가 눈에 띄게 줄어든다면 적극적인 해열제 투약이 필요할 수 있다.

　특히, 열성경련 편에서도 이야기한 것처럼 적극적인 해열제 투약이 열성경련을 예방하는 것은 아니며, 정확하지 않은 귀 체온계의 체온 결과로 적극적인 해열제 투약을 결정을 하는 것은 오히려 약물 과다 복용으로 인한 오남용을 야기할 수 있다. 비록, 다양한 임상 연구에서 교차복용을 하는 것이 약물 부작용을 더 높이진 않는다고 명시하고는 있으나 아이를 키우는 보호자들이 발열에 대해 필요 이상으로 두려워하는 '열 공포증'이 있기 때문에 미국 소아과학회는 해열제 교차복용을 조심스럽게 접근해야 한다고 권장하고 있다. 해열제 교체 복용과 관련된 홍미로운 연구가 있었는데, '해열제 교차복용'을 한 아이들이 유치원이나 돌봄 교실 등을 빠지지 않고 출석하는 데에 유의적인 도움을 주었다는 내용이다. 물론 교차 검증이 된 실험은 아니었으나 '아이의 발열'이 단순히 '아이의 고통'으로 만 끝나는 것이 아니라 보호자의 고통이나 생활 환경에도 영향을 준다는 것이 반영된 부분임을 알 수 있었다.

그렇다면 선생님은 아이에게 해열제를 어떻게 투약하시나요?

진료실에서는 보호자에게 앞서 언급했던 이야기를 간략하게 소개하면서 '해열제 교차복용'은 당연한 것이 아니라 조심스럽게 생각해야 된다고 설명을 해준다. 이후, 모든 투약 기준을 '발열'이 아니라 '아이가 잘 노는지(아이의 컨디션)'를 기준으로 투약하는 것을 권장한다. 물론 상비약으로 집에 두 종류(아세트아미노펜 성분과 이부프로펜 성분)의 해열제를 구비해두는 것을 권장한다. 그러면서 아이에게 어떤 해열제가 더 효과적인지 관찰해보는 것이 중요하다. 해열제 복용을 시켜보고 전/후로 체온을 비교하여 1도 이상 떨어진다면 잘 드는 편이다. 따라서, 경험적으로 아이에게 잘 드는 해열제 한 가지만으로 치료하는 것을 강하게 권장하는 편이다. 다만, 부모의 현실적인 상황에 따라 빠르게 아이의 열을 내려야 할 때(숙면, 기관 돌봄)에는 교차복용 스케줄을 정확하게 숙지한 다음 꼼꼼히 기록해가며 복용하는 것을 추천한다. 물론 우리 집에서도 엄마 아빠의 숙면을 위해 종종 해열제 교차 복용을 하기도 한다. 정량을 지키면 아이에게 해로울 일은 없겠지만, 아이의 컨디션만 괜찮다면 '아이의 발열'에 대해 너무 공포감을 가질 이유는 없다는 것을 이야기해주고 싶다.

해열제에 대해 깊게 알아보기

미국 소아과학회는 해열제 교차복용에 대해 '조심스러운 접근'을 추천하고 있는 반면, 이탈리아, 뉴질랜드, 캐나다의 소아과학회는 해열제 교차복용 자체를 권장하지 않는다. 그 이유는 해열제 교차복용에서 얻는 실익보다 해악이 더 많다고 판단하였기 때문이다. 물론 조심스럽게 투약을 한다면 아이에게 해롭진 않겠지만, 아이에게 투약하는 해열제는 시럽으로 되어있기 때문에 부모가 정확한 용량을 맞춰서 투약하기가 쉽지는 않다. 대부분 나이와 체중을 기준으로 설명되어 있긴 하지만 나이나 체중이 세분화되어 있지 않아(10~27개월이 한 카테고리로 묶여 있음) 어릴수록 과용량을 투약하게 되는 경우가 있어 주의가 필요하다.

- 아세트아미노펜: 생후 4개월부터 안전하게 사용이 가능한 약이다. 하루 최대 5회를 넘기지 않게 복용해야 하며, 1회 투약 시 10~15mg/kg의 용량을 투약해야 하며 공복 복용이 가능하다. 대부분 국내 시판되는 해열제의 경우 '몸무게에서 3을 나눈 값'이 1회 투약하는 부피(mL)가 되도록 정량화 되어있다. 4개월 이전의 아이들은 의사의 진단하여 투약되어야 한다. 하루 최대 5회라는 기준이 있긴 하지만 심한 경우가 아니라면 하루 3회까지만 복용하는 것을 권장한다. 아세트아미노펜은 해열과 진통작용은 있으나 소염작용이 없으므로 인후염이나 중이염 등에 효과는 약한 편이다.
- 이부프로펜: 생후 6개월 이후부터 안전하게 사용이 가능한 약이다. 하루 최대 4회를 넘기지 않아야 한다. 투약 시 5~10mg/kg의 용량으로 투약해야 한다. 이부프로펜 계열은 위장장애를 유발할 수 있어 공복에 복용하는 것을 피하는 것이 좋다. 대부분 국내 시판되는 해열제의 경우 '몸무게에서 3을 나눈 값'이 1회 투약하는 부피(mL)가 되도록 정량화 되어있다. 6개월 이전의 아이들은 의사의 진단하여 투약되어야 한다. 이부프로펜 계열은 해열, 진통, 소염작용을 모두 가지고 있다. 흔히, 보호자들 중에 효과가 좋다고 덱시부프로펜(멕시부펜)을 찾는 경우가 종종 있다. 덱시부프로펜은

이부프로펜 내에 섞여 있는 R과 S형 중 효과가 좋다고 알려진 S형 이부프로펜만 추출하여 만들어진 제품이다.

- 각각의 해열제는 4~6시간을 간격으로 두고 복용을 할 수 있다. 교차복용을 할 때에는 위장장애가 적은 아세트아미노펜 계열을 우선적으로 복용하고 2~3시간 간격을 두고 이부프로펜 또는 덱시부프로펜을 복용시킬 수 있다. 하지만, 이부프로펜과 덱시부프로펜은 동일한 계열이기 때문이 '교차복용'에 대한 이야기만 듣고 두 약을 교차 복용하게되면 부작용(위장장애, 신장독성)을 증가시킬 수 있어 주의해야 한다. 따라서, 과량 투여를 경계하기 위해 정확한 양을 투약해야 하고, 어떤 약을 복용했는지와 몇 시에 복용했는지 기록해가면서 투약하는 것이 중요하다.

<2/4간격 '교차복용'의 예시 – 컨디션이 많이 안 좋을 때>

8시	10시	12시	14시	16시	18시
아세트아미노펜	이부프로펜 (덱시부프로펜)	아세트아미노펜	이부프로펜 (덱시부프로펜)	아세트아미노펜	이부프로펜 (덱시부프로펜)

<3/6간격 '교차복용'의 예시>

7시	10시	13시	16시	19시	22시
아세트아미노펜	이부프로펜 (덱시부프로펜)	아세트아미노펜	이부프로펜 (덱시부프로펜)	아세트아미노펜	이부프로펜 (덱시부프로펜)

핵심 요약

◆ 해열제 교차복용은 반드시 필요한 것은 아니다. 세계적으로도 부작용과 열에 대한 공포증 유발 등을 이유로 이에 대해 조심스럽게 접근하는 추세이다.

◆ 적극적인 해열제 투여의 기준은 '발열의 정도'가 아니라 '아이의 컨디션 정도'로 결정해야 한다.

◆ 적극적인 해열제 투여를 한다고 하면, 약에 대한 정확한 정보와 투여 방법에 대해 명확히 공부하고 기록하면서 투약해야 한다.

소아 중증질환을 대하는 자세

선생님의 아이라면 어떻게 하시겠어요?

대학병원에서 보호자들을 상담하다 보면 꼭 듣는 말들이 있다. "만약, 선생님의 아이라면 어떻게 하시겠어요?" 혹은 "선생님 혹시 아이가 있으세요?" 의학적 선택을 내리기 어려운 보호자의 입장에서는 어찌 보면 당연하게 건네는 질문일 것이다. 그러나 미숙했던 전공의 시절에는 이런 류의 질문을 받을 때면 살짝 기분이 나쁠 때가 있었다. '만약 내 아이였다면 내가 제시한 방법이 아닌 다른 선택을 했을 것이라 생각하나?' 아니면 '내가 아이가 없어서 이해를 못 한다고 생각하는 것인가?'라고 곡해해서 받아들였던 부분도 있었다. 가끔은 심통이 나서 아이가 없으면서도 쌍둥이 아빠라고 거짓말을 했던 적도 있었다. 지금에서야 돌이켜보면 보호자를 대하는 경험과 노련미가 부족하고 서툴렀기에 생겼던 치기 어린 마음이었다. 시간이 많이 흐르고 어느덧 두 아이의 아빠가 되고 나니 당시 보호자들의 어떤 마음에서 그런 질문을 했었는지 이해를 하게 되었으며, 내가 대처했던 방식들이 부끄러운 흑역사처럼 느껴지곤 한다. 부모가 되어보니 아이는 그 어떤 것과도 바꿀 수 없는 소중한 존재라는 것을 몸소 깨달았으며 그 어떤 질문도 담당 의사에 대한 불신이 아니라 그만큼 아이가 걱정되어서 나온 이야기였다. 부끄러운 시기들이 있었기에 지금은 머리로만이 아닌 마음으로도 보호자를 이해할 수 있는 내공이 생긴 것 같다.

지금도 기억에 남는 후회스러운 순간들

어느 날 새벽, 응급실에 한 부모가 아이를 안고 급하게 뛰어왔다. 매우 다급한 목소리로 아이의 배에 뭐가 만져지는 것 같다며 초조해하고 있었다. 당시 나는 새벽 당직을 서고 있었기에 졸린 눈을 비비며 내려가 아이의 배를 검진해보게 되었다. 초짜 의사였던 나는 아무 생각 없이 배를 만져봤는데 주먹보다 큰 덩어리가 만져졌다. 나 역시 이런 경우는 처음이라서 깜짝 놀라는 모습을 보이게 되었고 함께 있던 보호자들도 걱정스러운 표정으로 "선생님, 만져지는 덩어리가 뭐죠? 큰 이상이 있는 건가요?"라고 물어보기 시작했다. 나도 모르게 "네, 저도 이렇게 큰 덩어리는 처음 만져봅니다."라고 대답했었다.

또 다른 아이는 개인 병원에서 혈액 검사한 후 백혈병이 의심되어 전원을 온 응급실 환자였다. 새벽녘이었으니 지방 병원에서 급하게 올라온 것으로 추정되었다. 의사인 내가 보기에는 아이가 너무 창백했으며 혈액 검사 상 소위 '빈혈 수치'라고 불리는 혈색소가 정상인의 1/4 수준이었다. 이를 설명하자 보호자는 "아이가 뽀얗고 예쁘게 하얀 줄 알았어요….."라고 이야기를 했었다. 당시 설명의 의무에 투철했던 나는 "혈색소가 낮으면 창백하고 하얗게 보일 수 있습니다."라고 설명을 했었다.

한 환자는 사고로 뇌사 판정 직전의 환자였다. 의학적으로 보기엔 뇌사판정을 내리긴 어려우나 사실 상 회복 가능성은 없는 '장기 입원' 환자였다. 뇌사 판정을 기다리면서 이 교수님, 저 교수님을 떠돌며 병동을 전전하던 환자와 보호자는 병실 자리가 귀한 3차 병원의 퇴원 압박을 받고 있었다. 서울대학교 병원의 입원 자리는 항상 부족하고 대기가 많기 때문에 회복 가능성이 없는 환자는 요양 병원에서 케어하기를 권고하고 있다. 그러나 보호자는 항상 회진을 돌러 가면 아이가 어떻게 움찔했으며 어떤 반응을 보였는지 설명해주곤 했다. 어떻게든 희망의 끈을 놓고 싶지 않아 하는 모습이 보였다. 어느 정도 친분이 쌓였다고 판단하였을 때, 나는 현실적인 상황을 고려하여 보호자에게 솔직한 이야기를 해줄 필요가 있다고 생각했다. "움찔거림은 단순한 반사 반응입니다. 현재로써 회복 가능성이 매우 낮고, 아이는 오히려 더 고통받고 있을 수 있습니다."라고 말했었다.

절대 부모의 잘못이 아니다.

어느 날 아이를 놀이방에 데려다주는데, 선생님께서 "따님이 처음에는 차가웠는데 이제는 많이 자신감도 생기고 친구들과도 잘 놀아요!"라고 신나게 이야기를 해주셨다. 분명 선생님은 우리 아이가 예전에 비해 자신감과 사회성이 늘었다는 칭찬을 해주려고 했을 것이다. 하지만 부모의 귀에는 후단의 칭찬이 들리기보단, '어? 우리 아이가 왜 처음에 차가웠지? 왜 사회성이 부족했었지? 내가 뭘 잘못했나?'라는 생각이 더 앞선다. 부모란 늘 그런 것일까? 내가 보지 못했던 것들을 제3자가 보았을 때…. 내가 그만큼 관심을 가지지 않았던 것인가? 내가 잘못한 것일까? 하는 의구심이 생기기 시작한다. 그것은 언젠가 죄책감의 씨앗으로 자라날지도 모른다.

돌이켜보면 후회가 남는다.

첫 번째 환자를 데리고 온 부모에게는 조금 더 침착하게 "이 부분은 정말 많이 만져봐야 압니다. 부모님은 아무리 신경 쓰시더라도 이 정도 크기면 눈치 못 채시는 게 당연합니다"라고 했으면 어땠을까? 두 번째 환자에게는 "피부색으로 빈혈을 판단하는 것은 어렵습니다. 부모님이 어떻게 얼굴만 보고 빈혈인지 알겠습니까?"라고 말해줬어야 했다. 마지막 환자의 경우에는 보호자의 이야기를 조금 더 오래 들어줄 걸 그랬다. 보호자가 잡고 있는 희망의 끈을 천천히 놓을 시간을 주었어야 했다. 이런 후회들이 남아 가끔씩 잠을 설칠 정도로 악몽처럼 떠오르곤 한다. 그 찰나의 순간 의사가 '보호자는 당연히 모를 수 있다'는 말을 해줬다면, 넋두리를 들어줄 여유가 있었다면 그 부모의 죄책감이 그렇게 커지지 않았을 수 있었을 텐데….

아이의 중증 질환은 마치 교통사고처럼 가족에게 찾아온다. 갑자기 발병하는 경우도 있고, 경미한 질환인 줄 알았다가 마지막 순간에 눈치를 채는 경우도 빈번하다. 이런 상황에서 꼭 해주고 싶은 말이면서도 보호자가 반드시 기억해야 하는 것은 '소아의 중증 질환은 절대 부모의 잘못으로 발생하는 것이 아니라는 것'이다. 어떤 부모라 할지라도 더 빨리 눈치 채지 못했을 것이기에 그 누구도 소아의 중증 질환의 발생 원인을 부모에서 찾아서는 안 된다. 심지어 유전 질환 조차도 부모에게서 물려받는 경우는 매우 드물며 대부분은 교통사고처럼 아이가 만들어질 때 우연히 생기는 경우가 많기 때문이다.

소아의 중증 질병에 대해 깊게 알아보기

　　소아의 중증 질환은 종류도 많고 양상도 제각각이기 때문에 일관적인 조언을 하긴 어렵지만, 보호자에게 꼭 말해주고 싶은 두 가지 조언이 있다. 첫째는 '세계 최고의 명의를 찾는 데 너무 에너지를 쏟지 말자'이다. 대부분의 중증 질환은 세부 분류 상으로 들어 가보면 '일반적인 유형'인 경우가 많고, 명의는 이런 '일반적인 유형' 외에 특이하거나 아주 고위험 군일 때 빛을 발하게 된다. 오히려 명의가 있는 병원에 '일반적인 유형'의 중증환자가 몰리게 되면, 환자가 많아 물리적으로 환자 당 신경 쓸 에너지나 시간이 줄어들 수밖에 없다. 때문에 '일반적인 유형'이라면 약간 규모가 작더라도 내실이 튼튼한 병원을 찾는 것을 추천한다. 두 번째는 대체 치료 요법에 대한 이야기이다. 일반적으로 중증이나 서양의 치료법으로 치료가 어려운 난치성 환자의 경우 보호자들이 대체 치료 요법을 시도하는 경우가 많다. 그 마음을 충분히 이해하기 때문에 개인적으로 이를 금지하도록 유도하지 않는다. 차라리 한약이나 침과 같은 대체 요법을 선택하였다고 하더라도 어떤 치료를 구체적으로 하고 있는지 담당 의사와 미리 상의하고 솔직하게 공개하는 것이 중요하다. 담당 의사가 이를 모르고 있다가 나중에 문제가 되는 경우가 많기 때문이다.

　　소아의 중증 질환은 절대 부모의 잘못으로 발생하는 것이 아니다.

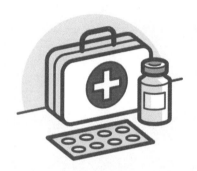

누구나 한 번쯤 궁금해 할
건강과 약 이야기

현대인의 친구 커피, 약으로 쓰인다?

1장

친구에게 들려주는 이야기

커피 한 입만 마셔도 돼? 안돼!

중학생이 되자 친구들은 공부를 핑계삼아 집에서 믹스커피를 몰래 챙겨와 마시기 시작했다. 그 시절 우리들은 커피를 마시면 왠지 공부가 더 잘 될 것 같았고, 또 어른스러워 보일 것 같은 착각에 사로잡혀 있었다. 당시, 나는 커피는 술처럼 어른들만 마셔야 하는 '어른들의 전유물' 쯤으로 생각하고 있었다. 커피를 마시는 것을 들키면 혼날 것만 같았고, 나이에 걸맞지 않은 행동을 하는 게 아닐까 걱정했었다. 몇몇 친구들은 커피를 마시고 밤새 공부했다는 것을 자랑처럼 이야기했고, 시험 기간에는 성적을 올려주는 필살기쯤으로 여기고 있었다. 내가 커피를 처음 접한 것은 중학생 시절 외고(외국어 고등학교) 입시를 준비하던 시기였다. 학원에서는 매일 새벽 1시까지 강제로 공부를 시키다 보니 중학생의 체력으로 모든 과정을 소화하긴 어려웠다. 그래서 학생들은 저녁 10시만 넘어가면 꾸벅꾸벅 졸기 일쑤였고, 선생님들은 돌아다니며 학생들을 때리며 깨우곤 했었다. 조금이라도 잠에서 깨어보고자 찬물

세수도 해봤으나 잠시뿐이었고, 학생들은 맞지 않기 위해 결국 커피에 손을 대게 됐다. 처음 마셨을 때는 쓰디쓴 맛에 '도대체 이런 걸 왜 먹지?'라고 생각했고, 그날 밤 나는 카페인에 취해 밤을 꼴딱 새우고 말았다. 그 후로는 커피가 무서운 것임을 깨닫고 어른이 되기까지 다시는 마시지 않았다. 한동안 커피에는 손을 대지 않고 살았는데 대학생이 되니 주변에서 커피를 마시지 못하는 것을 약간 촌스럽게 보는 분위기가 생겼다. 학생들은 수업을 들으러 오면서 전공서적보다 '아이스 아메리카노'를 더 챙겼고, 점심을 먹고도 후식으로 꼭 한 잔씩 마시곤 하였다. 또, 소개팅이나 데이트를 하더라도 식사를 하고 카페에 가서 커피를 마시는 것이 자연스러운 코스였다. 그럼에도 나는 카페인에 너무 예민해서 초콜릿이나 콜라에 들어있는 카페인만으로도 심장이 두근거려서 밤에 잠을 잘 수가 없었다. 그러다 보니 커피가 맛있다는 카페들이 생겨나도 늘 냄새로만 대리 만족해야 했다. 반대로 여자 친구는 커피를 정말 좋아한다. 하루에 몇 잔을 마시던지 일찍 취침하는 데 전혀 문제가 없었다. 그래서 늘 맛있는 카페를 가더라도 나는 구경만 할 뿐이었다. '나도 커피 한 입만 마셔도 돼?' 하면 바로 '안돼! 못 잤다고 후회할 거잖아'라고 되받아 친다. 이상하게 요즘은 커피를 못마시니까 더 마시고 싶어진다. 회사를 다니면서 탕비실 내의 커피머신기가 있어도 마실 수 없으니 나만 '복지'를 누리지 못해 아쉬운 마음까지 든다. 가끔은 커피를 못마시는 사람을 위한 '카페인 억제약'이 있으면 어떨까? 싶기도 하다. 디카페인 커피가 나오곤 있지만, 100%를 제거한 것이 아닌지 조금만 마셔도 여전히 잠을 못 자곤 한다.

카페인이 약에도 쓰인다?

사람들은 커피를 자주 마시다 보니 카페인을 굉장히 친숙하게 여기며 아무리 먹어도 몸에는 지장이 없다고 생각하곤 한다. 많은 양을 복용해도 생리적인 부작용만 조금 나타나는 정도라서 위험하게 받아들이지 않는 것 같다. 하지만 카페인도 심리적으로 중독되기에 과한 양을 장기적으로 복용할 경우 건강을 위협하는 부작용을 초래할 위험이 있다. 카페인은 중추신경을 흥분시키는 작용이 있기에 불면, 불안, 두근거림을 유발하기도 하고, 위점막을 자극하며 위장장애를 일으킬 수 있다. 따라서 약을 복용하는 경우에는 웬만하면 카페인(커피 복용)을 피하는 것이 좋다. 일부 감기약에는 카페인이 들어가 있기도 하고, 특정 약은 카페인의 대사에 영향을 주기도 하며, 항생제나 진통소염제류는 위장장애를 일으켜 커피와 함께 복용하는 것은 권장하지 않는다. 사실 주변에 '커피와 약 이야기'를 해줘도 그 순간만 안 마실 뿐이지 또 어느새 보면 커피와 약을 함께 먹고 있다. 지켜보는 나만 답답할 뿐이다. '위장질환 편'에서도 언급했듯이 약국에서 근무를 하다 보면 커피를 마셔서 속이 안 좋다고 찾아오는 환자가 꽤 많이 있다.

카페인이 약으로도 사용되는 경우가 있는데 바로 신생아 치료를 목적으로 쓰인다. 임신 37주 전에 출산하여 미숙아로 태어나면 아이는 자발적 호흡기능이 미숙하여 무호흡증이 발생하는 경우가 종종 있다. 미숙아가 20초 이상 호흡이 정지되면, 심박수가 떨어지고 산소가 부족해져 입술과 피부가 파래지는 청색증이 유발된다. 미숙아 무호흡증이 심할 경우 중추신경 자극을 위해서 카페인을 투여하기도 한다. 이외에도 카페인이 포함되어 있는 약이나 음료로는 대표적으로 종합 감기약 혹은 일부 기침약, 비만약 그리고 피로 회복용 드링크(예: 박카스) 등이 있다. 박카스는 타우린과 카페인이 함께 들어있어 피로 회복용 드링크로 자주 팔리고 있는데, 카페인에 예민한 사람들은 복용하는 것을 주의해야 한다. 감기약에 들어있는 카페인은 진통해열제(아세트아미노펜)의 효과를 증가시키는 목적과 감기 증상으로 다운되어있는 기운을 각성시키기 위해 사용된다(카페인에는 기관지를 확장해주는 효과가 있으나 건조하게 만들기도 하기에 마른 기침에는 악영향을 줄 수 있다). 다이어트 약으로의 카페인은 중추신경을 자극하여 에너지 소비를 증가시키고 식욕을 억제하는 목적으로 사용되기도 한다. 건강한 성인의 카페인 1일 섭취량은 400mg 이하로 규정하고 있는데(임산부는 300mg), 보통 커피는 한 잔에 70~150mg 정도 되니 되도록 과하지 않게 복용하도록 주의하자.

커피를 자주 마시는데 주의할 점이 있을까요?

건강 및 복약 상담을 할 때 자주 듣는 이야기 중 하나가 '커피를 자주 마시는데 주의할 점이 있을까요?'이다. 커피에 들어 있는 카페인은 소변을 보게 하는 이뇨작용이 있다. 아마 커피에 민감한 사람이라면 화장실을 자주 가게 된 경험이 있을 것이다. 특히, 진한 커피를 자주 마시는 경우 실제 배출하는 소변이 복용하는 수분보다 더 많기 때문에 '수분 부족(어지럼증, 피로)'의 증상까지 느낄 수도 있다. 또한, 수용성 비타민(B, C군)이나 미네랄을 영양소로 섭취하는 경우, 복용 직후에 커피를 마시게 되면 열심히 챙겨 먹었던 영양제를 소변으로 바로 배출해버릴 수도 있다. 커피를 장기간 복용하게 되면 마그네슘과 칼슘이 부족해질 수도 있기 때문에 본인의 식습관을 고려해서 영양제를 추가로 챙겨 먹는 것을 권장한다. 커피에는 카페인 이외에도 폴리페놀 성분이 다량 들어있기에 건강에 이로운 효능(항산화, 항암, 항 비만, 동맥경화 예방 등)도 가지고 있다. 모든 것에는 '과유불급'이 적용되기 때문에 적당함을 유지하는 것이 제일 좋다.

카페인에 대해 깊게 알아보기

카페인을 복용하면 위장관내에서 45분 이내에 99%가 체내로 흡수되고, 상황에 따라 15분에서 2시간 내에 가장 높은 혈중 농도에 도달한다. 카페인은 분자의 크기가 작고 뇌혈관 장막을 쉽게 통과할 수 있어 중추 신경계에 작용을 한다. 일반적인 성인의 경우, 커피 2~3잔을 복용하게 되면 혈중 농도가 반으로 떨어지기까지 2시간 반에서 4시간 반 정도가 걸리고, 체내에서 모두 배출되려면 약 12시간에서 20시간까지 걸린다. 카페인이 체내에서 배출되기 위해서는 간의 대사효소 중 하나인 CYP1A2에 의해 파라잔틴(paraxanthine)류로 대사되어야 하며 이후에는 대부분 소변을 통해 배설된다. 대사되지 않은 카페인은 세뇨관에서 지속적으로 재흡수되기 때문에 몸에서 카페인 작용이 계속 나타나게 된다. 사람에 따라 카페인에 오랫동안 민감하게 반응하는 이유는 '대사 속도의 차이'에서 기인할 수 있다.

카페인의 대사에 영향을 미치는 것 중 하나는 바로 흡연이다. 흡연은 간의 대사효소인 CYP1A2의 발현을 증가시켜서 카페인을 빠르게 대사 되도록 만든다. 따라서 흡연을 하면서 커피를 마시게 되면 짧아지는 각성효과 때문에 커피를 계속 복용하게 되어 중독으로 빠질 위험이 있다. 반대의 경우로는 폐경의 여성이 경구용 에스트로겐을 복용할 경우 카페인의 대사 속도가 느려지는데, 이는 CYP1A2가 에스트로겐 대사에도 작용하기 때문이다.

커피가 현대인들의 친구가 된 가장 큰 이유는 카페인이 중추신경계에서 아데노신이 아데노신 수용체에 결합하는 것을 방해하기 때문이다. 아데노신은 우리 몸이 피곤할 때 나오는 물질인데, 수면을 촉진하면서 반대로 흥분성 신경전달물질인 도파민, 노르에피네프린, 글루타메이트 등의 작용을 차단하는 역할을 한다. 즉, 카페인은 아데노신의 작용을 차단함으로써 간접적으로 흥분성 신경전달물질의 작용을 증가시켜 각성효과를 나타나게 하는 것이다. 하지만, 카페인도 자주 복용하면 내성(tolerance)이 생기는 것으로 알려져 있다. 현대인들 중에도 커피 한두 잔으로는 각성 효과가 전혀 못 느껴 하루에 5~6잔까지 마시는 사람들도 있다. 이렇게 카페인에 내성이 생기는 원인은 우리 몸이 카페인에 적응하면서 아데노신 수용체의 발현이 증가하게 되어 일정량의 카페인으로는 각성 효과가 충분히 유지되지 않기 때문이다. 이런 이유로 각성을 위해 카페인 섭취량을 계속 늘리게 되면 오히려 부작용이 심해지는 상황이 오게 된다. 카페인이 위장장애를 일으키는 이유는 카페인은 위장 점막을 자극하여 위산분비를 증가시키고 동시에 식도와 위장 사이에 위치한 괄약근을 느슨하게 만든다. 그로 인해 위산이 역류하기 쉬운 환경이 조성되어 역류성 식도염의 위험을 증가시키고, 위장이 약한 사람들에게 위염과 위궤양의 위험요인이 되기도 한다.

 핵심 요약

◆ 커피는 피로를 회복하는 것이 아닌 피로를 감추는 것으로 이해해야 한다. 꾸준한 운동과 충분한 휴식을 통해 체력을 키우는 것도 필요하다.

◆ 커피를 과다하게 습관적으로 복용하는 경우, 일부 영양소나 미네랄이 부족해질 수도 있다.

◆ 약물을 복용할 때에는 웬만하면 커피를 복용하지 않는 것이 좋다. 또한, 공복에 커피를 마시는 습관은 위장질환 예방을 위해 지양해야 한다.

참고 문헌

1) Institute of Medicine(US). Committee on Military Nutrition Research. (2001). Caffeine for the sustainment of mental task performance: Formulations for military operations. National Academy Press.

2) Ammon, H. P. T.(1991). Biochemical mechanism of caffeine tolerance. Archive der Pharmazie, 324(5), 261-267.

왜 술을 마시면 얼굴이 빨개질까?

진정한 술 맛을 알게 된 것은 취업한 후였다.

우리나라는 20대가 되면 너나 할 것 없이 누구나 술을 마시기 시작한다. 물론 20대 초반부터 술이 맛있어서 마시는 사람은 많지 않았을 것이다. 그냥 술에 취하며 느껴지는 알딸딸한 기분이 좋고, 친구들과 함께 즐기는 분위기가 좋아서 마시는 경우가 많을 것이다. 중학생 때부터 대학입시까지 받아온 '학업 스트레스'를 보상받겠다는 일념 하에 20살부터 주야장천 술을 마시는 사람들도 많았다. 대학에 입학하면 새내기라고 '신입생 OT', '단과대 MT', '동아리 MT' 등 다양한 프로그램을 핑계로 수많은 술자리들이 만들어진다. 본인들의 주량도 모른 채 주는 대로 받아먹다 사고도 많이 쳐봤을테고, 다음날을 하루 종일 숙취에 시달리며 보내 본 경험이 있을 것이다. 앞으로 죽어도 술을 안 먹겠다고 세상에 존재하는 모든 신께 맹세해보지만 그런 간절했던 나의 마음도 고작 하루 이틀만에 기억의 저편 속으로 사라져버렸다. 당시 우리들은 대학 다니는 내내 이 핑계, 저 핑계 대면서 끊임없이 술을 마셨다. 시험

기간에 힘드니 한 잔, 비가 오니 한 잔, 날이 좋으니 한 잔, 날이 나쁘니 한 잔, 시험을 망쳤으니 한 잔, 애인이 생겨서 한 잔, 애인과 헤어져도 한 잔…. 사실 술이 그렇게 몸에 좋지 않다는 것은 지나가는 강아지도 아는 사실인데 우리는 애써 그것을 모른 체하고 있다.

어릴 때는 소주를 잘 마시는 것을 마치 훈장처럼 여겼다. 술을 음미하면서 마시는 게 아니고 무작정 들이붓고 취하지 않는 것이 '멋'이라고 착각하며 지내왔다. 그래서인지 나는 술을 자주 마시면서도 술을 마시는 것을 싫어했다. 소주를 무슨 맛으로 먹는지도 모르겠고, 마시고 나면 다음 날 두통으로 매번 고생을 하곤 했다. 그럼에도 친구들끼리 만나면 꼭 마셔야 하는 것이 우리들의 문화였다(술이 좋아서 마신다기보단 분위기가 좋아서 마셨던 것 같다). 그런데 점차 나이가 들면서 술의 참 맛을 깨닫기 시작했다. 퇴근 후 회식자리에서 적절한 비율의 '소맥'을 원 샷을 했을 때, 머리 끝까지 쌓였던 스트레스까지 한방에 풀리는 기분이 정말 좋았다. 한창 술을 즐길 때에는 회사는 술을 먹기 위해 다니는 곳인가? 라고 웃고 떠들기도 했다. 그렇게 사회 초년생때 1~2년을 마시다 보니 배도 살짝 나오면서 몸이 동그랗게 변하기 시작했다. 예전만큼 머리가 빠릿빠릿하게 돌아가지 않는다는 느낌도 받았다. 그때서야 과음을 줄여야겠다는 생각이 들었다. 1주일에 3~4번씩 마시던 술은 한 달에 1~2번으로 줄였고, 열심히 운동을 하면서 다시 건강을 되찾기 위해 노력했다. 그러면서 자연스레 주종도 원 샷을 하는 소맥에서 천천히 음미할 수 있는 와인이나 위스키로 바꿔가기 시작했다. 어른들이 흔히 하는 말(술이 쓴 것은 아직 인생을 맛보지 못했기 때문이다)처럼 신기하게 사회경험을 하면 할수록 술이 맛있게 느껴지곤 했었다.

술 한 잔만 마셔도 얼굴이 빨개지는데 안 좋은 건가?

한창 대학시절 주변 친구들에게 많이 받은 질문 중 하나는 바로, "나 술 한 잔만 마셔도 얼굴이 빨개지는데 술 마시면 안 되는 거야?"였다. 그러면 나는, "어, 몸에 안 맞으니까 마시지 마"라고 답했다. 물론 이렇게 말해도 친구들은 개의치 않고 계속 술을 마셨다. 우리가 술, 즉 알코올을 섭취하게 되면 위장관에서 체내로 흡수되게 되고, 간에서 아세트알데하이드로 대사(변화되는 과정)된다. 대사된 아세트알데하이드는 간의 효소인 ALDH2(알데하이드탈수소효소−2)에 의해 아세트산(식초의 성분)으로 변하게 된다. 여기서 ALDH2효소가 유전적으로 부족한 사람들은 아세트알데하이드가 원활히 분해되지 못하고 몸에 축적되기 시작한다. 숙취의 원인으로도 알려진 '아세트알데하이드'는 몸에 좋지 않은 악영향을 준다. 특히, 혈관을 확장시켜서 얼굴이 붉어지게 만드는 현상의 주범이며, 그 외에도 어지럼증, 메스꺼움, 두통 등을 일으킨다. 이런 유전적 특성을 가진 사람들은 음주를 하는 것을 특히 주의해야 한다. 간혹, 술은 마셔야 는다고 하면서 술을 더욱 권하는 사람들이 있는데 이는 지양해야 할 행동 중 하나이다. 해당 효소가 부족한 사람들이 술을 자주 마시게 되면 숙취가 심한 것은 기본이며 식도암 발생 확률이 증가하고 고혈압에 대한 위험도 증가시킬 수 있다.

술을 마시다 보니 이젠 잘 취하지도 않고 주량도 늘던데?

사람이 술을 마시고 알딸딸한 기분을 느끼는 것은 혈액 속의 알코올이 뇌로 이동하기 때문이다. 알코올은 뇌에 많은 영향을 끼친다. 우선 생각과 결정을 하고 감정과 감각을 관장하는 대뇌에 영향을 준다. 그렇기에 술을 과하게 마시면 정상적인 사고에 혼란이 오고 감정적으로 변하게 된다. 또한, 시력에도 영향을 주어 술에 취하면 눈 앞이 약간 뿌예지는 경험도 해봤을 것이다. 대뇌 외에도 운동을 관장하는 소뇌에 영향을 주어 잘 걷지 못하고, 물건을 잘 잡지 못하도록 만든다. 특히, 과음을 하게 되면 기억을 담당하는 해마 부분까지 영향을 주어 '블랙아웃'을 유발하게 된다. 친구 중에 유독 술을 마시면 식탐이 강해지고 목 말라 하는 사람이 있을 것이다. 이는 알코올이 섭식과 섭수를 조절하는 시상하부에 영향을 주기 때문이다. 마지막으로 알코올은 연수에도 영향을 주기 때문에 폭음을 하면 혼수상태까지 빠지게 될 수 있다. 이렇듯 알코올은 뇌에 극심한 영향을 준다는 사실만으로도 술을 줄여야 할 이유는 명백하다. 그럼에도 우리는 여전히 술을 가볍게 생각하고 있다.

술을 마시다 보면 정말 '술이 늘었다'는 기분이 들 때가 있는데, 정말 늘어난 것일까? 알코올을 아세트알데하이드로 분해하는 효소는 세 가지(Catalase, ADH, CYP2E1)가 있다. 그중 하나인 CYP2E1은 간에 존재하는 약물 대사효소의 한 종류인데, 이 효소는 술을 자주 마시게 되면 자연스레 발현량이 증가하게 된다. '어, 그러면 진짜 술을 자주 마시면 술이 늘어나니깐 좋은 거네?'라고 말할 수 있겠지만 깊게 따져보면 그건 아니다. CYP2E1효소가 증가하게 되면 체내로 섭취된 알코올을 빠르게 아세트알데하이드로 분해하기 때문에 '알코올로 의해 취하는 기분'은 평소만큼 들지 않을 수 있다. 하지만, 아세트알데하이드가 분해되는 속도가 빨라지는 것은 아니다. 본인은 취한 기분이 들지 않으니 술을 잘 마신다고 생각하여 과음으로 이어지기 쉬워진다. 그렇게 되면 다음날에는 엄청난 숙취를 맛보게 되는 것은 물론이며, CYP2E1효소에

의해 생산된 부산물로 인해 산화적 스트레스를 지속적으로 받아 지방
간과 간염에 대한 위험성이 늘어날 수 있다.

알코올에 대해 깊게 들여다보기

우리나라 사람들은 술에 대한 애정이 남다르다. 반주 문화도 즐기고, 낮술도 즐기고, 혼술도 즐기고 심지어 해장술까지 마시는 사람들이 있다. 그러다 보니 사람들 간의 관계에서 술을 빼놓고 이야기하기가 힘들다. 친구들과의 모임에서도 술이 빠지지 않으며, 특히 회사생활을 하는 경우 피하기 어려운 술자리들이 생길 수밖에 없다. 그럼에도 가장 중요한 것은 본인의 주량을 잘 파악하는 것이고, 본인의 그날 컨디션에 따라 조절할 줄 아는 절제력이 필요하다. 술을 마시게 되면 우리의 혈중 알코올 농도는 상승하게 된다. 사람들이 과음을 하는 것이 자연스럽다 보니 가볍게 여기는 경우가 있으나 술이 몸에 많은 안 좋은 영향을 끼친다는 것을 명확히 알 필요성이 있다.

1) 초기 단계(0.0~0.05%): 소주 1~3잔을 마셨을 수준으로 면허정지(0.03%)의 수준이다. 즉, 소주 한 잔을 마셔도 운전을 하면 안 된다는 의미이다. 이 상태에서는 긴장감이나 불안감을 사라지게 해주는 수준으로 '기분이 좋다'라고 느끼는 수준이 될 수 있다. 가끔 졸림이 오면서 집중력이 살짝 떨어질 수 있다.

2) 중기 단계(0.06~0.15%): 소주 반 병에서 2병을 마셨을 수준으로 면허취소(0.08%)의 수준이다. 소주를 2병 정도 마셔서 0.15%의 수준에 도달했다면 6시간 정도 자고 출근을 해도 혈중 알코올 농도가 0.03% 이상으로 나올 수도 있기에 주의해야 한다. 이 상태에서 특정 사람들은 공격성이 증가하고, 기억 장애가 오고, 말하거나 집중하는 것에 어려움을 느끼고, 중심을 잘 잡지 못한다.

3) 후기 단계(0.16~0.30%): 소주 2병에서 3병 사이로 마셨을 수준으로 위험한 상태이다. 이 정도까지 마시면 구역, 구토가 심하고 의식을 잃을 가능성이 높다. 몸을 제대로 가누지 못하고 기억은 블랙아웃 상태가 된다.

4) 위험 단계(0.31~0.45%): 소주를 5병 이상 마셨을 수준으로 의식을 잃는 것은 물론이고, 생명에 지장을 줄 수도 있는 수준이다. 의식을 잃고, 발작을 하고, 호흡이 느려지거나 불규칙하고, 심박수가 느려지고, 체온이 급격히 떨어지거나 창백해진다면 119에 빨리 전화하도록 하자.

앞서 언급된 소주의 양은 평균적인 양이며 체중이나 효소 수준에 따라 적게 마셔도 사람에 따라 급격한 반응을 보일 수 있으니 증상을 통해 본인의 상태를 가늠하는 것이 중요하고, 동시에 주변에서도 상태를 체크해줄 필요가 있다. 중기 단계에서도 술을 마시고 사고(교통사고, 추락사 등)가 날 확률이 높기 때문에 적당히 마시는 것이 필요하다.

가끔 술을 마시고 나면 다음날 우울하고 기분이 안 좋아진다는 사람들이 있다. 이런 사람들을 위해 '알코올 중독 과정'에 대해서 설명해보려고 한다. 술을 마시면 흡수된 알코올은 혈관을 타고 뇌로 들어간다. 뇌에는 신경전달 물질 중 하나인 GABA(Gamma-aminobutyric acid)가 존재하는데, 이 물질의 역할은 주로 '진정작용과 억제작용'으로 몸의 스트레스나 긴장감을 풀어주고 수면에 빠지도록 도와준다. 알코올은 바로 이 GABA의 역할을 흉내 내어 뇌의 GABA 수용체에 결합해 '진정작용과 억제작용'을 일으킨다. 그렇기에 우리는 술을 마시면 스트레스가 풀리고 이완되는 느낌을 받으며 점점 졸리게 되는 것이다. 그렇다면 술을 장기적으로 복용하는 사람들에게는 어떤 일이 일어날까? 바로 GABA 수용체의 민감도가 떨어지기 시작한다. 즉, 동일한 양의 자극제가 들어와도 잘 반응하지 않는다는 것이다. 그렇기에 평상시에는 GABA에 의한 작용이 감소되어 있어 스트레스가 쉽게 완화되지 않으며 불안하고 우울한 감정이 심해지는 것이다. 이것을 해소하기 위해 더 많은 술을 찾게 되는데, 이는 결국 악순환이 되어 알코올 중독까지 이어지게 된다. 이런 상황을 잘 이해하였다면 왜 알코올 중독자들이 불면증, 우울증, 불안장애 등을 많이 겪는지 알게 될 것이다. 알코올 중독은 중추신경외에도 간염, 간경변, 심혈관질환, 췌장질환, 위장질환 등 부수적인 질환까지 유발할 수 있다.

알코올 중독 치료에는 주로 약물치료과 인지행동치료 등이 있는데, 약물 중 안타부즈(Disulfiram)이라는 약물이 있다. 이는 '알코올 → 아세트알데하이드 → 아세트산'에서 아세트알데하이드가 아세트산으로 변환하게 해주는 ALDH2 효소를 억제하는 약물이다. 그 말인즉슨, 술을 조금만 마셔도 엄청난 숙취감을 느끼도록 만드는 약물이라는 것이다. 이 약물을 복용한 후 술을 한 잔만 마셔도 극심한 두통과 구역/구토감을 느끼기 때문에 알코올 중독자들에게 더는 술을 마시지 못하도록 공포감을 주는 것이다. 반대로, 알코올을 약으로 쓰는 경우도 있다. 바로 메탄올을 섭취했을 때이다. 메탄올은 소량만 섭취해도 간에서 대사 되어 포름산으로 바뀌게 되는데, 이는 독성이 매우 강한 물질로 순식간에 실명으로 이르게 할 수 있다. 여기서 메탄올은 알코올과 동일한 효소에 의해 대사 되기 때문에 메탄올이 포름산으로 대사 되는 것을 억제하기 위해 에탄올을 투여하는 경우가 있다.

🧴 핵심 요약

- ◆ 술을 한 잔만 마셔도 얼굴이 빨개지는 사람들은 음주에 취약하기 때문에 술을 많이 마시지 말고 권하지도 말자.
- ◆ 술은 본인의 상태를 파악해가면서 마시는 것이 중요하고, 건강을 생각해서 적당히 마시는 것이 중요하다.
- ◆ 술이 느는 것 같다는 기분은 내성이 생기고 있다는 것이고, 심리적으로 의존한다는 느낌이 든다면 심해지기 전에 빠르게 끊거나 줄이는 것이 중요하다.

참고 문헌

1) The Neural Effects of Alcohol (DOI: 10.15761/MCRR.1000116)

여러분 더위 조심하세요!

학창 시절에 '더위'를 자주 먹었지

요즘 같은 시대에는 있을 수 없는 이야기지만 어린 시절까지만 해도 한 달에 한두 번은 전교생이 운동장에 모여 아침 조회를 하곤 했었다. 보통 학생들은 교장선생님의 말씀을 듣기보다는 발로 그림을 그리거나 땅을 파면서 놀곤 했다. 그러다가 선생님께 꿀밤을 맞기도 했었다. 그런데, 특히 무더운 여름날이면 학생들은 내리쬐는 태양 아래서 정신력으로 조회를 견뎌야 했다. 조회 내용은 들리지 않고 언제 끝나는지 시계만 바라볼 뿐이었다. 드라마를 보면 가끔 조회 시간에 쓰러지는 아이들이 있었는데 나도 그것을 실제로 목격했었다. 같은 학년 한 여학생이 조회를 받던 도중, 자리에서 털썩 주저앉아 쓰러진 것이었다. 선생님들을 급하게 아이를 업고 양호실로 데려갔고, 깜짝 놀란 교장선생님은 조회를 빠르게 마무리하고 아이들을 교실로 들여보냈다. 그 후로 얼마 지나지 않아 반마다 대형 TV가 설치되었고, 모든 아침 조회는 방송으로 진행되었다.

중고등학생 시절, 남학생들은 공만 주면 우르르 몰려나가 운동장에서 축구를 하곤 했다. 정말 비가 오나 눈이 오나 물불을 가리지 않았고, 폭염주의보가 발생한들 우리들은 늘 정신없이 뛰어다녔다. 그렇게 땀과 에너지를 모두 쏟고 수업시간이 되면 선풍기 밑에서 항상 졸기 일쑤였다. 쨍쨍한 햇볕 아래에서 운동을 심하게 하면 몸의 체온도 급격히 증가하고 땀이 많이 나면서 탈수 증상까지 찾아온다. 그 과정에서 탈진 상태에 이르면 체력도 많이 떨어지고 심하면 어지러움과 두통까지 오곤 했다. 그렇게 더위를 먹으면서도 우리들은 기회만 되면 계속 축구를 하러 나가곤 했었다.

여름철에는 실내 운동으로 대체하는 것은 어떨까?

언제부턴가 지금의 여름은 매우 더워지면서 밖에서 제대로 숨쉬기도 힘들 정도가 되었다. 코로나19 이후로는 마스크까지 끼다 보니 더욱 야외활동이 힘들어졌다. 밖에서 약 5~10분만 걸어도 땀이 흐를 정도이고, 가볍게 산책만 하더라도 체력이 급속도로 소진된다. 야외에서 조깅이나 자전거를 타는 사람들은 이렇게 무더운 날씨라면 운동을 통해 얻는 이득보다 건강의 소실이 더 빠르지 않을까 생각된다. 이런 혹독한 더위에는 선선한 시간대에 운동을 하던지 아니면 실내 운동으로 대체하는 것이 필요해 보인다. 햇볕이 가장 강한 시간대(오전 11시~오후 2시)의 외출을 최소화하고 외출을 하더라도 나의 몸 상태(컨디션)에 신경을 써야 한다.

더위는 왜 먹게 되는 걸까?

더위에 대해 이야기할 때, 간단하게 열사병과 일사병을 이야기하곤 한다.

열사병은 신체의 열 발산이 원활하지 않아 심부체온이 40도 이상 올라간 '매우 심각한 상태'로 중추신경계뿐 아니라 장기(간, 신장 등)까지 손상을 받을 수 있다. 이외에도 경련, 의식 소실, 발작 등의 증상을 보일 수 있어, 적절한 치료를 신속하게 받지 않으면 생명까지 위협을 받게 된다.

일사병은 장기간 고온에 노출되면서 심부체온이 37도에서 40도 사이로 상승한 것을 말한다. 중추신경계에는 이상은 없으나 어지러움이나 두통이 생길 수 있고 과도하게 땀을 흘리게 된다. 증상이 심해지면 구역, 구토까지 생기게 된다. 일사병에서 적절한 조치가 취해지지 않으면 열사병으로 발전하는 경우도 있다.

수분을 제외하고는 몸에서 가장 많은 부분을 차지하는 것이 단백질이다. 우리의 몸은 약 37도에서 유지되고 있지만 운동을 하게 되면 38~39도까지 올라간다. 물론 신체는 자연스레 체온 조절을 통해 다시 37도로 맞추려고 한다. 하지만, 외부 환경에 의해 체온이 조절되기 전에 온도가 계속 올라간다면 어떻게 될까? 단백질은 40도가 넘어가게 되면 구조에 변성이 일어나게 되고(달걀이 익는 것처럼), 온도가 계속 올라가면 심각한 신경학적 손상을 일으켜 사망까지 이를 수 있다. 신체는 외부 온도가 너무 뜨거우면 체온을 조절하게 된다. 피부에서는 고온 자극을 인지하여 시상하부와 뇌하수체 전엽으로 신호를 전달하면, 신체는 부교감 신경을 통해 피부의 모세혈관이 확장되고 땀을 분비한다. 갑상선에서는 티록신의 분비를 감소시켜 간과 근육에서의 물질대사를 억제하여 추가적인 열 생성을 차단한다. 몸의 체온 조절 과정에도 불구하고 계속 외부 온도가 높게 유지될 경우 지속적인 땀 분비가 일어나는데 이는 전해질 불균형과 탈수 증상을 초래할 수 있다. 우리가 흔히 더위 먹는다는 표현은 '일사병 혹은 그보다 약한 증상'을 이야기하는 것이다.

더위 먹는 것도 예방하고, 냉방병도 예방하자.

더위를 먹으면 어떤 증상이 올까? 앞서 말한 것처럼 어지러움이나 두통이 먼저 찾아오며 상태가 심각해지면 구역, 구토 증상까지 함께 발생한다. 이것은 몸이 보내는 신호이기 때문에 서둘러 그늘진 장소로 이동하여 옷을 가볍게 하고 물이나 이온음료를 복용해야 한다. 필요하다면 젖은 수건으로 몸을 닦아주면서 체온을 낮추는 것도 좋다. 더위 먹는 것을 예방하는 가장 좋은 방법은 장시간 외부 활동하는 것을 피하는 것이다. 그것이 어렵다면 최소화하는 방법을 모색해보자.

- 직사광선 피하기(모자, 양산, 선글라스 등)
- 충분한 수분 보충
- 그늘로 다니기
- 통풍이 잘되는 옷을 입기
- 더운 날 야외 운동을 피한다.

아이러니하게 더위와 늘 함께 오는 것이 '냉방병'이다. 냉방병은 과도한 에어컨 사용에 의해 발생하는 질환이다. 외부가 아무리 덥더라도 밖과 안의 온도 차이를 너무 심하게 하면 신체는 온도 변화에 빠르게 적응하지 못하여 오한, 근육통, 두통과 같은 감기와 유사한 증상을 일으키게 된다. 뿐만 아니라 에어컨으로 인해 알레르기 증상을 호소하는 환자들도 많은데, 이는 찬바람을 직접 맞거나 잦은 온도 변화 때문에 생길 수도 있다. 증상으로는 비염, 코감기 증상, 눈 충혈, 간지러움, 몸이 붓는 증상 등이 있다. 냉방병 외에도 감염질환을 주의해야 한다. 에어컨에는 레지오넬라균이 쉽게 증식하곤 하는데, 면역력이 떨어지게 되면 레지오넬라 균에 감염되어 독감이나 폐렴 증상도 나타날 수 있다. 냉방병은 과도한 에어컨 사용을 줄이고 실내외 온도 차이를 심하지 않게 하는 것(5도 내외)이 중요하다. 또한, 주기적으로 환기도 시켜줘야 하고 에어컨 필터 살균도 해주어야 균의 증식을 막을 수 있다.

더위에 대해 깊게 알아보기

열사병

열사병의 경우에는 체온조절 기능의 이상으로 급작스럽게 체온이 급증한 상황이다. 생명이 지장을 줄 수 있는 응급질환으로 여러 장기가 손상될 위험이 높다. 빠른 치료가 이뤄지지 않으면 치사율이 100%가 될 정도로 위험하다. 혹시 주변에서 더위로 인해 정신이 혼미해지거나 이상 행동(헛소리)을 하는 사람이 있다면 피부를 만져보도록 하자. 피부가 뜨겁고 땀이 나지 않는다면 위험한 상태일 가능성이 높다. 신속하게 119에 신고하고, 빠르게 서늘한 곳으로 옮겨 겉옷을 벗기고 옷에 찬물을 뿌려주어야 한다. 물을 복용할 수 있다면 찬물을 복용하도록 도와주자. 응급실에 가게 되면 수액을 정맥 주입하여 심부체온을 낮추는 방법을 쓸 수 있다. 그 과정에서 발생하는 증상(발작 등)에 따라 약물을 투여하기도 한다.

일사병

과도하게 땀을 흘려서 피부는 차갑고 젖은 상태이다. 얼굴이 창백하고 피로감과 무력감을 느끼는 상태이다. 어지러움과 두통을 호소하는 경우도 있고 근육경련을 동반하기도 한다. 이런 증세가 나타나면 시원한 곳으로 가서 휴식을 취하는 것이 가장 먼저 할 일이다. 시원한 스포츠 음료나 주스를 복용하고, 시원한 물로 샤워를 하면 좋다. 상태가 회복되지 않고 힘들 경우 병원에 방문하여 수액을 맞거나 약을 처방받을 수도 있다. 사실 처방받는 약은 증상에 따른 대증 요법(두통/어지럼증/구역/구토)이기 때문에 불편함을 완화시키는 목적이 강하다. 약국으로 찾아온다면 경증에는 전해질 보충을 위한 마시는 액제를 권해줄 수 있으며, 약간의 어지러움과 두통을 동반한다면 오령산 또는 아세트아미노펜 성분도 함께 추천할 수도 있다.

열경련/열성 부종

열경련은 더위에 땀을 심하게 흘렸지만 물만 보충하다 보니 염분이 부족해서 발생할 가능성이 높다. 팔, 다리나 복부 쪽에 잦은 경련이 오는 경우가 있는데 충분한 휴식을 취하고 전해질이 포함된 스포츠 음료를 복용해야 한다. 경련이 1시간 이상 지속되거나 평소 심장질환이 있는 경우에는 응급실을 방문해야 한다.

열성 부종은 온도를 낮추기 위해 체표면의 혈액량이 증가한 상태에서 오래 서있거나 앉아 있게 되면 다리 부근에 발생하는 부종이다. 이런 경우는 시원한 곳에서 휴식을 취하며 다리를 높은 자세로 취하면 회복된다.

핵심 요약

- ◆ 여름철 야외활동이나 야외운동을 자제하는 것이 건강을 지키는 첫 번째 방법이다.
- ◆ 실내에서 과도하게 에어컨을 사용하는 것도 냉방병이나 감염질환을 일으킬 수 있다는 것을 명심하자.
- ◆ 열사병 응급조치법에 대해 숙지하여 주변에서 환자가 발생하면 신속한 대응을 하도록 하자.

참고 문헌

1) 폭염으로 인한 건강위험의 진단 및 대응 가이드라인, 대한의사협회 환경건강 분과위원회, 2014

4장

한국인이라면 가지고 있는 것, 신분증과 우울증

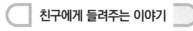

친구에게 들려주는 이야기

우울해보지 않은 사람이 있을까?

겉으로는 밝은 사람처럼 보이더라도 마음 한편에 우울한 마음을 가지고 있을 수 있다. 밖에서는 사회적 가면을 쓰고 살지만 속으로는 여러 복잡한 감정들을 쌓아 두는 경우가 많기 때문이다. 우리는 살아가면서 다양한 상황에서 우울감을 느끼게 되는데 정신적으로 건강하더라도 이는 언제든지 찾아오는 정상적인 감정 중 하나이다. 보통은 우울한 감정을 자연스럽게 이겨내거나 다양한 방법을 활용해 견뎌내곤 한다. 일반적으로 사람들은 우울감에서 다시 정상으로 회복할 수 있는 탄력성을 가지고 있다. 하지만, 우울감에 적절하게 대처하지 못하고 그 감정 속으로 서서히 잠식되게 되면 스스로 회복할 힘을 잃고 개선의 의지도 함께 잃게 된다. 우울증이 생기면 사람들과의 관계에서 회피하기 쉽고, 본인의 상태를 인정하지 않으며 병원에 가서 진료받는 것을 꺼리기도 한다. 허나, 우울증을 오래 방치하면 상태는 더욱 심각해지기 때문에 조기에 치료를 하는 것이 무엇보다 중요하다.

우울증이 무서운 이유는 삶의 대한 의욕을 떨어뜨리고 사고에 영향을 주어 일상생활을 어렵게 만들기 때문이다. 우리 몸의 컨트롤 타워인 생각과 감정이 무너지면 평범했던 일상도 싫어지고 불편해지기 쉽다. 사람들이 우울증을 심각한 병으로 부각시키는 행위도 아픈 사람들이 더 본인의 상황을 숨기고 치료를 회피하게 만드는 원인이 된다. 사실 가벼운 우울감은 누구에게나 찾아오는 감정이다. 나 역시 우울감을 느껴본 경험이 있기 때문에 왜 우울증이 생기는가에 대해 고민을 해본 적이 많았다. 현대 의학에서는 우울증이 생기는 것에는 많은 원인들이 복합적으로 작용한다고 보고 있다. 유전학적인 요인, 생물학적인 요인, 심리적인 요인, 환경적 요인 등이 작용하는데, 특히 현대인의 경우에는 환경적 요인이 상당한 비중을 차지하고 있다. 예를 들면 대인관계에서 오는 어려움(가족, 친구, 애인, 직장), 경제적인 어려움(주거, 생활, 투자, 직업 등) 그리고 개인적인 어려움(진로, 학업, 성적, 외모 등)이 있다.

가끔은 이런 생각을 해본 사람이 있을 것이다. 문명이 발달하지 않은 사회의 사람들은 우울했을까? 우울증은 과학기술의 발전과 생활방식이 바뀌면서 생기게 된 병이 아닐까? 실제로 이런 호기심으로 시작된 연구들이 있었다. 그 중 하나는 현대문명을 거부하고 살고 있는 미국의 아미사파 교인들에 대한 것인데, 그들은 다른 지역의 현대 문명을 영위하는 사람들보다 우울증은 겪는 빈도가 현저히 낮았다고 한다. 반대로 우리나라 경우만 보더라도 국민 소득도 높고 모든 분야에서 과거에 비해 상당히 발전했지만 오히려 과거보다 우울증 빈도와 자살률이 함께 증가하고 있다. 물론 진단 비율이 높아진 것과 치료에 대한 인식개선이 된 부분도 부정할 수는 없지만, 현대화되면서 자본주의, 경쟁주의, 외모지상주의, 개인주의로 바뀌게 되며 삶의 여유가 없어지고 타인에게 냉정하게 대하고 있다는 것은 모두가 체감하고 있는 부인할 수 없는 현상이다.

우울하게 만드는 환경적 요인들

　우울감에 있어서 환경적인 요인이 상당한 부분을 차지한다. 주로 10대들은 '외모에 관한 내용', '연애와 관련된 내용', '학업이나 진로에 대한 내용' 그리고 '가정환경과 관련된 내용'으로 스트레스를 받고 있다. 학창시절에는 다양한 관계를 경험하고 성장하면서 우울감을 대처하는 방법을 터득하기 시작한다. 그 과정에서 친구나 부모님 혹은 선생님들에게 도움을 받을 수 있고, 자신만의 스트레스 대응 방법을 구상할 수도 있다. 하지만, 성장기에 우울감을 극복하는 법을 온전히 익히지 못하고 속으로만 삭히고 쌓아 두면 나이가 들어 더 큰 환경적 요인에 대응하지 못하고 무너지기 쉬워진다. 20대에는 '학업과 진로 그리고 연애에 대해서 고민'을 많이 하고, 20대 중후반부터는 '취업과 결혼에 대한 걱정'을 하기 시작한다. 현재 청년들은 취업에 많은 어려움을 겪으며 끊임없이 경쟁하고 있다. 그 과정에서도 아픔과 상처를 계속 받지만, 이를 원활히 해소하지 못한 채로 취업만을 향해 달려가고 있다. 막상, 힘든 시간을 이겨내고 취업에 성공하고 나면 마음의 준비도 없이 바로 냉혹한 사회로 내던져진다. 달콤한 오아시스가 있을 거라고 생각했던 사회를 실제로 마주해보니 그것은 단지 신기루였고, 실상은 끝이 안 보이는 뜨거운 사막이었다는 것을 확인한다. 희망을 잃은 초년생들은 풀지 못했던 아픔들과 허무함 속에서 답을 찾지 못하고 '번아웃 증후군'에 빠져버리곤 한다.

청년 우울증도 많지만, 40~50대 중장년층 역시 우울증이 심한 시기 중 하나이다. 생애주기로만 보더라도 모든 생애 중 심리적, 경제적인 압박을 가장 크게 느끼는 나이이다. 자녀 교육을 위해 신경 써야 할 것도 많으면서 동시에 부모 부양에 대한 압박도 다가오고, 나아가 자신들의 노후까지 준비해야 되니 위아래로 치일 수밖에 없다. 게다가 눈에 띄는 신체적인 변화(외모 변화, 체력 감퇴, 갱년기 등)도 급격하게 발생하는 나이라 우울감이 심하게 찾아올 수밖에 없다. 게다가 무거운 책임감으로 인해 본인의 속 이야기나 아픈 이야기를 다른 가족들에게 쉽게 털어놓을 수도 없고, 스트레스를 풀기 위해 술에 의존하다 보면 알코올 중독에 빠져 더욱 심한 우울감에 휩싸이게 된다.

우울함을 극복할 수 있는 심리적인 요인들

사실 우리는 우울해지기 쉬운 사회에 살고 있다. 사람들은 각자의 시점에서의 어려움이나 문제점을 해결하고 나면 '행복'이나 '우울감 극복'이라는 성취감을 얻을 것이라고 착각한다. 하지만, 인생은 마치 게임처럼 아무리 클리어 한들 다음 층에 올라가면 새로운 보스가 등장해 버린다. 우리는 이전 층에서 보스를 클리어했다는 기쁨을 잊은 채 또 새로운 보스를 물리치기 위해 고민하고 있다. 그렇다면 우리는 매번 새로운 보스에게 얻어 맞아가며 싸우면서 힘들게 이겨나가야 하는 것일까? 아쉽지만 우리가 할 수 있는 일은 게임 판을 벗어나거나 아니면 '약간 변태처럼'이 어려운 게임을 즐기는 방법밖에 없다. 지금처럼 결과만을 두고 생각하게 된다면 우리는 계속 반복되는 쳇바퀴 속에서 허무감을 느낄 수밖에 없다. 우리는 과정에 의미부여를 하며 '인생이라는 게임'을 즐길 수 있는 마음가짐을 스스로 만들어가야만 한다. 어찌 보면 인생이란 끊임없이 자신의 마음을 보다듬고 지키면서 다채로운 재미로 채워가는 과정이 아닐까 싶다. 가끔 친구들과 예능 프로를 보게 되면, 누구는 깔깔거리고 웃는 반면 누구는 '이게 재밌어? 왜 웃지?'라고 말하기도 한다(과거의 나도 그랬다). 사실 깔깔거리고 웃었던 친구는 진짜 웃기던 아니던 그 순간을 충분히 즐겼기 때문에 그 자체로 만족스러울 것이다. 반대로 반복적으로 의문을 갖었던 나는 더욱 냉소적으로 변해가면서 살아가는 재미요소 하나를 잃어버린 것이다.

이처럼 우리가 그나마 바꿀 수 있는 것은 바로 심리적인 요인이다. 심리적인 요인은 쉽게 생각하면 어떤 현상이나 상황을 받아들이는 개인의 태도나 성격이다. 어떤 일에 대해 긍정적으로 보는지 비관적으로 보는지, 자존감이 높은 지 낮은 지, 어떤 일에 과하게 걱정하는지, 예민하게 받아들이는지, 스트레스에 잘 견디는 성향인지와 같은 것이다. 이러한 성향들은 물론 유전에 영향, 가정환경과 교육환경에 따라 영향을 받지만 나이가 들어도 충분히 노력을 통해 바꿔가고 개선해갈 수 있다. 흔히 '사람은 쉽게 바뀌지 않는다'라는 말에 깔려 있는 것은 '사람은 쉽게 바뀌려고 노력하지 않는다'이다. 우리는 대학 입시를 위해 수년간 공부하고 스펙을 쌓기 위해 수천시간을 들이지만 마음을 단련하기 위해서 그만큼 노력해본 사람들은 많지 않을 것이다. 그리고 사람들은 마음 공부를 아프고 나서야 시작하기 때문에 더욱 어려운 것이다. 마음 공부는 내가 아플 때 하는 것이 아니라 건강할 때부터 시작해서 단련해가야 하는 것이다. 우울증이 걸리고 나서는 마음 공부를 하는 것이 훨씬 어렵고 더 많은 노력을 필요로 한다.

4장 한국인이라면 가지고 있는 것, 신분증과 우울증

우울증에 대해 깊게 알아보기

우울증 증상에 대해서는 인터넷에 검색만 해도 쉽게 찾아볼 수 있다. 이를 통해 스스로가 우울증인지 아닌지 객관적으로 판단할 수 있을 것이다. 그럼에도 병원에 가는 것을 두려워하거나 겁내는 사람들이 많다. 당연히 그 마음은 이해하나 스스로 극복할 의지나 힘이 부족하다고 느낀다면 최대한 빨리 가거나 가까운 지인이나 가족에게 도움을 요청하는 것이 좋다. 본인을 걱정해주고 도와주는 사람이 있다는 것만으로도 큰 힘이 될 수 있다. 병원을 찾을 때에는 '상담'에 무게를 두는 전문의가 있는 곳으로 가는 것이 좋다. 환자가 본인의 이야기를 잘 이야기할 수는 분위기가 만들어져야 '치료의 질'도 높아지기 때문이다. 집에서 가까운 곳 몇 곳을 방문해보고 본인에게 맞다고 판단되는 곳을 선택해도 좋다.

우울증은 증상/신경학적 검사/가족력/기저질환 등을 다양하게 검토하여 진단하며, 우울증에도 다양한 종류가 존재하고 그에 따라 치료방법도 조금씩 나뉘게 된다. 우울증에는 주요 우울증(멜랑콜리아형, 비정형 양상, 정신증이 동반된 경우), 조울증, 만성 우울증, 계절성 우울증, 여성에게 나타나는 우울증(산후우울증, 갱년기 우울증, 생리전 우울증), 기저질환에 의한 우울증(암환자, 갑상선 이상 환자, 파킨슨 환자, 약물 오남용 환자 등)이 있다.

우울증에는 다양한 치료방법이 존재하지만 가장 널리 사용되는 것은 약물치료이다. 항우울제에는 다양한 종류가 있으며, 기본적으로 전문의가 임상양상, 기저질환, 이전 치료 병력, 부작용, 약물 상호작용, 환자의 기호 등을 고려해서 선택하는 것이 원칙이다. 따라서, 본인의 증상이나 기호에 대해서 세세하게 말할수록 더 효과적으로 치료할 가능성이 높아지는 것이다. 약물에는 당연히 부작용도 존재하기에 처음부터 세세하게 검색해보고 지레 겁을 먹을 필요는 없다. 복용해보고 상담하면서 천천히 맞춰가면 된다.

[항우울제]

1) 삼환계 항우울제(TCAs): 대표적으로 아미트립틸린(Amitriptyline), 이

미프라민(Imipramine) 등이 있다. TCAs는 항우울 효과와 관련이 적은 신경계에도 영향을 끼쳐, 변비, 입마름, 복시, 체중 증가, 졸림, 혈압 강하, 기립성 저혈압 등의 부작용을 일으킬 수 있어 환자의 약물 순응도가 낮다. 이러한 이유로 TCAs는 2차 치료약물로 사용되고 있다.

2) 세로토닌 재흡수 억제제(SSRIs): 대표적으로 에스시탈로프람(Escitalopram), 설트랄린(Sertraline), 플루옥세틴(Fluoxetine), 파록세틴(Paroxetine) 등이 있다. 상대적으로 안전하다고 알려진 SSRIs는 TCAs의 부작용들은 줄였으나 오심, 구토, 불안, 불면, 악몽과 같은 부작용들이 보고되기도 하였다. 그럼에도 항불안 효과가 좋고 항우울 효과가 준수하며 상대적으로 안전하기에 많은 의사들이 용이하게 사용하고 있다. SNRIs와 함께 1차 치료제로 사용되고 있다.

3) 세로토닌/노르에피네프린 재흡수 억제제(SNRIs): 대표적으로 둘록세틴(Duloxetine), 밀나시프란(Milnacipran), 벤라팍신(Venlafaxine), 밀타자핀(Mirtazapine), 부프로피온(Bupropion) 등이 있다. SNRIs는 SSRIs를 통해 세로토닌의 재흡수만을 억제하는 것이 우울증상을 개선하는 데 한계가 있다는 이유로 개발되기 시작했다. SSRIs의 부작용인 성기능 장애나 두통과 같은 부작용은 극복하였으나 체중 증가, 혈압 상승 등의 부작용이 보고된 사례도 있었다. 현재로서는 'SNRIs와 SSRIs의 효과에서는 차이가 없다' 혹은 '무엇이 더 낫다'라는 의견들이 분분하다. 결국에는 환자의 증상과 상황에 따라 적합한 약물을 찾아가는 것이 가장 중요할 것이다.

4) 새로운 기전의 약물(MT1/2 효능제, 5-HT2C 차단제): 우울증 환자들의 일주기 리듬을 관찰해보니 멜라토닌의 분비 주기가 비정상적이라는 연구 결과가 있었다. 그래서 멜라토닌을 정상화하면 우울증에 도움이 될 것이

라는 개념에서 아고멜라틴(Agomelatine)이 개발되었다. 이약은 멜라토닌 수용체를 자극하여 수면의 질을 개선시켰고, GABA계의 존재하는 interneuron의 5-HT2C의 수용체를 억제하여 도파민과 노르에피네프린의 분비를 증가시켰다. 이런 복합적인 작용으로 항우울 효과를 보였고, 주로 우울증 환자 중 SSRIs로 인해 수면의 질이 떨어지는 환자들에게 쓰이고 있다. 다만, 이 약물은 간독성을 일으킬 수도 있어서 지속적으로 간수치를 모니터링해주어야 한다.

5) 비정형 항정신병 약물: 쿠에티아핀(Quetiapine), 아리피프라졸(Aripiprazole)은 약물 반응이 부족한 경우에 추가할 경우, 우울증 감소에 도움을 주기도 하여 같이 사용하는 경우가 있다.

6) 최신 연구 동향: 기존의 약물과 다르게 새로운 가설을 바탕으로 한 우울증 치료제들이 연구되고 있다. 그중 한 가지를 소개를 하면 '뇌 염증반응 조절을 통한 우울증 개선'이라는 연구이다. 정상인의 뇌에서 트립토판은 세로토닌으로 전환되어 체온, 기억, 정서, 수면, 식욕, 기분 조절에 관여한다. 그러나 염증성 사이토카인이 증가되어 있는 사람의 뇌에서는 트립토판이 세로토닌이 아닌 키누레닌으로 대사되는데, 이로 인해 세로토닌 부족 현상이 일어나 우울증이 생긴다는 이론이다. 따라서, 항염증 효과를 가지는 아스피린, TNF-alpha 억제제인 인플릭시맵(Infliximab), 오메가3를 복용하게 되면 항우울 효과가 나타난다는 연구들이 진행되었고, 단독 치료는 아니지만 기존 우울증 치료와 함께 병용하게 되면 어느 정도 도움을 주는 것으로 여겨지고 있다.

보통 항우울제의 경우 약물을 복용하고 최소 2주 이상을 관찰해야 증상의 호전을 관찰할 수 있고, 지속적으로 증상과 내약성, 순응도, 부작용에 대한 평가가 필요하다. 따라서 약물을 복용하면서 겪는 부작용이나 반응에 대해 꼼꼼하게 담당의에게 전달해주는 것이 중요하다. 치료 반응이 괜찮은 약물은 6개월에서 1년까지 약물치료를 유지하게 되는데, 만약 부작용이 나아지지 않거나 일상생활에 지장을 주는 경우 약물 감량이나 교체가 필요할 수 있다. 약물의 경우 임의로 중단하면 세로토닌 중단 증후군을 포함한 다양한 부작용이 나타날 수 있기에 담당의와 상의하여 상태에 따라 조금씩 감량해야 한다. 또한, 약물치료를 받는 동안에도 생활습관 개선이나 상담도 꾸준히 받거나 개선해가는 것이 필요하다. 평생 약물을 복용할 수는 없기에 약물에 도움을 받으면서 다양한 정신사회적 치료를 받거나 스스로 행해야 한다. 예를 들어 대인관계 정신치료, 정신역동 정신치료, 인지행동치료, 행동 활성화 기법, 문제 해결 정신치료, 마음 챙김 인지치료, 단기 정신치료, 수용 전념 치료 등이 존재하니 전문가와 상담하여 필요한 부분에 대해 치료를 받을 수 있다. 또한, 스스로도 마음가짐을 개선하려는 의지도 함께 따라주어야 한다.

🧴 핵심 요약

- ◆ 우울감은 현대인이라면 누구나 느낄 수 있기에 극복하는 회복력을 길러야 한다.
- ◆ 우울증을 예방하기 위해서는 환경적인 요인들을 최소화하고, 심리적인 요인들을 개선해가는 노력을 해야 한다.
- ◆ 우울증이라고 판단되면 빠르게 치료를 받는 것이 중요하고, 치료 과정에서도 본인이 이겨내려는 의지가 제일 중요하다.

참고 문헌

1) Evidence-based Recommendations for Depression in Primary Care, 대한의학회
2) Kasper, S., Hajak, G., Wulff, K., Hoogendijk, W. J., Montejo, A. L., Smeraldi, E., … & Baylé, F. J. (2010). Efficacy of the novel antidepressant

agomelatine on the circadian rest-activity cycle and depressive and anxiety symptoms in patients with major depressive disorder: a randomized, double-blind comparison with sertraline. The Journal of clinical psychiatry, 71(2), 6060.

3) Jeong, H. J., & Moon, E. (2016). Novel pharmacological treatment for depression. Korean Journal of Biological Psychiatry, 23(1), 1-11.

5장

다이어트 약, 얼마나 알고 드세요?

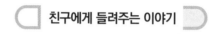

친구에게 들려주는 이야기

다이어트 약을 처방받는 사람들은 오히려 비만이 아니다?

다이어트 약을 처방받는 환자들을 복약지도를 하다가 가끔 놀랄 때가 있다. 그 이유는 생각보다 날씬한 사람이 처방받는 경우가 많기 때문이다. 대부분의 환자들은 처음 복용을 시작하고 살을 많이 감량했으나 그 이후에는 체중을 유지하고자 하는 심리적 욕구 때문에 계속 약에 의존하는 경우가 있다. 간혹 신규 처방인데도 말라 보이는 환자들은 스스로 비만이라고 착각하며 복용하는 것 같았다. 이런 사람들은 비만치료를 받아야 하는 게 아니라 강박증에 대한 치료가 필요하지 않을까? 걱정스러울 때가 많다. 과거에 '체중'에 대해 심한 강박을 가지고 있는 지인이 있었다. 그 친구는 170cm이라는 큰 키에도 49~50kg 정도로 객관적으로 생각해도 마른 수준이었다. 그럼에도 항상 저녁을 굶고, 점심도 샌드위치나 삼각김밥에 달걀 정도로 때우곤 했었다. 그 친구의 강박은 남들이 생각 없이 내뱉는 말(너 살 좀 찐 것 같네?)에 예민하게 반응하면서부터 시작되었다. 그런 말을 들을 때면 스트레스를 받으며 며칠간 금식을 하였고, 다시 살이 빠졌다는 말을 듣기전까지 극도의 다이어트를 하였다. 식사를 줄이더라도 필수적인 영양분은 공급을 해줘야 하는데 그런 사실은 전혀 안중에도 없는 듯했다. 이런 행동은 주변 사람들을 걱정하게 만들게 한다. 이런 상황을 보면서 외형과 관련된 이야기는 누군가에게 상처가 될 수 있으니 실수로라도 하면 안 된다고 생각하게 되었다(아무리 칭찬이라고 할지라도).

이렇듯 극단적으로 금식을 하게 되면 저혈당과 저혈압이 생기면서 두통이 발생하게 된다. 초기에 우리 몸은 저장된 글리코겐이 에너지원으로 사용되고, 이후에는 체지방과 체단백질을 분해하여 에너지를 얻게 된다. 특히, 뇌는 포도당을 주 에너지원으로 사용하기에 탄수화물 공급이 필수적이나 단식을 오래 하게 되면 지방을 케톤체로 전환하여 에너지원으로 활용된다. 일부 사람들은 '저탄고지' 다이어트를 한다고 한다. 탄수화물을 적게 섭취하면 포도당이 급격히 줄고 케톤체가 만들어진다. 케톤체가 쌓이면 케톤산증으로 이어져 피로, 구토, 복통, 호흡 곤란, 피로, 의식저하, 빈맥, 특유의 냄새, 저혈압을 유발하기 때문에 저탄고지 식단은 권하지 않는 방법이다. 나는 그 친구에게 살을 빼 주는 명약보다는 심리 상담을 해주면서 치료에 대한 의지를 키워주었고, 결국 약물 치료를 받으며 강박증을 없앰으로 건강을 지켜낼 수 있었다.

다이어트 약이 필요한 경우?

체중을 관리하기 위해 '적당하게 먹고 충분히 운동을 해라'라는 말을 모르는 사람은 없을 것이다. 그럼에도 외모에 민감했던 학창시절 다른 학과 친구들로부터 살 빼는 약 좀 추천해달라는 이야기를 종종 들었었다. 당장 내가 안전한 약을 추천해주지 않으면 병원에 찾아가서 향정신성 의약품으로 알려진 '팬터민'을 처방받을 기세였다. 그럴 때에는 약하지만 보조제로 복용할 수 있는 약과 함께 생활습관 개선을 권장해주었다. 살집이 있고 변비기가 있는 사람에게는 '방풍통성산'을 추천하였고, 카페인에 덜 예민한 사람에게 녹차추출물(카테킨)을 복용해보라고 이야기해주었다. 물론 다이어트약의 대부분이 에너지를 발산시켜 예민하게 하거나 에너지 대사를 인위적으로 조절하여 간에 부담을 주는 경우도 있어 무작정 추천하기에는 사실 조심스럽다.

정말 다이어트약을 복용해야 할 경우도 있을까? 비만 중에서도 내장형 비만은 현대인들이 서둘러서 개선해야 될 위험 요인 중 하나이다. 복부비만이 생기는 이유는 여러 복잡한 원인들이 있을 수 있다. 젊을 때에는 기초 대사량이 높고 활동량이 많다 보니 살이 붙진 않을 수 있다. 그러나 나이가 들면서 신체 기능이 떨어지고 동시에 활동량이 줄면서 불규칙했던 식습관, 운동 부족, 내분비질환, 유전적 요인 등이 복합적으로 작용해 비만이 되는 사람도 생긴다. 비만을 경계해야하는 이유는 성인병(고혈압, 당뇨병, 고지혈증, 지방간 등)으로 발전할 확률이 매우 높아지기 때문이다. 그 뿐아니라 관절염, 통풍, 우울증, 불임증, 생리불순, 대장암, 전립선암, 췌장암 등 다양한 질환과의 관련성도 지속적으로 보고되었다.

체중관리는 외적인 요소를 떠나서 평생을 신경 써야 하는 건강의 문제 중 하나이다. 매번 관리해야 하는데 '단식'과 같은 극단적인 방법은 단기적으로는 효과적일 수는 있겠으나, 장기적으로는 건강을 해칠 뿐 아니라 삶의 질을 낮춘다. 다이어트 약도 '특정 유전적 원인'으로 인한 것이 아니라면 장기간 복용하는 것은 바람직하지 않다. 비만을 일으키는 유전자에 대한 연구는 과거부터 현재까지 계속되고 있다. FTO라는 유전자는 탄수화물을 지방으로 바꿔주는데 관여하는 데, 이 곳에 변이가 생길 경우 비만이 될 확률이 더 높고 심혈관질환이 걸릴 위험도 약 2배 증가한다고 밝혀졌다. BDNF라는 유전자는 포만감을 느끼게 해주는 단백질을 형성한다고 알려져 있는데, 이 유전자에 변이가 생기면 스트레스나 우울증에 대한 보상이 식욕폭발로 나타나게 된다. 이런 경우에는 스트레스를 잘 관리해주는 것이 비만 예방에 중요하다. MC4R는 식욕억제에 관여하는 유전자인데, 해당 부분에 변이가 생길 경우 식탐이 많아지고 식욕이 억제가 잘 되지 않아 과식을 하거나 간식을 자주 섭취하게 된다. 최근 유전자 검사를 통해서 유전자 변이 여부를 체크해볼 수 있으나 아직까지는 초기 연구단계이다. 본인의 증상과 함께 비교해보며 약물치료의 전략을 설정하는 데에 도움이 될 수 있을 것이다.

비만약에 대해 깊게 알아보기

학부시절 비만약에 대해 배울 때에는 환자들이 왜 이런 약까지 복용하는 것일까? 의문을 가지기도 했다. 그러나 환자들과 대화를 나눠보니 살을 뺄 수 있다면 과장해서 '독'이라도 먹겠다는 의지를 가진 사람이 많았다. 그들에게 다이어트는 삶에 큰 부분을 차지할 뿐 아니라 정신적인 부분(자존감 등)을 지탱하고 있음을 이해를 하게 되었다. 그럼에도 처방을 검수하고, 조제하고, 올바른 복약을 해야 하는 책임을 가지고 있기 때문에 환자가 듣기 싫어할지라도 어떤 약을 복용하고 있는지 이해시키는 것도 직업적 숙명이다. 대부분의 환자들은 본인이 먹는 약이 어떤 작용기전을 가지고 있는지 혹은 어떤 부작용을 야기하는지 모르는 경우가 많다. 심지어, 몇몇 의원에서는 비만약을 과다하게 처방해주는 경우도 있다. 내가 생각하는 이상적인 모습은 비만의 원인이나 상태를 파악하고, 약물에 의한 부작용을 최소화하는 방법으로 최소한의 약물치료와 비약물치료를 병행하는 것이다. 그러려면 환자 스스로부터 무조건 센 약을 달라고 하는 것이 아닌 본인의 개선 의지를 피력할 필요도 있지 않을까? 현재 비만약으로 처방되고 있는 약의 종류에 대해서 설명해보고자 한다.

식욕억제제(향정신성의약품)

1) 펜터민(Phentermine), 펜디메트라진(Phendimetrazine), 디에틸프로피온(Diethylpropione): 세계적으로 가장 많이 처방해주는 향정신성 식욕억제제이다(이외에도 마진돌, 로카세린도 있다). 3가지 성분 모두 중추신경을 흥분하는 암페타민과 작용이 유사하다. 이들은 중추신경에서 노르에피네프린의 분비를 촉진하면서 동시에 약하지만 도파민과 세로토닌도 일부 분비를 유도한다. 노르에피네프린은 중추에서는 시상하부 중 POMC/CART의 포만중추에 작용하여 식욕을 억제하는 효과를 가지며 말초에서는 지방세포의 지방분해를 촉진시킨다. 또한, 분비된 도파민은 쾌락적 식욕 조절에 관여하기도 한다. 앞선 세가지 약물은 식이요법, 생

활요법에 반응하지 않는 비만(BMI 30kg/m2 이상)이나 다른 기저질환 (고혈압, 당뇨, 고지혈증 등)이 있는 비만(BMI 27kg/m2 이상)의 체중감량 보조요법으로 사용하도록 허가되었다.

해당 의약품들은 4주 이내로 사용하며 전문의나 환자의 상태에 따라 그 이상 복용할 수도 있다(3개월 내). 그 이상 복용하는 것은 Benefit(이득)보다 Risk(위험: 폐동맥 고혈압, 심장질환, 의존성 등)가 크다고 판단된다. 해당 의약품을 복용할 수 없는 사람들도 있는데, 다음의 증상들을 가진 경우이다.

- 중증 이상의 고혈압, 심혈관계 질환, 폐동맥 고혈압, 갑상선 기능 항진증, 녹내장, 우울증 약을 복용하는 경우, 정신질환이 있는 경우, 16세 이하 등.

특징을 보면, 펜터민은 체내 반감기가 16~31시간 정도이고, 펜디메트라진의 체내 반감기는 16~24시간 정도이고, 디에틸프로피온의 반감기는 4~6시간이다. 펜티메트라진은 다른 2가지의 약물보다 의존과 남용의 위험이 더 높은 편이다. 이는 다른 약물보다 도파민의 유리도 더 촉진시키고, 약물의 일부가 펜메트라진으로 대사 되게 되는데 이 물질이 의존성과 중독을 일으키기 때문이다. 식욕억제제의 가장 빈번하게 나타나는 부작용은 불면증, 불안감, 두통, 흥분, 빈맥, 혈압상승, 심계항진, 빈뇨, 구갈, 불쾌감, 변비 등이 있다. 드물게 복용량에서도 발작이 나타날 수 있으니 주의해야 한다. 실제 복용한 환자들을 보면 초기에는 빠르게 살이 빠지나 이후에는 내성이 생겨 용량을 높이는 경우도 있다. 하지만, 이 또한 다시 내성이 생기기 때문에 식욕억제제를 쓸 때에는 4주 동안 복용하며 상태를 관찰하고 적절하게 사용하는 것이 중요하다.

일부 환자의 경우 약을 복용하는 동안 식욕이 완전히 억제되고 살이 빠져서 좋았으나 성격이 예민해지고 신경질적으로 변해 사람 관계를 원만히 유지하는 데 어려움을 겪었다. 이로 인해 스트레스를 자주 받으며 불면증이 더욱 심해졌다고 한다. 어떤 환자는 복합적인 스트레스가 지속되면서 탈모나 발기부전까지 발전한 사례도 있어 아무리 체중감소 효과가 크다고 해서 식욕억제제만을 무조건적으로 처방하는 것은 최선의 선택은 아닐 수 있다.

2) 토피라메이트(Topiramate), 플루옥세틴(Fluoxetine): 토피라메이트는 뇌전증이나 편두통 예방 목적으로 허가된 약으로 중추의 억제를 담당하는 GABA 수용체를 항진하여 뇌의 흥분을 억제하는 작용을 하며 동시에 뇌의 흥분을 유도하는 물질의 합성을 억제한다. 또한, 토피라메이트는 GABA 신호를 통해 식욕촉진 중추인 NPY/AGRP를 억제함으로써 식욕을 억제하는 효과를 보이며 이를 이용하여 비만을 치료하기 위한 목적으로 사용된다. 그러나, 이 약물은 우울증, 불안이나 심혈관 위험의 증가 등의 부작용이 있어 단독으로는 쓰기 어렵지만, 낮은 용량으로 앞선 향전신성 식욕억제제인 펜터민과 병용투여를 하면 우수한 체중감량 효과를 보여준다. 플루옥세틴은 우울증이나 불안증에 사용되는 약인 선택적 세로토닌 재흡수 억제제(SSRI) 계열의 약물이다. 해당 약물이 임상시험에서 식욕을 떨어뜨리는 것이 보고되면서 비만치료의 목적으로까지 연구된 약물이다. 앞선 약물들에 비해 우수한 효과는 아니지만, 우울증을 동반한 비만치료의 경우 사용을 고려해볼 수 있다. 이 약물 역시 불면증을 유발할 수 있어 오전에 복용하는 것을 권장한다.

GLP-1 agonist(GLP-1 수용체 작용제)

리라글루타이드(예: 삭센다)와 미글리톨(예: 미그보스)은 출시가 되자마자 병원가에서 엄청난 인기를 끌었다. GLP-1 agonist는 제2형 당뇨병 치료제로 개발되었으나 다양한 작용기전을 통해 비만치료에도 우수한 효과를 입증하였다. 시상하부에 작용하여 식욕(생리적, 쾌락적)을 모두 억제하고, 위장관 운동성을 저하시켜 포만감을 유지해주며, 당뇨병 위험이 있는 환자에게는 혈당 조절해주는 효과까지 갖추고 있다. 삭센다는 상당히 고가이며 매일 주사를 맞아야 하고 심한 오심 부작용 때문에 사용상의 여러 어려움이 있었다. 그럼에도 강력한 체중감소 효과, 심혈관 사망률 감소, 당뇨병 치료효과 덕에 불편함을 감소하고도 많은 환자들이 꾸준히 맞기도 했으나 경구용 제제도 개발되면서 대체로 이를 처방하는 개원가들이 늘어나고 있다. 해당 약의 부작용은 위장관계 관련 질환(구토, 배변 횟수 증가, 상복부 불쾌감, 위궤양 등), 부종, 가려움증, 근육통 등이 있을 수 있다.

지질 흡수 저해제, 오르리스타트(Orlistat)

해당 약물은 중성지방과 유사한 구조를 가지고 있어, 섭취한 지질히 지질분해효소에 의해 분해되어 체내로 흡수되는 것을 방해한다. 해당 약물 역시 체내로 거의 흡수되지 않아 전신 부작용도 거의 없다. 이런 특성 때문에 상당히 안전한 약물로 인식되어(체중 관리용으로 승인된 유일한 의약품) 미국에서도 낮은 용량은 일반의약품으로 팔리기도 한다. 다만, 해당 약물을 복용하게 되면 지용성 비타민(A, D, E, K 등)의 흡수 또한 낮추기 때문에 비타민을 복용할 때에는 2시간의 간격을 두고 복용해야 한다.

에너지 관련 저해제

1) L-카르니틴: 카르니틴은 세포 내에 있는 지방산을 미토콘드리아로 옮겨주고 에너지원으로 대사되는 과정에 관여한다. 이런 원리로 지방 대사를 활발히 하는 목적으로 비만치료의 보조제로 사용되고 있다.

2) 아세트아미노펜, 에페드린, 카페인 무수물: 카페인은 중추신경을 흥분시키는 작용이 있기에 신진대사를 활발히 하고 에너지 소비를 촉진하는 역할이 있다. 에페드린은 교감신경을 흥분시켜 기초대사량을 증가시켜 에너지 소비를 늘린다. 해당 흥분성 작용들은 식욕을 억제하는 효과도 가지고 있다. 하지만, 해당 작용은 두통, 심계항진, 불면, 구역감, 손떨림 등의 부작용이 보고되고 있고 심하게는 심혈관질환(뇌졸중, 심장발작)을 일으킬 수 있다. 아세트아미노펜은 해당 작용들의 시너지를 위해 보조적인 역할을 해준다. 해당 복합체를 복용 시에는 음주를 피해야한다.

3) 방풍통성산: 한약제제(일반의약품)로 복부지방이 많고 변비기가 있는 비만에 허가되어 처방되고 있다. 해당 처방에는 마황을 비롯하여 대황, 감초, 황금, 박하, 천궁 등이 포함되어 있는데 변을 시원하게 보면서 혈액을 원활하게 공급해준다. 피부질환, 두통, 어지럼증, 발열 등에도 사용되는 약이나 이 기전을 응용하여 비만에도 쓰이고 있는 것이다. 특히 마황에는 앞서 말한 에페드린이 포함되어 있어, 교감신경을 흥분시켜 기초대사량을 증진시키는 작용을 가지고 있다. 이와 더불어 식욕을 증진시키는 호르몬(그렐린)을 억제하고 지방세포를 분해한다고 알려져 있다. 복용 시 근육통, 나른함, 저림, 무력감, 가려움, 발진, 황달, 마른기침 등이 생긴다면 중단하고 전문가와 상의하는 것이 좋다.

4) 다엽 가루/오르소시폰 가루: 다이엔(일반의약품)이라는 이름의 약인데, 체중감량의 보조제로 사용되고 있다. 다엽 가루와 오르소시폰 가루 속의 성분들(카테킨, 카페인, 시넨세틴 등)은 교감신경 작용을 촉진하여 기초대사량을 증가시키고 중성지방을 분해하는 데 도움을 준다. 추가적으로 이뇨작용도 있다고 알려져 있다. 앞서 언급한 대로 교감신경 흥분을 유도하는 작용은 예민한 사람에게는 불면, 심계항진, 두통과 같은 부작용을

초래할 수도 있다.

이외에도 식전에 복용하여 포만감을 높여주는 알긴산이 있는데 물과 함께 복용 시 위장에서 겔화가 되어 식사를 줄여주는 효과가 있으나 어디까지나 보조적인 부분이 크다. 해당 성분 자체가 식이 섬유이기 때문에 프리바이오틱스로도 작용하여 장내세균총에 간접적인 효과를 줄 수 있다는 연구도 있다.

🧪 핵심 요약

- ◆ 현재 많은 병원에서 여러 기전의 비만치료제를 한꺼번에 처방하여 체중감소 효과를 극대화하고 있다. 하지만, 앞서 언급한 부작용들에 대해서 다시 한번 숙지하고 꼭 복용해야 하는 경우에만 처방받도록 하자.
- ◆ 비만약은 대부분 단기간만 복용할 수 있기에 식이요법과 생활요법을 병행하는 것이 중요하다.
- ◆ 향정신성의약품은 효과가 좋은 만큼 부작용도 상당하기 때문에 처음 복용시에는 보조 의약품으로 먼저 시작해보자.

참고 문헌

1) 대한비만학회, 비만치료지침 2020
2) Lee, C. J., Kim, M. J., & An, S. J. (2019). Current treatments on obesity. Korean Journal of Health Promotion, 19(4), 171-185.

혹시, 약사님은 무슨 영양제 드세요?

친구에게 들려주는 이야기

그래서, 약사님은 무슨 영양제 드세요?

위 질문은 약사가 된 후로 가장 많이 받는 질문이다. 영양제에 대해서도 의사나 약사 모두 본인만의 철학이 있기 때문에 추천하는 내용도 가지각색이다. 나도 올바른 영양제를 추천하기 위해 많은 공부를 하고 있으며, 근거를 기반으로 상담을 해주곤 있지만 듣는 사람의 입장에서는 결론만 들으려는 경향이 큰 것 같다. 인터넷이나 유튜브에는 여전히 '오개념이나 광고'가 만들어낸 잘못된 인식이 많고, 하나에 꽂힌 사람들에게는 아무리 설명하여도 잘 통하지 않는 경우도 많았다. 그래서 신뢰가 바탕이 되는 지인들에게는 구체적인 이유를 설명해주며 추천해주는 편이고, 의구심이 많은 사람들에게는 필수적인 영양제만 간략하게 추천해주는 편이다. 사실 가장 중요한 영양제 혹은 유명한 영양제를 추천하면 쉬운데, 영양제에 대한 고민이 많은 이유는 내가 대학원까지 진학하여 건강기능식품/예방약학/독성학을 전공했기 때문이다. 단순하게 이론으로만 이야기하는 것이 아니라 다양한 건강기능식품을 직접 개발하면서 효능연구와 독성평가를 해봤기 때문에 몇 편의 논문만을 읽고 판단하는 것과는 다른 시선을 가지게 되었다.

영양제에 대해 가지는 나만의 철학은 효능보다는 안전성에 더 중점을 두는 편이다. 영양제는 재테크로 비유하자면 적금 같은 것이다. 이자율로 쌓이는 수익은 적지만 원금은 보장해주는 상품 같은 것이다. 우리는 효능(이자율)을 생각하면서 영양제를 복용하지 부작용(원금손실)이 발생할 것이라고 전혀 기대하지 않기 때문이다. 이는 부작용을 감수해가더라도 질병을 치료하기 위한 목적으로 사용되는 의약품과는 목적에서 다소 차이가 있다. 그렇기에 영양제 추천을 받게 되면 개인의 기저질환 또는 복용중인 약물 등을 적극적으로 고려하여 추천하고자 노력한다.

새로운 영양제를 복용하기전 고려사항
1) 영양제의 복용 목적
2) 현재 몸의 상태 및 생활 습관
3) 기저질환 유무
4) 복용하는 약물 유무
5) 영양제 복용 경험
6) 복약 순응도
7) 영양제에 투자하는 비용
8) 알레르기 유무

이 글에서는 언급하는 영양제는 '건강식품'이 아닌 '건강기능식품'이다. 모든 식품에는 건강에 이로운 혹은 이롭지 않은 작용을 하는 성분들이 다양하게 들어있다. 건강기능식품은 몸에 이롭다고 알려진 식품을 식약처에서 인증 받은 공장에서 무균의 환경에서 '추출/분획/분리' 등의 과정을 거쳐 원료의약품을 만들고, 제형화(알약/과립/캡슐/액상)과정을 거쳐 완제의약품으로 생산된다. 또한, 해당 유효성분에 대한 안전성 시험(세포 및 동물 독성 시험)을 바탕으로 일일 섭취량을 확인하고, 효능 시험(세포 및 동물 시험)과 임상시험을 거쳐 유효성을 입증 받게 된다. 모든 시험이 완료되면 절차에 따라 식약처의 심사를 받고 시판되게 된다. 이런 허가 과정은 국민의 안전을 위해 의약품이 개발되는 과정과 유사하게 관리되고 있다. 그렇기 때문에 '건강기능식품 GMP 시설'에서 생산되었는지 확인하는 것은 소비자가 어느 정도 믿음을 가지고 복용할 수 있다는 의미이기도 하다. 반대로 건강식품은 좋은 기능을 가질 수는 있으나 함량, 안전성, 기능성에 대해서는 건강기능식품에 준하는 수준으로 관리된다고 보장된 것은 아니다.

영양제의 복용 시 주의할 점

영양제를 추천받기 전에 본인의 복용 목적에 대해서 명확히 하는 것이 중요하다. 영양제를 복용하는 사람들에게 가장 당부하고 싶은 것은 '과유불급(지나침은 오히려 모자람만 못하다)'이다. 평소에 영양제를 복용하지 않던 사람이 갑자기 영양제를 복용하겠다며 '유투브나 인터넷에서 유명한 영양제 6~10종류를 한꺼번에 복용하는 것 혹은 고함량으로 복용하는 것'은 몸에 갑작스러운 변화를 줄 수 있기에 절대 좋은 방법이 아니다. 각 영양제의 성분마다, 제조사마다 혹은 함유된 첨가제의 종류에 따라 본인에게 의도치 않은 부작용(속 쓰림, 두통, 발진, 알레르기 등)이 발생할 수 있다. 갑작스럽게 많은 영양제를 한 번에 복용하면 어떤 영양제가 문제였는지 파악하기 어렵고, 영양제에 대한 막연한 두려움이 생길 수 있다. 예를 들어, 종합비타민 고함량을 복용한 사람들 중 일부는 두통, 속 쓰림, 두드러기를 호소하기도 하고, 아르기닌을 처음 복용하는 경우 복통, 설사, 여드름 등이 나타날 수도 있다. 친한 지인 중 에는 피부 미백 효과를 위해 비타민 C를 하루에 4,000mg씩 과다 복용 하다가 온몸에 발진이 일어나고 신장장애까지 발생했었다. 수용성이라 서 안전할 것으로 착각하여 과량 복용하는 것은 정말 바보 같은 생각이 다(누군가에게는 괜찮은 수준이 나에게는 맞지 않을 수 있다). 영양제를 늘려 가는 가장 좋은 방법은 며칠의 간격을 두고 하나씩 종류를 늘려가면서 본인의 몸에 이상이 없는지 확인하는 것이다.

영양제는 간에 무리를 주는가? 에 대한 궁금증을 가진 사람도 많을 것이다. 간은 몸에서 가장 큰 장기로 '화학공장'의 역할을 하고 있다. 간 은 1) 장에서 흡수된 영양소를 저장하고 가공하여 분배하거나 필요한 물질들을 합성한다. 2) 외부에서 들어온 약물, 술 또는 독성물질 등을 대사 시켜 배설될 수 있도록 전환한다. 이후, 이를 소변이나 담즙을 통 해 배설하도록 도움을 준다. 3) 담즙을 생성하여 지방 소화를 돕고, 4) 호르몬의 분해와 대사에 관여하고, 5) 혈액 속의 균을 처리해주는 역할 도 담당한다. 이처럼 간은 우리 몸에서 중추적인 역할을 담당하고 있지 만, 전체의 간의 50% 이상이 손상될 때까지 우리 몸에서는 특별히 증 상이 나타나지 않는다. 그래서 대부분의 사람들은 본인의 간이 건강하 다고 착각하면서 간에 무리를 주는 생활습관을 일삼고 있다. 예를 들어 간세포 보호에 도움을 주는 실리마린(밀크시슬의 주성분)을 복용한다는 핑계로 매일 술을 즐기는 행위, 간이 좋지 않은 사람이 무리하게 고용 량의 영양제를 과도하게 복용하는 행위, 무리한 다이어트와 함께 간에 무리가 가는 영양제를 복용하는 행위 등이 있을 수 있다. 또한, 지용성 성분을 포함한 다수의 영양제를 장기간 복용하게 되면 해독에 대한 부담을 줌과 동시에 장기에 지속적으로 축적되어 독성을 일으킬 가능성도 커진다. 여러 종류의 영양제를 동시에 복용할 경우, 화학첨가제도 함께 과다 복용한다는 사실도 절대 간과해서는 안 된다. 간혹 종합병원 응급실에는 다량의 영양제와 의약품(양약 혹은 한약)을 동시에 복용하다가 급성 간 손상으로 실려오는 경우도 가끔 발생한다. 물론 이는 확률적으로는 낮은 케이스이나 나에게 발생하지 말라는 법도 없다.

내가 접근하는 영양제의 관점으로 2가지 영양제를 비교해보자. 어떤 것을 먹겠는가?

- A 영양제: 100명 중 40명에게 건강에 이로운 도움을 주지만, 매우 안전하다.
- B 영양제: 100명 중 95명에게 건강에 이로운 도움을 주지만, 5명에게는 심한 간독성을 일으킨다.

영양제는 말 그대로 부족한 부분을 보조하기 위한 목적이 강하다. 직접적으로 이로운 효과가 적을 수도 있다. 하지만, 부작용이 생길 바에는 A영양제를 먹는 것이 낫다고 본다. 물론 사람에 따라 10종류의 영양제를 먹어도 거뜬한 사람이 있다. 이것은 체질이나 기저질환에 따라 다를 수 있고, 건강한 사람도 나이가 듦에 따라 변할 수도 있다. 가장 좋은 방법은 리스크를 높이지 않는 선에서 꼭 필요한 3~5종의 영양제를 선택하여 '본인의 상태'를 항상 점검하며 복용하는 것이 제일 좋다고 생각한다.

어떤 영양제를 먹을 것인가?

어떤 영양제를 먹을지 고민하기 이전에 현재의 생활습관과 문제점을 우선적으로 고민해야 한다. 건강기능식품은 안전성과 유효성이 입증되었으나 '의약품'의 수준으로 질병을 치료하고 예방할 수 있는 것은 절대 아니다. 따라서, 건강기능식품은 질병의 예방에 도움은 줄 수 있으나 치료의 목적이 되지는 않는다. 식습관에서 부족한 부분을 채우기 위해 복용하거나 혹은 '질병 전 단계'에서 약을 복용하기는 애매하고 질환 발생을 예방해보고자 복용하는 것이 건강기능식품이다.

국내에 건강기능 식품으로 허가 받은 기능에 대해서 나열하자면, [장 건강, 혈당 조절, 관절/뼈 건강, 콜레스테롤 개선, 체지방 감소, 면역 기능, 항산화, 피부 건강, 혈압 관련, 혈중 중성지방 개선, 혈행 개선, 기억력 개선, 간 건강, 눈 건강, 긴장 완화, 인지능력 개선, 전립선 건강, 칼슘 흡수, 운동 수행 능력 개선, 요로 건강, 치아 건강, 피로개선, 갱년기, 면역 과민, 배뇨기능, 위 건강, 정자 운동성, 질 건강, 월경전 상태 개선, 어린이 성장, 수면 질 개선, 근력 개선] 등이 있다.

나열된 것으로만 보자면 이것저것 모두 복용해보고 싶겠지만, 가장 필수적인 것을 기본적으로 복용하고, 본인의 상황에 따라 한 두 가지만 추가해서 복용하는 것을 권하는 편이다.

요즘 건강기능식품과 관련해서 많은 제약사들은 새로운 성분(개별 인정형)을 개발하기보단 기존에 누구나 쓸 수 있도록 고시된 원료들을 이리저리 혼합하여 쉽게 만든 후에(임상시험 없이) 광고와 마케팅 경쟁에만 힘을 쏟고 있다. 그러다 보니, 판매하는 회사만 다를 뿐 동일한 제조시설에서 위탁하여 만들어지는 경우도 많다. 건강기능식품의 종류가 워낙 많아지다 보니 약국에서도 각자 본인만의 철학과 기준에 따라 건강기능식품을 선택하여 입고하곤 한다. 가끔 약국마다 영양제의 가격이 다른 것에 대해 물어보는 사람들도 있다. 당연하게도 '규모의 경제'

의 원리처럼 많은 양을 공급받는 대형 약국들은 마진률을 낮출 수 있지만, 동네 1인 약국들은 현실적으로 어려운 부분이 있다. 소비자의 입장에서 저렴하게 사는 것이 중요하다면 큰 약국들을 가면 되고, 약간 비싸더라도 건강 상담을 통해 본인에게 적합한 영양제를 찾고 싶다면 동네 단골 약국으로 가면 된다. 건강기능식품은 천연물의 추출물로 된 경우가 많다. 그럼에도 이는 식품이 아니고 정제된 '준의약품 수준'이다. 아직까지 다른 의약품이나 질병과의 상호작용이 폭넓게 연구되지 않았기에 본인의 기저질환이나 복용하는 의약품에 대한 검토없이 무분별하게 먹는 것은 좋은 방법이 아니다. 따라서 본인의 상태나 약에 대해 상담해줄 수 있는 실력 있는 약사를 찾아 좋은 관계를 형성하는 것도 괜찮은 방법이다.

보통 환자들은 처음에는 복용하는 약이 있거나 기저질환에 대해 잘 이야기하지 않는다. 그런데 자주 오가면서 단골이 되면, 영양제를 사면서 나누는 대화를 통해 몇 가지 추가적인 복약지도를 해줄 수 있다. 가령, 여드름 치료 목적으로 항생제를 복용하는 환자가 칼슘, 마그네슘, 철분, 유산균 등이 포함된 영양제를 살 때에는 항생제와 간격을 두고 복용하라고 말해줄 수 있다. 항혈전약을 복용하는 환자가 오메가 3, 비타민 E, 은행잎추출물을 살때에도 다시 한번 점검해줄 수 있다. 특정 항우울제를 복용하는 환자가 탈모 영양제에 들어간 약용효모를 살 경우에 부작용(두통 등)이 심하게 나타날 수 있다고 말해주기도 한다. 또한, 루테인을 장기 복용하게 되면 흡연자에게는 폐암 발생 확률을 높인다는 연구 결과도 있다. 약과 영양제와 관련된 이야기들은 모든 사람에게 일일이 잡고 설명해줄 수는 없는 노릇이다.

영양제에 대해 깊게 알아보기

영양제에 있어서 얼리어답터가 될 필요가 있을까?

영양제는 처음부터 대량으로 사서 복용하기보단 소량으로 구입하거나 친구들에게 몇 알만 받아서 복용하면서 몸에 잘 맞는지 체크해보는 것이 좋다. 아는 지인은 고함량 종합비타민B를 먹겠다고 4개월치를 미리 샀다가 한 알 먹고 두통이 심해져 다른 사람에게 준 경우도 있었다. 또한, 흡수율 개선이나 함량 증진된 신제품에 대해 깊게 고민하는 사람이 많은데, 개인적으로 그렇게 심각하게 고민할 필요가 있나 싶다. 부작용 측면에서 개선되었으면 새제품을 선택하면 되지만 흡수율이나 기능이 개선된 신제품을 위해 먹던 것을 중단하면서까지 즉각적으로 바꿀 필요는 없다. 앞서 말한 것처럼 건강기능식품은 어디까지나 보조의 역할일 뿐이고, 이로 인해 질병이 완전히 예방된다고 보장되지는 않는다. 흡수율 개선이나 함량 증진, 새로운 제형, 복합제 개발은 모두 제약사에서 타 회사와의 차별성을 키우고자 밥 먹듯이 하는 연구의 과정이다. 솔직히 신제품이 개발되기 이전에 그것이 없었다고 해서 국민 건강에 큰 영향이 있었던 것도 아니었다. 신제품이 나왔다고 얼리어답터처럼 모두 따라갈 필요는 없다. 처음 영양제를 시작하는 사람의 입장에서는 아무것도 복용하지 않던 사람이 복용을 시작하는 것, 즉 0 → 1이 된다는 것 자체로 의미 있는 것이다. 따라서, 천천히 한 종류의 제품을 복용해보며 본인의 몸에 맞는지도 체크해보고 공부해가는 것도 필요하다. 또한, 제품을 바꿀 때에도 전문가와 상담을 통해 천천히 바꿔가도록 하자. 가끔 TV나 뉴스를 통해 특정 원료가 급속도로 인기를 끌고 홈쇼핑에서 대량으로 팔리는 일들이 생긴다. 예를 들어 크릴오일이 대표적인 사례였는데 광고를 통해 급성장한 건강식품들은 초기에 복용하는 것은 추천하지 않는다. TV에서는 마치 엄청난 슈퍼 푸드 인양 떠들어대지만, 이런 제품들은 아직 건강기능식품으로 인정받는 것이 아니기에 누구도 안전을 보장해주지 않는다. 만약, 원료에 중금속이나 이물질이 들어가 있다면 어떻게 할 것인가? 갑자기 인기를 끈 식품들은 1~2년 정도 충분히 지켜보고 건강기능식품으로 개발되면 그때 복용해도 늦지 않다.

현재 내가 복용하고 있는 최소한의 영양제에 대해서만 소개하려고 한다.

〈상시 복용〉

1) 종합비타민: B1(티아민), B2(리보플라빈), B3(니코틴산아미드), B5(판토
텐산), B6(피리독신), B7(비오틴), B8(이노시톨), B9(폴산), B12(코발라
민)/vit C, vit A, vit E, VIt D/아연셀레늄, 마그네슘, 칼슘 등을 종합적으
로 포함하고 있는 제품이다. 초기에 고함량 제품을 먹어봤으나 내 몸에는
비타민 B2와 B3를 100mg이상 함유한 제품은 두통과 위장장애를 일으켜
서 현재는 '낮은 함량(50mg)의 제품'을 복용하고 있다. 따라서 다음의 증
상을 보이는 경우 복용을 중단하고 저함량 제품을 선택해야 한다.

  • 두통, 위장장애, 통증, 부종, 황달, 어지러움, 피부 알레르기 반응, 멍, 부
   정출혈 등.

2) 오메가 3: rTG계열의 오메가 3(DHA+EPA)를 매일 1,200mg씩 복용하고
있다. 자취를 하고 있기에 오메가 3를 정상 식이를 통해 섭취하기 어려워
이를 보충하고자 꾸준하게 복용하고 있다. 오메가 3는 다양한 목적으로
생리적인 작용을 하기에 알짜 영양소 중 하나이다. 오메가 3는 혈중 중성
지질 개선, 혈행 개선, 기억력 개선, 안구건조 개선으로 효능을 인정받았
고, 그 외에도 염증 개선, 혈전 예방, 알츠하이머 예방, 우울증 증세 호전
등 다양한 기능이 연구되어왔다. 오메가 3에 대한 효능 논란은 계속 있었
으나 개인적으로 안구건조 개선과 염증 억제(구내염, 피부염 등)에는 효
과를 보고 있다고 느끼고 있기에 꾸준히 복용하는 편이다. 빛이나 산소에
노출 시 산폐의 우려가 있으니 보관 시에는 빛이 차단되는 서늘한 곳에
보관하도록 하자.

3) 비타민D/마그네슘: 비타민 D는 종합비타민과 오메가 3에도 모두 포함되

어 있어 하루에 2,000IU를 복용하고 있다. 비타민 D가 결핍될 것으로 예상되는 사람은 일광시간이 낮은 사람, 비만, 임산부, 수유부, 골절 경험이 있는 노인, 신기능, 간 기능 부전 환자, 기저질환이 있는 환자, 스테로이드나 항경련 약물 복용 환자 등이 있다. 앞선 증상이 있다면, 병원에서 혈중 vit D 농도를 검사해본 후에 4~6개월 간 5,000IU 수준으로 복용하는 방법이 있다. 비타민 D는 이전에는 칼슘 흡수와 골밀도에 도움을 주는 것으로만 알려져 있었는데, 최근에는 우울증, 불안증, 면역력, 근육통, 불면증, 암 등 다양한 질환을 예방에 도움을 줄 수 있는 것으로 알려지면서 더욱 각광을 받고 있다.

나는 '마그네슘 전도사'라고 할 정도로 마그네슘을 꼭 챙겨 먹고 홍보도 하는 편이다. 마그네슘은 '천연 진정제'라는 별명이 있는데, 개인적으로는 편두통을 예방하기 위한 목적으로 복용하고 있다. 그 외에 허가 받은 적응증으로는 변비나 제산제로도 쓰이고 있다. 마그네슘은 우리 몸에서 에너지 생성에도 관여하고, 신경세포의 전기신호에 관여하여 근육의 수축과 이완에 도움을 준다. 그래서 눈 떨림 등의 증상도 완화하고 편두통이나 근육통 완화에도 효과가 있다. 그뿐 아니라 당뇨, 혈압, 골다공증, 생리통, 치매, 우울증, 불면증 등과도 조금씩 연관성이 있기에 복용하지 않을 이유가 없다. 현대인들은 특히 커피나 탄산음료와 같이 산성 음식들을 많이 먹기 때문에 마그네슘 소실이 많으며, 복용하는 약물(이뇨제, 항생제, 프로톤펌프억제제, 피임약)에 의한 결핍도 무시할 수 없다. 보통 마그네슘은 질환 치료 목적이 아니라면 남성은 1일 400mg, 여성은 1일 300mg 이하로 복용하도록 하자(참고, 수산화마그네슘 500mg 중 마그네슘은 약 200mg 정도이다). 마그네슘은 다량의 우유나 칼슘과 함께 복용 시에는 알칼리 증후군을 일으킬 수 있기에 피해야 한다. 마그네슘는 흡수율과 관련해서 다양한 종류가 팔리고 있는데 개인차가 있겠지만 나는 다양한 목적으로 수산화마그네슘을 복용하고 있다(저렴하기도 하고).

<상황에 따라 복용>

1) 유산균: 장내 세균(프로바이오틱스)에 대한 연구가 붐을 일으키면서 유산균과 관련된 제품들이 많이 쏟아져 나왔다. 장내에는 60% 이상의 면역체계에 밀집되어 있어 유익균의 비율을 높여주면 우리 몸에 이로운 효과를 준다는 개념이다. 사실 균주도 종류가 다양하며 균주마다 각기 다른 효능들(면역질환 개선/아토피 개선/변비 및 설사 개선/콜레스테롤 수치개선 등)이 보고되고 있다. 균주의 종류가 워낙 다양하니 제품을 선택할 때, 보장균수, 균의 종류, 제조사 그리고 가격대를 비교하면서 사야 한다. 대부분의 제품에는 락토바실러스 균주가 많이 들어 있는데 비피도박테리움의 비율이 높고 보장균수가 높을수록 가격대가 높아진다. 유산균은 병원에서도 급성 설사, 항생제 유발 설사, 유아 정장제 등의 목적으로도 처방되고 있다. 다만, 영양제로 복용하기에는 가격대가 부담스러운 것은 사실이다. 경제적 여유가 된다면 당연히 복용해서 나쁠 것은 없다. 나는 가끔 술을 마신 이후나 항생제 치료를 받은 이후에 먹기도 한다.

2) 아르기닌: 아르기닌은 간에서 암모니아의 제거와 배설 과정에 도움을 주고, 알코올과 아세트알데하이드를 분해를 촉진하여 숙취해소제로도 쓰이고 있다. 또한, 크레아틴 합성에도 관여하여 근기능 강화나 운동의 효율을 높여주기도 한다. 이외에도 아르기닌은 혈관 내피세포에서 산화질소를 만들어내는 과정에 참여하는데, 산화질소는 혈관의 평활근에 작용하여 혈관을 이완시키면서 혈액의 흐름을 개선시키고 혈압을 저하시킨다. 이러한 효과는 고혈압, 협심증, 동맥경화, 혈관수축성 질환을 예방하는 데에 큰 도움을 준다. 이러한 효능이 있기에 가끔 과로하거나 무리했

을 때 심장에 대한 부담(스트레스에 의한 허혈성 심질환은 과로사의 원인)을 예방하고자 아르기닌을 복용한다. 이 좋은 성분을 개인적으로 복용하지 않는 이유는 여드름 때문이다. 아르기닌은 남성호르몬을 증가시키는 작용을 한다고 알려져 있는데, 그 때문인지 나는 한 알만 복용해도 여드름이 올라온다. 따라서 본인에게 잘 맞는지 확인해보고 복용하는 것이 중요하다.

3) 항산화제: 종합비타민 내에 1일 섭취량 수준의 비타민 C와 E가 들어있기도 하고, 평소에 과일이나 채소를 통해서도 충분히 복용하고 있어 추가적으로 먹을 필요는 없다고 생각한다. 그럼에도 항산화제는 유전자의 돌연변이를 막아줄 수 있는 엄청난 효과(암 예방)를 가지고 있기에 과음을 하거나 고기를 구워 먹는 경우에는 종종 비타민 C나 글루타티온을 복용하는 편이다. 번거로운 습관일 수는 있지만 암(특히, 대장암)을 예방하기 위한 목적이다. 여유가 된다면 플라보노이드 계열의 항산화제를 꾸준히 먹는 것을 추천하는 편이다. 나는 미세정제플라보노이드분획물이나 실리마린을 목적에 따라 바꿔가며 섭취하고 있다. 최근에는 항산화, 항염증 그리고 간세포 보호 등의 목적으로 실리마린을 복용 중이다. 특히, 실리마린은 직접 간손상 연구를 통해 우수한 보호 효과를 입증하여 논문으로 발표한 경험이 있었기에 더욱 믿고 복용하는 편이다.

 핵심 요약

◆ 영양제 무조건 많이 먹는다고 좋은 것은 아니다.
◆ 영양제는 효과보다는 안전성이 기본이 되어야 한다.
◆ 사람마다 생활환경, 건강 상태, 복용 약물 등이 다르기에 전문가의 상담을 받도록 하자.

임신했을 때 어떤 영양제를 복용할까요?

7장

친구에게 들려주는 이야기

임산부 영양제 좀 추천해주세요!

30대가 되면서 주변 지인들로부터 속속 결혼 소식이 들려오기 시작했다. 그리고 또 얼마 안 가서 아이를 가졌다는 '축하할 이야기'들을 전해온다. 엄마는 임신을 하게 되면 뱃속의 아이를 위해 식습관부터 생활습관까지 하나하나 신경 쓰이고 걱정되기 시작한다. 이걸 먹어도 될까? 내가 건강하지 않은 게 아닐까? 어떤 영양제를 먹어야 할까? 여러 고민을 하기 시작하면서 인터넷 카페를 통해 정보를 얻거나 관련 수업을 듣기도 한다. 그러면서 자연스레 어떤 영양제를 복용하는 것이 좋을지 물어오는 사람들도 많다. 영양제를 바로 추천받는 것도 물론 좋지만, 임신을 하면 몸이 어떻게 변하는지에 대해 공부해본다면 왜 영양제가 필요할지 쉽게 이해할 수 있을 것이다.

임신을 하게 되면 몸은 어떻게 변할까?

임신 후부터 3개월까지는 '초기 혹은 1기', 4개월부터 7개월까지는 '중기 혹은 2기' 그리고 8개월에서 출산까지 '3기 혹은 말기'라고 한다 (임부: 임신한 여성, 산모: 아기를 갓 출산한 여성, 임산부: 임부와 산모를 포함).

1) 임신 직후(~1개월): 임신 초기에는 임부는 몸의 변화를 자각하지 못하는 경우가 많다. 본인이 임신을 했는지 안 했는지 잘 모르고 지나칠 수 있기에 월경 예정일을 기준으로 임신테스트기를 통해 임신 유무를 확인하는 것이 중요하다. 임신이 되면 미열이 있거나 감기와 유사한 증상을 보이는 경우도 있다. 임신을 하면 프로게스테론(황체호르몬)이 높게 유지되는데, 이 때문에 구역/구토 증상과 속 쓰림 증상이 동반될 수 있다. 동시에 호르몬은 유선을 발달시키면서 유두가 민감해지고 색이 짙어지기 시작한다. 임신 초기에는 유산이 잘 될 수 있는 시기이므로 함부로 약을 복용하거나 X-ray검사를 받는 것을 피해야 한다. 감염이 될 만한 것들과의 접촉은 피하고 과도한 스트레스를 받는 것도 주의해야 한다.

2) 임신 초기(1~2개월): 1개월이 지나가면 탯줄과 태반이 만들어지면서 아이에게 영양을 공급할 준비를 하게 된다. 이 시점부터 초음파 검사를 통해 아이 얼굴의 윤곽이 어느 정도 확인할 수 있게 된다. 임신 초기는 아이의 뇌와 신경이 형성되는 아주 중요한 시기이기도 하다. 임부의 몸은 열이 오르기 시작하고 입덧 증세가 나타나는데 이는 사람에 따라 정도가 차이가 난다. 몸의 기운이

없어지고 감기와 유사한 증세가 자주 발생한다. 또한, 자궁도 커지면서 방광을 압박하기 시작하여 소변이 자주 마렵고, 호르몬의 영향으로 유방의 변화(붓고 따끔거림)가 생긴다. 임신 초기는 유산되기 쉬운 시기이므로 충분한 휴식이 필요하고 약을 복용 시에는 꼭 전문가와 상담해야 한다.

3) 임신 초기(2~3개월): 태아의 외부 생식기가 생기면서 이 시점부터 남녀 구별이 가능해진다. 임신 3개월까지는 유산하기 쉬운 시기로 분류하고 있어서 임산부는 과로를 최소화하여야 한다. 특히, 임부는 변비를 주의해야 하기 때문에 섬유질이 풍부한 식사를 하는 것이 좋다. 입덧이 심한 임부의 경우 억지로 골고루 복용하는 것보다는 먹기 쉬운 음식을 복용해도 괜찮다. 아이에게 꼭 필요한 부분은 영양제로 보충해줄 수 있다. 지속되는 호르몬의 영향으로 임부는 감정 기복(불안, 짜증, 우울 등)이 심해지고, 신체적인 변화(유방 및 생식기)가 계속 나타난다.

4) 임신 중기(4~7개월): 태아는 4개월에서 7개월까지 신체가 급격하게 성장하고 발달하기 시작한다. 뼈와 근육이 발달하고 피부는 점차 두터워진다. 또한, 순환기, 호흡기 그리고 감각기관이 발달하면서 소리를 듣고 맛을 느낄 줄 알게 된다. 이와 함께, 임부도 자궁이 커지면서 아랫배가 나오기 시작한다. 이 과정에서 인대가 늘어나면서 사타구니, 골반, 허리 통증도 동반되게 된다. 그래도 임신 중기가 되면 입덧은 서서히 사라지면서 식욕이 생기기 시작한다. 임신 중기는 아이에게 많은 영양분을 공급해주어야 하는 시기이기에 집 나간 식욕도 다시 돌아오는 셈이다. 따라서 임부도 체중을 천천히 불려 나가며 출산을 준비해야 한다.

6~7개월 정도 되면 자궁이 더욱 커지게 되는데 이로 인해 심장과 폐를 포함한 다른 장기가 압박을 받기 시작한다. 그러면 심장에 부담도 부담이 생기고 호흡도 어려워질 수 있다. 또한, 점차 소화도 잘 되지 않고 변비도 심해진다. 그렇기 때문에 이 시기부터는 임신성 고혈압에 대해 주의해야 할 시기이다. 따라서 충분한 숙면과 휴식이 필요하며 균형적인 영양섭취가 무엇보다 중요하다.

5) 임신 말기(8개월~10개월): 태아는 시각과 청각이 완성되며 서서히 호흡을 하기 시작한다. 뼈과 근육도 충분히 발달하였고, 모체로부터 항체를 받아들여 면역력을 높이기 시작한다. 임부는 이 시기가 되면 변비나 치질이 발생하기 쉬우므로 섬유질이 풍부한 음식을 복용해야 하며, 임신성 고혈압을 예방하기 위해 식단을 관리해야 한다(정기검진도 필요). 점차 호흡하는 것도 힘들어지기 때문에 일상생활에서 무리하지 않는 게 중요하다. 또한, 심리적으로도 두려움과 부담감이 생길 수 있는 시기이기에 마음에 여유를 가지고 충분한 휴식을 취하는 것이 필요하다. 출산이 다가오면 자궁이 점점 아래로 내려가면서 심장, 폐 그리고 위장에 대한 압박감이 줄어들게 되어, 호흡도 편해지고 다시 식욕도 돌아온다. 반대로 자궁을 압박하기 때문에 소변이 자주 마렵게 된다. 동시에 배가 당기는 느낌이 들기도 하는데, 진통이 불규칙적이라면 안정을 취하면서 호흡법을 연습해야 한다. 이 시기에는 언제라도 병원에 갈 수 있도록 늘 청결하게 유지해야 하고 평소에 영양 섭취를 잘하는 것이 필요하다.

임신 중 영양관리는 어떻게 하나요?

체중 관리

최근 들어 임부들이 임신 중에도 몸매 관리를 하려고 하거나 출산 후 몸매관리를 위해 임신 도중에 체중을 조절하는 경우가 있다. 하지만 임신 과정에서 체중이 증가하는 것은 자연스러운 현상이다. 임신 초기부터 중기를 거쳐 말기까지 원활하게 체중 증가가 이루어져야 태아가 잘 성장하고 임부도 건강하게 출산을 할 수 있다. 바람직하게는 임신 초기에는 1주일에 1~2kg씩 증가하고, 그 이후부터는 1주일에 0.3~0.5kg씩 증가하게 된다. 이를 위해 임부는 질적으로 우수한 영양소를 복용하는 것이 필요하며, 특히 단백질, 칼슘, 비타민, 철분 등을 평상시보다 더욱 신경 써서 복용해야 한다. 반대로 체중이 과도하게 증가하면 임신성 고혈압 위험이 있기 때문에 주의해야 한다.

식습관 관리

영양분에 대해서는 '임부 영양 교육'을 통해서도 충분한 정보를 접할 수 있다. 간단하게 보면 고단백질을 위주로 식단을 구성하고 기름지고 튀김류와 같은 고칼로리 식단을 줄여야 한다. 신선한 채소(녹색채소)와 과일을 섭취하여 비타민과 엽산 섭취를 높여야 한다. 뼈와 치아를 구성하는 칼슘 섭취도 신경 써야 임부의 골다공증도 예방할 수 있다. 가공식품이나 탄산음료에는 인이 많이 포함되어 있는데 인은 칼슘의 흡수를 방해하기 때문에 섭취를 줄여야 한다.

복용 의약품 관리

임신한 상태에서는 청결도 잘 유지하고 체력관리를 잘해서 질병에 걸리지 않는 것이 가장 중요하다. 치료를 위해 약을 먹는 상황을 만들지 않는 것이 가장 좋기 때문이다. 그럼에도 몸에 이상이 생기면 빠르게 병원을 방문하여 치료를 받는 것이 중요하다. 병원이나 약국에 임신 사실을 알리게 되면 그에 맞춰 사용할 의약품을 조정할 수 있다. 평소에 상비약이나 특정 식품에 대해 주의해야 하는 것들을 이야기하려고 한다.

상비약 중 복용을 주의해야 하는 의약품

- A 등급: 태아에 대한 위험성 없음.
- B 등급: 안정성에 대한 자료가 약간 부족하나 조절을 통해 사용 가능.
- C 등급: 동물시험에서 위험성이 나타났으나, 사용상의 유익성이 위험성보다 크다고 인정될 때 사용 가능.
- D 등급: 태아에 대한 위험성은 있으나, 상황에 따라 사용할 수 있음
- X 등급: 기형을 유발할 수 있는 약물

해당 등급은 미국 식약처에서 분류된 것으로 과거 '탈리도마이드 사건(입덧 방지제로 팔렸으나 이를 복용한 임부들이 기형아를 출산했던 사건)'으로 인해 약에 대해 안전성 등급을 정해둔 것이다. 그러나, 대부분의 약은 B나 C에 속하고 있고, 대부분의 의사들은 B 군에 속하는 약은 큰

걱정 없이 처방하고 있다. 가끔 유산을 방지하기 위한 목적이나 혈압을 조절하기 위한 목적으로 C등급의 약물들이 전문가의 의견에 따라 사용되기도 한다. 당연히 D나 X등급은 거의 사용되고 있지 않다.

종합 감기약에 포함되어 있는 일부 진해제(구아이페네신과 덱스트로메토르판)는 C등급이기 때문에 임의로 구매하여 복용하기보단 감기 증상이 있다면 내원하는 것을 추천한다. 일부 항히스타민제(클로르페니라민, 세티리진, 로라타딘)은 B등급으로 복용해도 되나 단기 사용을 권하며 장기 복용을 원할 경우 내원하여 진료를 받는 것을 추천한다. 제산제나 오심/구토로 인한 약물 중 B등급은 대부분 처방이 필요한 약물이기 때문에 증상이 심하면 내원하는 것을 권한다. 변비약 중 안전한 것은 차전자피(아기오 과립) 또는 락툴로오스(듀파락이지시럽)가 있으나 이 또한 전문가와 상의하고 복용하도록 하자. 진통/해열제는 임신 3기에는 어떤 것도 임의로 복용해서는 안 된다. 특히, 후기에 나타나는 두통은 임신성 고혈압과도 연관이 있어 꼭 전문의와 상담을 하는 것이 필요하다. 임신 초기(1~2기)에는 이부프로펜 계열의 소염진통제를 상용량 내에서 초단기적인 목적으로 사용할 수는 있으나 전문가와의 상담이 필요하다. 이부프로펜 계열의 약물은 임신 중기~후기에는 태아의 대동맥관 조기폐쇄, 폐동맥 고혈압, 신독성 등을 유발할 수 있고 유산의 위험도를 높일 수 있다. 지금까지 아세트아미노펜(예: 타이레놀)은 임산부에게 가장 안전한 해열진통제로 여겨왔으며, 임신 초기~중기에 권장되곤 했었다. 그러나 최근 아세트아미노펜이 태아에게 신경발달장애 및 ADHD를 유발할 수 있다는 연구결과가 나오면서 임의로 복용하기보단 전문가와 상의하여 '최저 유효용량으로 단기간 복용'이 권고되고 있다. 임부가 조심해야 할 생약성분도 많이 있는데 개인이 일일이 확인하고 거르기 어렵기 때문에 임의로 복용하기보단 사전에 전문가와 상담하는 것이 중요하다. 결론적으로 웬만한 약들에 대해서는 꼭 전문가와 상담하고 복용하는 것이 필요하다.

임산부 영양제에 대해 자세히 알아보자

1) 염산: 임신을 준비하는 단계부터 염산 보충제를 복용하는 것이 좋다. 염산 복용이 임부에게는 어떤 유익한 효과를 줄지는 입증되지는 않았으나 염산의 결핍은 태아에는 기형의 빈도를 증가시킬 수 있다고 보고되고 있다. 염산은 정상적인 세포 생성에 관여하는 비타민으로 염산이 결핍된 임부는 태아의 성장지연, 체중 미달 혹은 조산을 유발할 수 있다. 염산이 결핍된 임부에게서는 태아에게 척추와 신경계의 성장 장애가 일어나 무뇌증이나 척추 갈림증이 발생할 수 있다. 따라서 태아의 신경계가 발달하는 임신 초기에 0.6mg의 염산을 임신 초기 3개월까지는 꾸준히 복용해야 한다. 임신을 준비하는 경우라면 하루에 0.4mg의 염산을 복용하는 것도 정상적인 태아 성장을 위한 바른 자세이다.

2) 철분제: 철분은 헤모글로빈을 생성하는 과정에서 필수적이다. 또한, 태아는 스스로 성장하기 위해 필요한 양의 철분을 모체를 통해 가져 간다. 이로 인해 임부는 자연스레 철분이 부족해져 빈혈, 무기력 그리고 피로감이 발생할 수 있다. 또한, 출산 시에도 철분이 부족하면 과다출혈이나 통증을 증가시키기도 하니 철분을 꾸준히 섭취하는 것이 좋다. 임신 초기에는 입덧이 심하기도 하고, 아직 태아가 미성숙한 상태라서 철분제를 복용할 필요는 없다. 철분제 자체가 위장장애와 구역 구토를 일으킬 수도 있기 때문이다. 따라서, 어느 정도 입덧이 사라지고 태아가 성장하기 시작하는 '임산 중기(4개월)부터 후기'까지 철분제를 복용(24~45mg/일)하는 것이 권장된다. 철분은 복용 과정에서 환원된 상태가 체내로 흡수가 잘되는데 이를 위해서는 항산화제인 vit C와 함께 복용하는 것이 좋다. 철분을 복용하게 되면 변비를 유발할 수 있기 때문에 평소에도 식이섬유와 다량의 물을 섭취하는 습관을 가지도록 하자.

철분 제품은 헴철과 비헴철로 나뉘어 있다. 헴철은 동물성 단백질(육류, 조류, 생선 등)에서 얻어지는 형태이고, 비헴철은 식물성 단백질(곡물,

콩, 야채, 견과류, 과일 등)에서 얻어진다. 헴철과 비헴철은 인체 내에서 흡수방식이 달라서 흡수율이나 흡수 한계치에 대한 차이점을 가지고 있다. 헴철은 비헴철에 비해 흡수력이 좋고 위장장애나 변비와 같은 부작용이 적다. 하지만 동물 유래이다보니 '잦은 항생제 사용'에 대한 위험도 배제할 수는 없다. 비헴철의 경우 흡수력은 떨어지지만 우리 몸의 철이 결핍된 상태에서는 흡수율이 급격히 올라가기 때문에 철이 부족한 사람에게 철을 보충하는 목적이라면 충분히 경쟁력이 있다. 비헴철을 선택한다면 그 중에서도 위장장애와 변비에 대한 부작용이 적은 '3가철'을 선택하는 것이 좋다(3가 비헴철 제품: 볼그레, 헤모큐, 페로마, 헤모포르테, 모아훼린, 훼모퀸골드 등/헴철 제품: 페리비타, 훼로모아, 헤모드림, 훼마틴 등/유산균 유래 철 제품: 뉴트리코어 철분 프리미엄).

또한, 최근에는 화학부형제(스테아린산마그네슘, 이산화규소, 히드록시프로필메틸셀룰로오스)를 사용하지 않는 제품들도 나오고 있다. 화학부형제는 드물지만 구역 구토와 같은 부작용을 일으킬 수 있으니 입덧이 심한 임산부의 경우 화학부형제가 포함되지 않은 제품을 선택하는 것도 좋다.

3) 이외에도 임신 초기부터 수유기간까지 오메가 3(500~2,000mg/일), 칼슘 (700~1,000mg/일), 비타민 D(400~1,000 IU/일)도 권장량에 맞춰 복용하는 것은 도움이 된다. 오메가 3는 태아의 두뇌 발달에 도움을 주고, 산모 우울증이나 고혈압 예방에도 좋다. 그러나 출혈의 위험이 있어 출산 한달 전부터는 중단하는 편이 좋다. 칼슘은 태아의 성장에 도움을 주고 산모의 치주질환, 골다공증 그리고 고혈압을 예방해준다. 비타민 D는 태아의 성장에 관여하며 산모의 칼슘흡수를 도와주고 고혈압을 예방해준다. 임신성 변비를 예방하는 목적으로 유산균을 복용하는 것도 좋다.

물론 본인이 식단으로 잘 공급해주고 있다면 무리해서 영양제로 더 복용할 필요는 없다. 위에 표로 설명하지 않는 것 외에도 비타민 B6, B12, 아연, 구리는 임산부에게 꼭 필요한 영양소들이다. 비타민 B6의 경우 입덧을 예방해주는 작용도 있기 때문에 함께 포함되어 있는 영양제를 구매하는 것도 도움이 된다.

🧴 핵심 요약

◆ 모든 영양분을 식사로 복용할 수 없다면, 임부와 태아가 건강을 위해 중요한 영양소를 섭취하는 것이 필요하다.
◆ 가장 중요한 것은 임부의 생활습관과 식습관을 바르게 유지하는 것이다.
◆ 임신을 하게 되면 부부가 함께 몸과 마음의 건강을 함께 공부해가는 것이 필요하다.

참고 문헌

1) Alemany, S., Avella-García, C., Liew, Z., García-Esteban, R., Inoue, K., Cadman, T., ⋯ & Sunyer, J. (2021). Prenatal and postnatal exposure to acetaminophen in relation to autism spectrum and attention-deficit and hyperactivity symptoms in childhood: Meta-analysis in six European population-based cohorts. European journal of epidemiology, 36(10), 993-1004.

현대판 노예는 사실 우리들의 '눈'?

몸이 천냥이면 눈이 구백 냥!

'몸이 천냥이면 눈이 구백 냥'이라는 말처럼 '눈의 가치'를 보다 명확히 설명해주는 것은 없다. 단순하게 무게와 부피로만 따져봐도 눈은 전체 몸의 1000분의 1보다 더 작다. 그럼에도 눈이 전체 가치의 90%를 차지하다니, 도대체 눈은 우리의 삶에서 어떤 역할을 하고 있을까? 간단하게 5분만 안대를 써봐도 쉽게 깨달을 수 있다. 시각이 없다면 우리는 일상생활을 제대로 소화하기 어렵기 때문이다. 인류의 문명은 점점 현대화되고 고도화되면서 일에서부터 일상생활까지 대부분 전자화되고 디지털화되었다. 이제 사람들은 빛이 없으면 컴퓨터나 핸드폰을 할 수 없고 TV나 세탁기 같은 전자기기도 이용하기 어려워졌다. 우리들의 눈은 아침에 일어나서부터 자기 직전까지 빛에 노출되지 않는 순간이 없다. 화장실을 갈 때도 밥을 먹을 때도 누군가와 대화할 때도 핸드폰을 손에서 떼어놓지 않는다. 이 때문인지 '눈의 피로'는 현대인들이 갖는 고질병이 되었다. 눈이 피로해지면 건조감, 피로감, 두통, 흐릿해짐,

충혈, 경련 등의 증상이 생기는데, 사실 이것은 눈이 '제발 쉬어주세요' 라고 보내는 신호이다. 현대인들은 컴퓨터로 일을 하다가 뇌가 지치면 침대에 누워서 핸드폰으로 흥밋거리를 찾아보곤 한다. 모든 장기들에게 적절한 휴식을 취해주면서 매번 눈에게는 가혹하게 일만 시키고 있다. 불편하다고 투덜거리면 더 열심히 일하라고 안약을 넣거나 영양제를 복용하고 있다. 현대사회에서 우리들은 '눈'에게 엄청난 갑질을 하고 있는 것이 아닐까?

조금이라도 눈의 피로를 줄일 수 있는 방법은?

우리도 밥벌이를 해야 하니 일을 하지 않을 수는 없다. 나는 어린 시절부터 컴퓨터 게임과 만화책을 손에서 떼어 놓지 않고 살았고 학창시절에는 공부한다고 밤낮으로 눈에 많은 부담을 주었다. 자연스레 시력은 급속도로 나빠졌고, 안경의 두께가 늘어가면서 눈의 소중함을 점차 깨닫게 되었다. 그리고 22살에 라섹 수술을 한 뒤로 다시는 나빠지지 않기위해 눈에 대한 철저한 관리를 시작했다. 선택인지 운명인지 대학원에 진학하여 나는 '눈'에 대한 연구를 시작하게 되면서 눈 건강을 중요성을 강조하는 전도사 역할을 자처하고 있다. 일상생활에서 눈에 가장 지속적으로 피해를 주는 것은 단연 '컴퓨터와 핸드폰'이다. 두 가지에 대해서만 생활습관을 개선해도 눈 건강 관리의 반 이상은 먹고 들어간다.

습관을 들이면 좋은 눈 관리 법

1. 핸드폰이나 모니터 화면에 집중해서 보는 사람들은 자연스럽게 눈의 깜빡임이 감소한다. 이는 눈을 건조하게 만들어주기 때문에 의식적으로 자주 깜빡여주는 것이 중요하다.
2. 컴퓨터 작업을 지속적으로 할 때에도 50분 당 5~10분씩 휴식을 취해주는 것이 필요하다(휴식할 때에는 핸드폰 금지, 먼 곳을 바라보거나 눈을 감는 방법).
3. 컴퓨터나 핸드폰을 너무 가까이서 보지 말고, 밝기는 주변의 밝기와 유사하게 맞추는 것이 중요하다.
4. 컴퓨터나 핸드폰의 블루라이트 차단 프로그램을 이용하자(컴퓨터는 F.LUX 프로그램으로 3700K 이하를 추천).
5. 매일은 아니더라도 밤마다 따뜻한 온찜질을 해주면 좋다. 가벼운 눈 주변 마사지나 안구운동도 좋다.

안구 건조가 무서운 점

안구 건조증은 말 그대로 눈물이 부족하여 안구 표면이 건조해진 상황이다. 인공눈물을 넣으면 되겠지? 정도의 가벼운 생각은 안구질환을 발전하는 시발점이 될 수 있다. 눈물은 본디 윤활유 역할뿐 아니라 전체적으로 영양을 공급해주고 세균이나 이물질을 세척해주기도 한다. 즉, 눈물이 부족해지면 각막에 쉽게 상처가 생겨서 염증으로 발전할 수도 있다. 눈에 적절한 영양공급이 되지 않으면 충혈도 생기는데 이런 과정이 반복되면 시력저하로 이어지기도 한다. 안구 건조증을 대수롭지 않게 생각하여 방치하게 되면 최악의 경우 각막 궤양까지 생길 수 있기 때문에 빠른 대처가 중요하다. 일시적으로는 인공 눈물을 넣는 것으로는 해결되나 본질적으로 안구건조를 일으키는 원인이 해결되지 않으면 소용이 없다. 본인의 잘못된 생활습관이나 다른 원인을 찾아 개선하는 것이 첫 번째로 할 일이다.

안구 건조증이 생기는 원인은 다양하다.
1. 장기간 과도한 콘택트렌즈 사용.
2. 과도한 컴퓨터 및 스마트폰 사용.
3. 기저질환(안구질환(안검염, 결막염, 눈꺼풀염), 당뇨병, 갑상선기능항진증, 쇼그렌 증후군, 류마티스 질환, 비타민 A 결핍 등)
4. 약물 복용(항생제, 혈압약, 지사제, 피임약, 멀미약, 수면유도제, 정신과 약물 등)
5. 갱년기 증상, 노화, 영양 부족

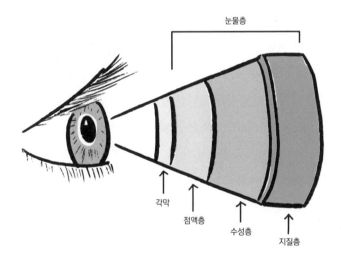

본인의 상태를 판단하기 어렵다면 안과를 방문해 검사를 받고 염증의 유무를 확인해볼 수도 있다. 눈물층은 가장 바깥쪽부터 지질층, 수성층, 점액층으로 나뉘어 있다. 지질층을 구성하는 지질 성분은 눈꺼풀의 마이봄샘에서 분비되고, 이는 수분의 증발을 막아주는 역할을 한다. 만약, 눈꺼풀의 마이봄샘 쪽에 염증이 생겨 지질 공급이 원활히 되지 않으면 항염증 치료를 통해 개선해주어야 한다. 수분층의 양이 부족한 것이라면 인공 눈물을 점안하여 수분을 보급해줄 수 있다. 눈물 배출이 문제라면 '눈물점'을 폐쇄하여 배출되는 눈물을 인위적으로 막아주는 방법도 있다. 치료도 중요하나 환경개선이 함께 수반되어야 한다는 것을 명심해야 한다.

어떤 영양제를 먹으면 되나요?

눈과 관련되어서 꼭 빠지지 않는 것은 비타민 A(레티놀)의 전구체인 베타카로틴이다. 레티놀은 생선과 달걀을 통해서 섭취할 수 있고, 베타카로틴은 채소(당근, 호박, 브로콜리, 시금치 등)를 통해서 얻을 수 있다. 비타민 A는 지용성으로 복용 시에는 간에 저장되어 있다가 다른 세포로 공급될 때에는 단백질과 결합한 형태로 운반된다. 비타민 A는 성장, 발달, 생식, 세포분열, 면역반응 등 다양한 생리작용에 관여하며, 특히 눈에서는 암적응(어두운 곳에서 적응) 과정에 꼭 필요하다. 이런 이유로 비타민 A 결핍 시 야맹증과 안구건조증이 발생하기도 한다. 그러나 비타민 A가 좋다고 무조건 많이 먹는 것은 오히려 독이 된다. 과잉 섭취 시에는 두통, 간장애, 피부 건조증 등을 일으킬 수 있으며, 특히 임부에게는 조산과 기형아 출산을 유발할 수 있다. 따라서, 성인은 하루 최대 허용량인 3,000μg을 넘어서는 안 되고, 일일 권장량인 600~750μg 사이에서 복용하는 것이 좋다.

흔히 루테인과 지아잔틴을 '눈의 피로 회복' 또는 '안구건조증 완화'

의 목적으로 복용하는 30~40대들이 있는데 필수적으로 복용해야하는 영양소는 아니다(망막검사를 통해 필요한 사람들에게만 권장된다). 루테인과 지아잔틴은 카로테노이드의 일종으로 황반 내에 존재하는 색소 성분이다. 두 성분들은 황반에 존재하며 빛에 의한 산화적 스트레스와 기타 염증반응을 억제하여 망막에 대한 보호 효과를 나타내 주고 있다. 이렇게 좋은 성분을 왜 무조건 권하지 않을까? 앞서 이야기 한 두 가지의 목적으로 장기간 복용하는 것을 권장하지 않는다는 의미이다. 자세한 설명은 뒤에서 다시 하고자 한다.

안구 건조로 복용을 권장하는 것은 일정량의 비타민 A와 오메가 3이다. 오메가 3는 불포화 지방산으로 앞서 언급한 눈물층의 지질층을 구성하는 데 도움을 준다. 또한, 염증을 매개하는 전구체인 아라키돈산의 생성을 억제하여 전반적인 항염증 작용을 가지고 있다. 염증에 의한 안구건조뿐만 아니라 망막세포에 대한 보호작용을 가지고 있다. 오메가 3는 식사로도 섭취되는 양이 어느 정도 있으니, DHA와 EPA의 합으로 1,000mg 정도 복용하는 것이 좋다.

눈의 피로도가 너무 심하다면 '헤마토코쿠스 추출물(아스타잔틴)'을 복용해도 좋다. 아스타잔틴은 콜레스테롤 개선 효과뿐 아니라 항산화 효과가 뛰어나 눈의 혈류를 개선하는 효능을 가지고 있다. 망막에서의 혈행 개선과 항산화 효과는 기타 안구질환(황반변성, 당뇨병성 망막병증, 백내장 등)을 예방해줄 수 있다는 장점도 있다. 아스타잔틴은 피부 색소 침착과 호르몬 변화(임산부 섭취 자제)를 일으킬 수 있어 복용 시 주의 깊게 살펴봐야 한다. 일일 섭취량은 아스타잔틴으로 4~12mg에서 섭취하면 된다.

빛(자외선과 청색광)이 눈에 주는 효과에 대해 자세히 알아보기

　우리나라는 매해를 거듭할수록 노인성 황반변성 질환을 앓고 있는 환자수는 급격히 증가하고 있다. 2017년 질병관리본부에서 발표한 나이 때 별 황반변성 유병률을 보면, 40대는 3.4%, 50대는 14.2%, 60대는 17.4% 그리고 70세 이상은 24.8%를 기록하고 있다. 50대부터 10명 중 1명 이상은 황반변성에 걸렸다는 것이다. 황반변성이 무서운 이유는 비가역적인 증상이기 때문에 본래의 상태로 회복되지 않아서 증상을 늦추는 것 외에는 치료방법이 없다. 현재로서는 건식 황반변성은 이렇다 할 치료제가 없는 상황이고, 습식 황반 변성의 경우도 눈에 직접 값비싼 주사를 맞으면서 병의 진행을 늦추는 것이 유일한 방법이다. 황반변성은 치료하기 어려우면서 악화되면 심각해지기 때문에 현재 '1대 실명 질환'으로 불리고 있다. 따라서 실명을 예방하기 위해서는 건식/습식 황반변성이 진행되는 것을 사전에 예방할 필요가 있다.

　건식 황반변성에 대한 연구와 예방 물질을 개발하기 위한 시도는 전 세계적으로 꾸준하게 이어지고 있었지만, 불과 5~6년 전만해도 대부분 동물 모델이 아닌 시험관 내에서 연구하는 것이 전부였다. 사람에게 발생되는 노인성 황반변성과 병리적으로 유사한 '망막변성 동물질환모델'을 구축하는 것이 학계의 관건이었다. 기존 동물질환모델은 화학물질을 인위직으로 주사하여 눈에 심한 독성을 일으키는 방법이었으나, 이는 너무 인위적이고 실제의 병리적인 원인과 다소 차이가 있어 질환을 설명하는 모델로는 한계가 있었다. 그 뒤로 '빛을 이용한 질환 모델'이 새롭게 등장하였다. 자외선이나 청색광을 장기간 조사하여 '빛에 의한 망막질환'을 유발하는 방법이었다. 해당 동물질환모델을 통해 여러 병리학적인 기전들이 연구되고 학계에 보고되면서 청색광의 위험성이 다시 한번 크게 부각되었다. 나는 바로 그 '빛을 이용한 질환 모델'을 확립한 사람으로서 '청색광이 주는 위험성'에 대해 설명해보려고 한다.

청색광이 뭐가 무섭죠? 그 말이 사실이라면 다들 햇빛을 보고 실명했겠네요?

청색광의 위험성에 대해 발표를 하다 보면 위와 같은 질문을 하는 사람들이 종종 있었다. 정답은 '실명 가능성이 있다'이다. 여름철 해를 두 눈으로 잠시 동안만 보더라도 사람의 망막은 광손상으로 인해 일시적인 시력 저하가 올 수 있다. 그렇게 해를 몇 시간동안 계속 보게 되면, 어린 시절 돋보기로 햇빛을 이용해 종이를 태웠던 것처럼 우리의 망막을 태우게 될 것이다. 청색광은 자외선만큼은 강력하진 않지만 지속적으로 노출 시 우리 눈의 상당한 피로감을 준다. 며칠 동안 집에 누워서 핸드폰이나 컴퓨터만 주구장창 해본 사람이라면, 일시적인 시력 저하 증상이나 피로를 느껴본 경험이 있을 것이다. 물론 청색광이 안구에 구조적인 시력 저하를 유발하는 것은 아니다. 또한, 단기적인 청색광이 망막에 손상을 주는 것도 아니다. 건강한 사람은 '청색광으로 인한 산화적 스트레스'를 보호하는 방어시스템이 잘 갖춰져 있어 웬만한 데미지는 충분히 이겨낼 수 있다. 담배를 많이 피우거나 술을 많이 마신다고 해서 바로 폐암이나 간암이 발병하지 않는 것과 유사하다. 그럼에도 청색광에 눈이 오랜 기간 빈번하게 노출되는 것은 눈을 더 빨리 노화시키고, 노년에 황반변성이 생길 확률을 높일 수 있다.

안구의 가장 안쪽 망막에는 망막색소상피세포층이 존재하는데, 이 세포는 망막의 발달에 관여하며 광수용, 물질 수송, 시각회로 조절, 식세포 작용, 면역조절 등의 역할을 하고 있다. 망막색소상피세포는 노화나 다른 원인으로 인해 세포가 제기능을 하지 못하게 되면, 노폐물 배출 시스템이 마비되어 리포푸신이라는 잔여물이 세포 속에 축적되게 된다. 리포푸신 중에는 A2E라는 물질은 유독 청색광에 쉽게 반응하여 독성 물질인 peroxy-A2E와 furan-A2E로 전환되게 된다. 이 물질은 망막색소상피세포뿐 아니라 광수용세포(원추세포와 간상세포)에도 산화적 스트레스를 유발하고 세포사멸까지 이르게 한다. 세포의 손상은 주변 세포의 항산화 효소를 고갈시키면서 망막층의 손상으로 이어지게 된다. 리포푸신의 축적과 세포의 손상이 반복되다 보면 세포들은 혈관으로부터 정상적인 산소와 영양분을 공급받을 수 없게 되고, 이에 대한 보상작용으로 서서히 미세 혈관이 증식하게 된다. 이 상태를 건식 황반변성이라고 말한다. 여기서 형성된 혈관들이 지속적인 손상으로 터지게 되면 혈액이 누출되면서 실명까지 이르게 되는데, 이를 습식 황반변성이라고 부른다.

건강한 눈에는 산화적 스트레스를 막아줄 수 있는 충분한 항산화 효소들이 존재한다. 앞서 이야기했던 황반을 구성하고 있는 루테인과 지아잔틴도 망막을 보호해주는 역할을 하고 있다. 따라서, 노화나 다른 원인으로 황반의 밀도가 급격히 감소된 경우에는 루테인과 지아잔틴을 복용함으로써 망막을 보호하는 것도 이론적으로 가능한 이야기이다. 그러나 미국에서 5년간 진행되었던 대규모 임상시험(AREDS2)에서 루테인/지아잔틴을 복용하는 것이 황반변성 진행이나 시력 개선에는 아무런 효과를 주지 못했다는 결과가 발표되었다(하지만, 다른 안구 질환의 위험도는 조금씩 낮추었다고 한다). 루테인은 특히 지용성 물질로 장기 복용 시 눈 외에도 다른 장기에 축적되는 성질을 가지고 있다. 피부에도 축적되어 피부 황색증이 일어날 수 있고, 흡연자에게는 폐암 발생에 대한 위험도를 증가시킨다는 보고도 있다. 개인적으로 루테인을 오랫동안 연구해본 결과, 세포 실험에서는 낮은 농도에서는 세포 보호 효과를 보이나 일정 농도 이상 누적되는 순간 역으로 세포 독성을 일으키기 시작하였다. 따라서, 루테인은 장기간 복용 시 장기에 축적되는 물질이기에 '황반 밀도가 낮지 않은 젊은 사람들'이 안구건조나 눈의 피로도 개선을 목적으로 복용하는 것은 우선순위로 권장하지는 않는다. 또한, 다른 플라보노이드 계열의 성분들과 비교하여도 루테인의 항산화와 항염증 작용이 그렇게 우월하지 않다(즉, 망막에 대한 항산화 및 항염증 작용을 위해 다른 플라보노이드 계열의 성분을 복용해도 된다는 뜻이다). 루테인은 녹황색 채소에 많이 포함되어 있어 식품으로도 자연스레 섭취가 가능하다. 그럼에도 젊은 나이에 루테인을 꼭 섭취하고자 한다면 용량은 20mg 보다는 10mg으로 복용하시길 추천한다.

직접 수행했던 연구 결과에 대해 이야기해보자면, 수용성 성분 중 루테인보다 우수한 항산화 및 항염증 효과를 가진 것은 스피루리나, 하고초, 구아바잎, 들쭉추출물, 소나무껍질추출물 등이 있었다. 그 좋은 성분을 왜 제품으로 개발하지 않았는지 궁금할 수 있는데, 특허나 생산지 등에 대한 여러 개발상 문제들이 있다. 여러 가지 중 하나를 추천한다면 기존에 건강기능식품으로 팔리고 있는 스피루리나 제품을 선택하는 것이 좋다. 스피루리나는 현재 피부건강과 항산화 작용에만 효과가 있다고 인정받았으나 비공식적으로 체지방 감소와 망막질환 예방에도 효과가 좋다는 연구결과가 있기 때문이다(다만, 특유의 맛과 양 때문에 복용하는 것이 쉽지 않다).

핵심 요약

◆ TV 시청, 컴퓨터, 핸드폰을 할 때 의식적으로 눈을 자주 감아주자.
◆ '눈의 피로'는 눈이 휴식하라고 보내는 신호. 전자기기를 멀리하는 시간을 가져보는 건 어떨까?
◆ 안구 건조 가볍게 넘기지 말고 유발 원인에 대해 생각해보자.

참고 문헌

1) K, J., C, K., & C, S. Y.(2020). Protective effect of Prunella vulgaris var. L extract against blue light induced damages in ARPE-19 cells and mouse retina. Free Radical Biology and Medicine, 152, 622-631.
2) H, M. G., & C, S. Y.(2018). Anti-obesity effects of Spirulina maxima in high fat diet induced obese rats via the activation of AMPK pathway and SIRT1. Food & function, 9(9), 4906-4915.

약이 이 모양인 것도 다 계획이 있구나?

친구에게 들려주는 이야기

생김새가 특이한 약들

약을 복용할 때 약의 모양을 자세히 들여다본 적이 있는가? 관심을 가져본 사람이라면 알겠지만 약은 정말 다양하게 생겼다. 우리가 복용하는 고형의 약은 크게 정제와 캡슐제로 나뉜다. 그중, 정제는 다양한 모양과 색을 가지고 있다. 도대체 왜 이렇게 형형색색으로 약을 만드는 것일까? 이유는 다양하다. 첫째는 약이 제약사가 원하는 '작용 방식'에 따라 체내에서 원활하게 방출되고 작용하기 위함이다. 약은 설계된 목표에 따라 혀 밑에서 작용하는 것, 위에서 작용하는 것, 장에서 작용하는 것, 체내에서 흡수되지 않는 것, 시간에 흐름에 따라 천천히 방출되어야 하는 것과 같이 다양한 목적을 가지고 있다. 제약사는 신약 개발 과정에서 특수한 목적에 따라 제형 연구를 수행하고 있으며 그 과정에서 다양한 형태가 개발하고 있는 것이다. 두 번째 이유는 명확하게 식별을 하기 위함이다. 어떤 두 가지의 약도 육안으로 식별되기 힘들 만큼 동일한 형태를 가져서는 안 된다. 그 이유는 약사가 약을 조제하는 과정에서 동일하게 생긴 약이 섞이는 것을 방지하기 위함이다. 약포에 담긴 수많은 약을 검수하는 과정에서도 만약 똑같이 생긴 A와 B약이 포함되어 있으면, A와 B가 각각 하나씩 들어간 건지 A가 2개 들어간 건지 확인하기 어렵기 때문이다. 이는 약화사고로까지 이어질 수 있는 문제이기에 안전의 관점에서 중요한 문제이다. 그럼에도 천 가지 이상의 약을 취급하는 대형 약국에서는 당연히 비슷한 색과 모양을 가진 약이 있을 수밖에 없다. 그래서 회사들은 알약에 식별 문자나 식별 마크를 기록함으로 한 차례 더 특이성을 부여하고 있다. 약을 식별하는 것은 환자가 병원에 입원하는 경우에도 발생한다. 환자가 기존에 복용하던 약에 대한 정보를 확인하는데, 이를 '지참 약 식별'이라고 부른다. 지참 약 식별을 성공적으로 수행하기 위해서는 약들이 각자만의 개성 있는 특징을 가지는 것이 꼭 필요하다. 마지막으로 환자에게 이 약이 어떤 약인지 쉽게 인지하도록 마케팅 포인트를 넣어 개발하는 경우도 있다. 대표적인 예가 고혈압과 협심증에 쓰는 약인 '콩코르 정'인데, 이 약은 생김새가 하트 모양이다. 그래서 나이가 있는 환자들도 이 약은 단번에 심장약이구나라고 인지할 수 있다.

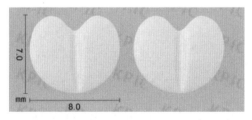

(약학정보원)

약에는 위에서 보이는 것처럼 분할선이라는 것이 존재한다. 분할선이 아예 없는 것도 있고, 1자 혹은 십자로 선이 그어진 것들이 있다. 분할선은 약사가 약을 조제할 때 쉽게 반을 가르거나 1/4로 자를 수 있도록 도와준다. 간혹 분할선이 없는 약들은 자르다가 부서져 버리기도 한다. 약은 '환자의 나이(또는 체중)', '기저질환(간 장애 또는 신장애 등)', '환자의 질환의 정도' 등에 따라 용량을 조절하게 되는데, 만약 약이 한 가지 용량밖에 없다면 반알(0.5T) 혹은 1/4알(0.25T) 처방할 일이 생기게 된다. 그럴 경우 분할선을 활용해서 약을 절단하면 편리하다. 가끔 약의 분할조제에 대해 이해가 적은 선생님들은 환자 체중만 고려하여 0.33T, 0.2T 또는 0.125T 등을 입력하곤 하는데, 이는 오히려 부정확한 조제로 이어질 수 있어서 다른 용량의 약이 있다면 처방 수정을 요청하기도 한다.

사실 분할 조제에 대해서는 여전히 논란이 많다. 예를 들어, A 약이 300mg과 100mg이 있어도 굳이 300mg을 0.3333T로 분할하는 경우가 있는 것이다. 물론 저 함량 의약품이 없는 경우(주로 소아과)에는 어쩔 수 없지만, 그것이 아닌 경우에는 분할 조제를 최소화해야 한다. 왜냐하면 분할 조제에는 여러 단점이 있기 때문이다.

- (환자의 입장) 부정확한 양, 약의 안정성 감소, 생체 이용성의 변화, 오염 가능성, 긴 대기시간, 복용 시 불편함.
- (약사의 입장) 긴 조제시간, 타 약 간의 오염 가능성, 낱알 식별성 저하, 환자 불만 대응.

실제 현장에서는 분할 조제가 불가능한 제형의 약(캡슐, 삼중정, 오로스 정, 장용정 등)을 제외하고는 분할 조제가 빈번하게 일어나고 있는 실정이다. 개인적으로 몇몇 의사들에게 물어본 결과, 분할 조제나 저함량

대체 의약품이 있는지 모르는 경우도 상당히 많았다. 가끔 환자들 중에서는 약값을 싸게 하고자 일부러 1T를 받아 0.5T로 나눠 먹는 사람들도 있다. 이 부분은 앞으로 의사와 약사가 함께 협력해서 소통해가야 할 부분이 아닐까?

약국에서 사는 약은 두 알? 한 알? 너무 번거로워!

약국에서 약을 사는 경우, 어떤 약은 한 번에 1알을 복용하고 어떤 약은 많게는 6알까지 복용하라는 경우가 있다. 편하게 모두 1알로 통일하면 되는데 왜 이렇게 번거롭게 만들었을까? 그 이유는 앞서서 언급했던 용량의 문제 때문이다. 보통 약의 뒷면에 용량 용법을 보면 '만 15세 이상의 성인'의 경우 1회 2 캡슐 혹은 2정이라고 쓰여 있고, 만 7세~15세 미만의 경우 1회 1 캡슐 혹은 1정이라고 쓰여 있다. 일반의약품은 약사가 분할 조제를 할 수 없으며 보통 '낱알 포장'되어 나온다. 제약사의 입장에서는 A라는 약 300mg과 150mg 각각 2종류의 제품을 생산하는 것보다 150mg 약만 생산하고 2알씩 복용하라고 하는 것이 여러모로 쉬운 결정이다. 방광염이나 요도염에 쓰이는 한약제제(예: 요비신) 같은 경우는 성인(만 15세 이상)은 1회에 3~6알을 복용하고, 만 7세~14세는 2~3알을 복용한다. 가끔은 왜 '이 약'은 함량이 반인데 가격은 똑같냐고 물어보는 손님도 있다. 실제 약은 원료의 가격보다는 공정을 한번 돌려 약 한 배치를 생산하는 과정의 비용이 훨씬 크기 때문에 비싼 약이 아닌 경우에는 함량 차이로 인해 원가가 크게 차이나지는 않는다. 이처럼 약마다 복용 개수와 방법이 조금씩 다르기에 꼭 약 설명서의 용법/용량을 참고하고 복용하는 것이 좋다. 간혹 약사가 약 뒷면에 적혀져 있는 것보다 적게 복용하는 것을 권장할 때도 있다. 이는 환자의 증상이나 기존에 복용하고 있는 약의 유무 등에 따라 약의 함량을 조절해주는 것이다. 따라서, 일반약을 사는 경우에도 기저질환이 있거나 사전에 복용하는 약이 있다면 꼭 상담을 받아보도록 하자.

빨리 빨리 민족, 액상 캡슐까지?

진통제나 알레르기 약에서도 '빠른 효과'를 강조하는 액상 캡슐 제제들이 계속 등장하고 있다. 그러다 보니 사람들이 '효과 빠른 것' 혹은 '액상'을 지명해서 찾는 경우가 많다. 알약과 캡슐제에는 어떤 장단점이 있을까? 알약은 많은 양의 약물을 압축하여 작은 크기로 만들 수 있다. 그리고 단단하기 때문에 외부의 환경에도 쉽게 손상 받지 않는다. 알약은 상대적으로 가격도 저렴하고(경우에 따라) 절단해서 복용할 수 있다. 또한 다양한 목적에 따라 삼중정이나 서방정 등으로 만들 수 있는 장점이 있다. 단점으로는 위장관에 붙어 직접 자극을 줄 수 있으니 꼭 충분한 물(종이컵 1컵)과 복용해야 한다. 간혹 본인은 물 없이도 약을 먹을 수 있다면서 침과 함께 삼키는 친구들이 있는데 앞으로는 이 글을 본다면 하지 않았으면 한다.

반대로 캡슐제는 정제(알약)보다 빨리 분해되어 체내로 흡수되는 장점이 있다. 이 점을 많은 회사들이 마케팅 포인트로 활용하고 있다. 또한, 쓴 맛을 감춰주기에 약 맛을 싫어하는 사람들에게 선호된다. 다만, 가격이 약간 더 비싸고 약의 안정성이 매우 떨어진다. 여름만 되면 캡슐의 코팅이 녹아서 약이 손상되는 경우도 종종 발생한다(이것 때문에 환불해 준 적도 많았다). 그리고 정제만큼 많은 약물을 담기 어려워 고용량을 위해서는 많은 개수의 약을 복용해야 한다. 마지막으로 일부 캡슐 제는 소의 가죽이나 돼지의 껍질에서 얻은 젤라틴을 사용하여 만들어 지는데, 간혹 이에 대한 알레르기를 가진 사람들은 해당 캡슐제 복용을 피해야 한다(가끔 이슬람교 외국인들이 찾아와 돼지 껍질로 만들어지지 않은 캡슐제를 찾는 경우도 있었다).

약은 크기도 작은데 왜 비쌀까?

의약분업 이후로는 병원에서 진료를 받고 약국에 처방전을 제출하 면 약사는 처방전을 검수하고 처방에 따라 정확하게 약을 조제해준다. 약사로 근무하면서 환자들에게 종종 듣는 소리 중 하나는 '약값은 왜 이렇게 비싸?'였다. 이 조그마한 약이 뭐라고 이렇게 비쌀까? 나도 제약 회사에서 신약개발을 하기전까지는 솔직히 왜 그렇게 비쌀까 이해하진 못했었다. 현재 가장 비싼 약은 노바티스의 '졸겐스마'로 1회 접종하는 데 약 24억 원이나 든다. 졸겐스마는 유전자 대체 치료제로 척수성 근 위축증 환자들을 위한 약이다. 약값의 산정은 단순히 원료/공정/노동 비 등으로만 산출되지는 않는다. 약을 개발하는데 걸렸던 수년간의 개 발비용과 노력을 모두 포함되다 보니 당연히 비싸질 수밖에 없었다. 10 년을 걸쳐서 수만분의 1의 확률을 뚫고 신약을 개발해냈는데, 그 가격 이 싸다면 어느 누구도 본인의 인생을 바쳐 신약을 개발하지는 않을 것 이다(제약회사도 기업의 이익이 최우선이다).

그래도 대한민국에서는 의료보험과 약가 체계 덕분에 다른 선진국 들에 비해 약을 훨씬 저렴하게 처방받을 수 있다. 국내에 신약을 도입 할 때에 다른 나라와 다르게 약가 산정 과정을 거치게 되는데, 이 과정에서 약가가 환자에게 합리적으로 조정된다. 예를 들어, 노바티스의 프로류킨 주는 미국에서는 한 병에 약 4~500만 원에 공급되지만, 한국에는 약가 정책으로 인해 약 50만 원 수준으로 공급되고 있다. 여기서 보험까지 적용되면 실제 환자가 부담하는 금액은 더 낮아지게 된다. 이 약은 한 회 치료 시 한달에 약 10병을 사용하게 되는데 외국에서 이 약을 맞아야 한다면 약값을 보고 치료를 포기하게 될 지도 모른다.

오리지널과 제네릭

사람들은 보통 본인이 복용했던 약을 다시 찾는 경우가 많은데, 이는 성분명(아세트아미노펜)보다는 상품명(타이레놀)이 더 익숙하기 때문이다. 오리지널 의약품은 처음 개발된 신약으로 특허로 보호를 받는 의약품이다. 예를 들어 리피토, 크레스토, 씨잘, 타이레놀 등을 들 수 있다. 그러나 특허가 만료되는 시점에서 수많은 제약사들이 제네릭 의약품을 생산하기 시작한다. 제네릭은 '오리지널 약'과 성분, 함량, 제형, 용법, 용량이 모두 동일한 의약품을 의미한다. 제네릭은 화학 의약품이며 수많은 과학적인 분석방법을 통해 오리지널 약과 동일한 성분으로 구성된 약임을 입증하는 시험을 수행한다. 동일하게 만들었다고 입증하였어도 사람을 대상으로 하는 임상시험(생물학적동등성 시험)을 통해 우리 몸에 흡수되는 양상(생체이용률, 혈중 농도 최고치, 혈중 최고치일 때의 시간)과 치료효과가 오리지널 약과 동등한 지 검증하는 절차를 거친다. 만약, 카피약이 오리지널 약보다 '치료효과'가 더 좋다고 할 지라도 이는 동등하지 않다는 것이기에 제네릭으로써 승인받을 수가 없는 것이다. 일부 환자들은 이를 '카피약 혹은 짝퉁약'이라고 생각할 수 있겠지만, 제약사의 입장에서는 2~3년 동안 전문 인력들이 과학적 기술을 집약하여 만들어낸 작품이다. 제네릭의 등장을 당장 나쁘다고만 볼 수 없는 것은 오리지널 의약품의 가격을 낮추는 데 큰 역할을 해주기 때문이다. 과거와는 다르게 국내 제약 산업, 임상시험기관, 식약처의 수준도 상당히 발전하였다. 따라서 국민들은 충분히 믿고 제네릭을 안전하게 소비해도 된다. 물론, 심리적인 요인이 반영될 수는 있다. 플라세보 효과처럼, 오리지널에 대한 엄청난 신뢰도를 가지고 있다면 그것을 복용할 때 더 큰 효과를 누릴 수 있다. 그러나 오리지널은 한 번도 복용해 보지 않았던 경우라면 제네릭을 택해도 전혀 문제가 없다. 그리고 생각보다 사람들이 아는 대부분의 유명한 약들도 알고 보면 제네릭인 경우가 많다.

유통기한과 유효 기간?

사람들은 일반적으로 식품이나 상품을 소비하면서 '유통기한'이라는 단어에 익숙해져 있다. 유통기한은 해당 제품이 시중에 유통될 수 있는 기한을 의미하여 제시된 보관 방법을 잘 준수했다면 최소한 그 기간까지는 상하지 않았다는 것을 의미한다. 실제로는 '소비기한'보다 유통기한을 약간 짧게 잡는 것이 일반적이기에 보관 조건을 잘 유지했다면 유통기한이 바로 지났다고 해서 상한 것은 아니다. 반대로 보관조건을 잘 지키지 않았다면 유통기한이 되기 전이라도 충분히 상할 수 있다는 것을 의미한다.

그렇다면 약에는 어떤 개념이 적용되고 있을까? 가끔 지인들이 예전에 처방받았던 약을 복용해도 괜찮은 지 질문하기도 하는데 그에 대한 답을 해주고자 한다. 약에는 '유통기한'이 아닌 '유효 기간(약효가 유지되는 기간)'이 적용된다. 약의 유효 기간을 산정하는 방식은 실제 '약이 포장된 상태'로 '보관 조건'에 따라 안정성 시험이 수행된다. 그 과정에서 약의 효과를 나타내는 성분이 90% 이상이 보장되는 기간을 산출하게 되고, 이를 '유효 기간'으로 정하고 있다(일반적으로 2~3년). 여기서 중요시 바라봐야 할 점은 바로 '약이 포장된 상태'와 '보관 조건'이다. 약의 포장을 개봉하여 공기, 빛, 습기에 노출되기 시작된 순간부터 '유효 기간'은 빠르게 단축되기 시작한다. 즉, 기재된 유효 기간은 개봉하지 않았을 때의 상태이고, 약을 개봉을 하였을 때에는 빠르게 복용하는 것이 중요하다는 뜻이다. 그런 이유로 약을 보관할 때에는 어둡고 건조하면서 시원한 곳에 보관해야 유효 기간을 길게 유지할 수 있다. 아래의 표를 참고하여 개봉 시 날짜를 기준으로 대략적인 유효 기간 적어 두면 도움이 될 것이다.

종류	유효 기간
낱알로 개별 포장된 일반의약품	적혀진 유효 기간 혹은 개봉 후 1년 중 짧은 날
약병에 포장된 약	적혀진 유효 기간 혹은 개봉 후 1년 중 짧은 날
다량의 시럽이 포함된 시럽병	적혀진 유효 기간 혹은 개봉 후 6개월 중 짧은 날
소량의 시럽이 포함된 시럽병	적혀진 유효 기간 혹은 개봉 후 1개월 중 짧은 날
처방 의약품(혼합 포장) (알약, 캡슐)	2개월 혹은 처방 일수까지
처방 의약품(혼합 포장) (가루약)	1개월 혹은 처방 일수까지
처방 의약품(연고)	1개월 혹은 처방 일수까지
처방 의약품(시럽)	3주 혹은 처방 일수까지
안약 및 인공눈물	개봉 후 3~4주까지
연고제	적혀진 유효 기간 혹은 6개월 중 짧은 날

탈모약, 어디까지 개발되었나?

아직 10대인데 벌써 탈모가?

고3 수능을 마치고 나는 대학을 진학하기보단 재수를 택했고, 재수학원이 아닌 산속 고시원으로 향했다. 그때부터 본격적인 '나 혼자 산다'가 시작되었다. 부모님과 함께 살아오다 막상 혼자 살게 되면서 처음 겪는 일들이 많았다. 그 중 가장 놀랐던 사건은 머리카락과 관련된 것이었다. 혼자 생활을 하다 보니 잔소리하는 사람도 없고 처음엔 내 세상인양 방도 치우지도 않고 살았다. 그렇게 며칠을 지내다가 우연히 베개를 봤는데 머리카락이 수북이 쌓여 있는 것을 발견했다. 순간 심장이 덜컹 내려앉으면서 '아니…. 내가 탈모인가…?'라고 생각했다. 잽싸게 침대 위를 테이프를 이용해 청소하고 바닥도 빗자루로 쓸어봤더니 정말 많은 양의 머리카락이 나오는 것을 관찰했다. 나는 수능과 재수를 거치며 굉장한 스트레스 받아 탈모가 온 것이라 착각했다. 이렇게 공부만 하다가 대머리가 되겠구나라며 우울해지기 시작했다. 당시 산속에서는 휴대폰이나 컴퓨터도 없었기에 검색해보거나 누구에게 물어볼 방법도 없었고, 계속 쓸쓸하고 울적한 시간을 보냈다. 그때부터 머리를 감을 때마다 한 올 한 올 소중히 여겼고 마트에 가서 머리에 좋은 것 같은 두유를 사서 열심히 복용하곤 했다. 그러다 6월 모의고사를 보기 위해 잠시 서울로 올라온 김에 검색을 해보니 보통 사람은 하루 평균 40~60개 정도의 모발이 빠진다는 사실을 알게 되었다. 또 하루에 70개 이상 빠지기 시작해야 탈모를 의심해봐야 한다는 내용을 보았다. 다음 날부터 세숫대야에 머리를 감으면서 하루에 몇 개가 빠지는지 일일이 세어 보기 시작했고, 1주일 정도 평균 내어보니 40개 미만인 것을 알게 되었다. 그때서야 머리가 빠지는 것이 정상인 것을 확인하고 안심할 수 있게 되었다. 한편으로는 어머니가 항상 방을 치워 주셨기 때문에 지금껏 이런 사실을 몰랐다는 것도 깨닫게 되었다.

탈모를 악화시키는 요인은 무엇인가요?

탈모를 유발하거나 악화시키는 요인을 물어보는 사람들이 많았다. 흔히, 탈모에 대해서는 굉장히 많은 '카더라 통신'이 돌고 있다. 가장 많이 들었던 것은 '탈모는 2대에 걸쳐서 유전된다'라는 것이었다. 즉, 할아버지가 탈모라면 나도 탈모가 된다는 것이었는데, 이로 인해 많은 손자들은 매번 명절마다 할아버지의 머리숱을 체크하곤 했었다. 그렇다면 정답은 무엇일까? 탈모를 일으킬 것으로 예상되는 유전자들에 대한 연구가 진행되면서 몇 가지 유전자들이 특정되었다. chr20p11라는 유전자에 변이가 생기면 안드로젠 탈모증(M자형 탈모, 남성형 탈모)을 일으킬 가능성이 높다는 연구가 발표되었고, 면역 시스템에 관여하는 IL2RA와 HLA－DQB1유전자에 변이가 생기면 원형탈모를 일으킬 가능성이 크다는 연구도 있었다. 면역 시스템에 문제가 생기면 면역세포가 모발 세포를 '내가 아닌 것'으로 인식하여 공격하게 되는 것이다. 그러나 무조건 유전자에 변이가 생겼다고 해서 탈모가 생긴다는 것은 아니고 탈모가 생길 확률이 올라간다는 의미이다. 탈모는 하나의 유전자에 의해 결정되는 것이 아닌 다인자 유전 방식(다양한 유전자의 결과로 발현이 결정되는 방식)으로 나타나기 때문에 확률적인 부분에 의존한다. 또한, 유전적인 것 이외에도 환경적인 요인도 탈모에 상당한 영향을 주기 때문에 유전자에 문제가 없다고 할지라도 모발에 대한 관리는 꾸준히 해야 한다.

탈모를 일으킬 수 있는 외부요인

- 질병/약물의 부작용/방사선 치료/호르몬 불균형으로 인해 갑작스럽게 머리가 빠질 수 있음.
- 극심한 스트레스: 말초의 혈액 순환을 감소시켜 영양분과 산소 공급을 줄이고, 장기적으로는 면역계의 이상으로 원형탈모를 유발할 수 있음.
- 머리 관리 습관: 두피를 뜨거운 바람으로 말리는 것은 모낭을 손상시킬 수 있음. 두피를 젖은 상태로 유지하면 균이 증식할 수 있음. 모자를 오래 쓰면 통풍이 안되고 열이 발생. 두피가 자외선에 노출되는 것. 과하게 머리를 당겨서 묶는 습관. 잦은 탈색과 염색.
- 음주나 흡연: 두피로 공급되는 혈류량이 감소될 수 있음.
- 불균형한 영양섭취: 충분한 영양소(아미노산, 비타민, 미네랄, 철분 등)가 공급되어야 함. 무리한 다이어트는 모발 건강에 좋지 않음.

머리 빠지는데 영양제 추천해줘!

30대가 되니 점점 많은 친구들이 탈모와 관련된 질문을 하기 시작한다. 괜히 30대가 된 나도 함께 마음이 무거워지는 상황이다. 그 마음을 알 것 같아 최대한 많은 조언을 해주고 영양제도 자세하게 설명해주려고 하는 편이다. 사실 탈모에 좋다고 알려진 식품이나 영양제들은 인터넷 검색을 통해서도 쉽게 찾아볼 수 있다. 그보다 머리가 빠지는 것을 예방하기 위해서는 3가지를 신경 써야 한다. 첫 번째로 내 머리가 얼마나 빠지는 지를 정기적으로 체크하는 것이다. 나는 항상 머리 감은 물을 받아 빠지는 머리카락 수를 대략적으로 확인한다. 그 수가 점차 많아질 때가 본격적인 관리를 시작해야하는 신호이다. 두 번째는 영양소를 골고루 섭취하는 것이다. 단백질, 비타민, 미네랄, 철분 등을 골고루 섭취해줘야 모발 성장에 도움을 준다. 나는 혼자 자취를 하다 보니 영양소를 골고루 챙기는 것이 어려워 모발에 좋은 맥주효모환을 매일 복용하고 있다. 마지막으로는 머리가 빠지는 것이 확인이 되었을 때, 그 원인이 무엇인지 세심하게 분석하는 것이 중요하다. 원인을 빠르게 찾고 개선하지 않으면 점차 탈모로 발전할 가능성이 커질 것이다.

머리가 빠지는 것이 심각하다면 모발에 대해 공부할 필요가 있다. 모발은 모근부와 모간부로 나뉘는데, 피부 속으로 박혀 있는 부분을 모근부라고 하고 밖으로 나온 부분을 모간부라고 한다. 모근부 중에서도 가장 아래에는 모유두가 존재하는데 이곳은 모세혈관이 많이 분포되어 있어 산소와 영양분의 공급과 노폐물 배출이 일어난다. 즉, 모발의 성장을 위해 꼭 필요한 곳이다.

모발의 생애 주기는 3 단계로 나눌 수 있다.

- 성장기: 모발이 성장하는 시기로 모발 당 약 3~6년 정도간 유지된다.
- 퇴행기: 성장이 멈추면서 성장이 일어나는 모구가 축소되는 시점으로 보통 2~3주 정도이다.

- 휴지기와 발생기: 성장을 멈춘 모발은 자연스레 휴지기로 들어가며 약 3~4개월 정도가 지나면 자연스레 **빠지게** 된다. 모발이 **빠**지고 나면 다시 모발이 생성되는 발생기로 진입하게 된다.

일반적으로 전체 모발의 80~90%는 성장기로 모근이 깊게 박혀 있어 튼튼하게 유지되고 있다. 이후, 모발이 약 2주간의 퇴행기를 거치면서 휴지기에 도달하면 모근이 위쪽으로 밀려 올라가서 표피와 가깝게 위치하게 된다. 이 상태의 모발은 강한 빗질이나 충격에도 쉽게 **빠질** 수 있는 상태가 된다. 그래서 머리를 감거나 빗질을 통해 **빠지는** 모발들을 보며 굳이 눈물을 흘릴 필요는 없다. 원래 **빠질** 운명이었던 친구들이다.

모발과 관련된 영양제를 찾는 사람이 많다. 하지만, 생각보다 효과가 없는 것 같다는 피드백을 주는 사람이 많은데 그렇게 생각하는 것에는 다양한 이유가 있다. 첫째로는 영양제에 대한 기대감이 높았기 때문이다. 영양제는 말 그대로 보조적인 성격을 띠기 때문에 즉각적인 효과를 보이지는 않는다. 또한, 이미 진행되고 있는 탈모라면 그 속도나 진행을 늦출 뿐이지 다시 풍성하게 만들어 주는 것도 아니다. 둘째로는 탈모의 원인이 영양소 부족이 아니었을 수 있다. 불균형한 영양섭취나 면역력이 떨어져서 일시적으로 발생하는 탈모에는 영양제를 복용하는 것이 효과적일 수 있으나 다른 원인에 의해 탈모가 발생하는 경우에는 효과가 적을 수 있다. 만약 영양 불균형에 의해서 모발이 많이 빠졌더라도 다시 정상화되기까지 오랜 기간이 필요하다. 약국에서 흔하게 접할 수 있는 영양제에는 주로 약용효모, 케라틴, L-시스틴, 티아민질산염, 판토텐산칼슘, p-아미노벤조산 등이 복합으로 들어가 있는 제품이 있고 이외에도 비오틴제제가 있다. 케라틴과 L−시스틴은 모발 생성의 원료이기에 영양제로 사용되는 것이며, 약용효모에도 모발 생성의 원료인 케라틴이 많이 포함되어 있다. 티아민 질산염이나 판토텐산칼슘은 모근 부근의 대사활성을 높이고 에너지 대사를 돕는 성분들이다. 세포 분화를 촉진하고 재생하는 효과를 활성화하여 모발 생성을 촉진하기 위한 목적으로 포함되어 있다. p−아미노벤조산은 엽산 생성에도 도움을 주고, 노화과정을 예방하여 흰머리로 변하는 것을 막아주는 효능이 있다. 비오틴은 비타민 B7으로 체내에서 탄수화물, 단백질, 지방 모든 대사와 에너지 생성에 관여하고 동시에 케라틴 단백질을 만드는 과정에서 조효소의 역할을 한다. 이 때문에 모발 건강과 피부염 예방을 목적으로도 많이 사용되고 있다. 이 외에도 비타민 A, 철분, 비타민 C, 비타민 E, 아연 등도 두발 건강에 도움을 줄 수 있다.

탈모약에 대해 깊게 알아보자

과거의 역사를 되짚어보면 남성호르몬과 탈모는 밀접한 연관성을 가지고 있다. 과거에는 명확한 과학적 근거를 들 수는 없었으나 거세된 남성에게는 탈모 현상이 나타나지 않는 것을 토대로 추론했던 것 같다. 현대 과학이 발전하면서 남성형 탈모에 대한 연구를 본격적으로 진행되었고, 결국 주요 원인이 테스토스테론의 대사산물인 디하이드로테스토스테론(DHT)이라는 것이 밝혀졌다. 남성호르몬인 테스토스테론은 5-alpha-reductase라는 효소에 의해 비가역적으로 DHT로 전환되게 된다. 이 효소는 1형과 2형으로 나뉘는데, 1형은 간, 전립선, 뇌, 두피, 피지선 등에 위치하고 2형은 간, 전립선, 모낭, 가슴, 뇌, 태반, 정낭, 부고환 등에 위치한다. DHT의 생물학적으로 남성성(1차 및 2차 성징)을 강화하는 역할을 한다. DHT는 기관별로 다른 작용을 보이는데, 전립선에서는 세포증식을 증가시켜 전립선 비대증을 일으킬 수 있고 안면, 겨드랑이와 음모의 털을 자라게 하는 반면에 앞머리와 정수리의 모유두 세포에 작용하여(안드로겐 수용체와 결합) 모근 파괴물질을 분비하도록 유도하여 탈모를 진행시킨다. 이 과정을 이해해보면 안드로겐성 탈모는 1) DHT의 양, 2) 5-alpha-reductase의 활성도 그리고 3) 안드로겐 수용체의 양에 의해 조절되는 것이고, 앞선 3가지가 많거나 높으면 매우 빠른 속도로 탈모가 진행된다는 것을 의미한다.

남성 호르몬이 주범이기 때문에 탈모는 여성에게서는 나타나지 않을 것으로 착각하는 경우가 있다. 그러나 여성에게도 테스토스테론이 존재하기 때문에 탈모가 일어날 가능성이 있다. 물론 그 양이 남성에 비해 적어 전두부(앞머리)부터 벗겨지지는 않고, 주로 정수리 부분에만 영향을 받는다. 이외에도 여성의 경우 철 결핍성 탈모, 갑상선 질환에 의한 탈모 혹은 다낭성 난소증후군에 의한 탈모도 나타날 수 있기 때문에 전문가의 정확한 감별진단이 필요하다.

안드로겐성 탈모 이외에 원형탈모, 두피 전체에 모발이 조금씩 손실되는 탈모, 전신의 모발이 함께 소실되는 탈모, 머리 둘레에 모발이 손실되는 탈모 등이 있다. 정확한 원인은 불분명하나 자가면역질환으로 여겨지고 있으며 그 원인으

로는 또 스트레스가 차지하고 있다. 이런 경우에 치료는 주로 경구용 스테로이
드제를 복용하거나 병변 내 주사를 하기도 하며 심한 경우에는 정맥주사를 놓기
도 한다. 이외에도 면역억제제인 사이클로스포린을 장기간 복용하기도 할 수 있
기에 상황에 맞는 치료가 필요하다.

안드로겐성 탈모약은 어떤 것이 있을까?

1) 미녹시딜: 약국에서도 쉽게 찾아볼 수 있는 약(외용제)이지만, 사실 이 약
   은 고혈압 치료제로 개발되었던 약이다. 약을 복용한 환자들에게 부작용
   으로 다모증이 관찰되면서 지금은 탈모의 치료제로 광범위하게 쓰이고
   있다. 경구로 복용하게 되면 혈압하강과 부종 등의 부작용이 있기에 국소
   적으로 많이 쓰고 있는 상황이다. 이 약이 발모 효과를 보이는 작용 기전
   을 설명할 때에는 '혈관 확장 가설'이 함께 등장한다. 혈류를 증가시켜 모
   발에 산소와 영양분의 공급을 원활히 해주는 것이 모발 성장에 도움을 준
   다는 것이다. 또 다른 가설로는 휴지기의 모발이 빠르게 성장기로 들어갈
   수 있도록 유도하고 성장기의 기간을 증가시킨다는 것이다. 이러한 이유
   로 미녹시딜을 바르게 되면 초기에 약한 모발(휴지기)들이 더 많이 빠지
   는 것을 경험할 수 있다. 이것 때문에 오히려 더 스트레스를 받아 탈모가
   악화되는 경우도 있으니 사전에 꼭 알아 두도록 하자. 남성은 5% 미녹시
   딜을 사용하고, 여성은 2% 미녹시딜을 사용하도록 권장되고 있다. 임상
   결과에서 여성의 경우 5%나 2% 간의 유의적인 차이가 없었기 때문에 여
   성에게는 2%를 권장하는 것이니 억지로 5%를 사용할 필요는 없다. 미녹
   시딜의 대표 부작용으로는 원치 않는 부위에 모발이 자라날 수도 있고,
   국소 피부염이나 알레르기가 생길 수 있으니 주의하여 사용하도록 하자.
   전문의에 따라 해당 약을 경구제로도 처방하기도 한다.

2) 피나스테리드: 5-alpha reductase효소 2형을 억제하는 약물로 특히 모낭과 전립선에서 DHT의 양을 줄이기 위한 약물이다. 해당 약물은 임상시험에서 우수한 탈모 억제와 모발 성장 효과를 보였고, 모발의 성장기/휴지기 비율을 높이는 것으로 확인되었다. 해당 약물은 복용도 용이하고 약물 상호작용이나 알레르기 반응도 적어 안드로겐 탈모 환자에게 광범위하게 사용되는 약물이다. 다만, 일부 환자들에게 성기능 장애와 관련된 부작용들이 보고되었고, 이외에도 우울증이나 기분 변형에 영향을 줄 수 있다. 따라서, 약을 정확히 복용하고 발생하는 부작용들에 대해 전문가와 상담하는 것이 중요하다. 해당 약은 임부나 임신할 가능성이 있는 여성이 복용하거나 부서진 조각을 만져서도 안 된다. 해당 약은 피부로 흡수되어 남성 태아에게 기형(생식기 이상)을 초래할 수 있기 때문이다. 또한, 마지막 복용 후 1개월간은 헌혈해서는 안 된다.

3) 두타스테리드: 5-alpha reductase효소 1형, 2형을 억제하는 약물로 피나스테라이드에 비해 혈청 DHT와 두피의 DHT를 더욱 강하게(각각 90% 이상/50~80%) 줄여준다. 상대적으로 효과가 좋아보이지만 무조건 두타스테라이드가 선호되는 것은 아니다. 이 약도 성기능 장애과 관련된 부작용이 보고되었다. 두타스테라이드의 체내 반감기는 약 3~5주로 피나스테라이드(약 7시간)에 비해 굉장히 길다. 두 약 중, 어떤 약을 쓰느냐에 대해서는 전문가마다 견해가 갈리기도 한다. 피나스테라이드를 1차로 사용하다가 효과가 미흡한 경우 두타스테라이드로 바꾸는 경우도 있고, 두피에 피지가 많은 환자나 폐경기 여성의 탈모치료로 두타스테라이드를 선호하는 경우도 있다. 해당 약은 임부나 임신할 가능성이 있는 여성이 복용하거나 만져서도 안 된다. 해당 약은 피부로 흡수되어 남성 태아에게 기형(생식기 이상)을 초래할 수 있기 때문이다. 또한, 마지막 복용 후 6개월간은 헌혈해서는 안 된다.

4) 스피로노락톤: 해당 약은 이뇨제로 고혈압이나 부종 등에 많이 쓰이는 약물인데, 탈모치료에도 사용되기도 한다. 이 약은 안드로겐 수용체에 결합하여 DHT가 작용하지 못하도록 막는 역할을 한다. 해당 약은 난소에서 테스토스테론의 합성을 저해하는 역할도 하기 때문에 여성의 안드로겐 탈모에 도움이 되기도 한다. 다만, 해당 약은 탈모 치료를 목적으로 적응증을 받지는 못했다. 부작용으로는 고칼륨 혈증, 여성형 유방, 다리 경련, 발열, 위장장애 등이 있을 수 있다.

예전에 전국적으로 탈모로 유명한 명의가 있는 병원 아래 약국에서 일했던 경험이 있다. 얼마나 유명한지 전국 방방 곳곳에서 처방을 받겠다고 찾아오곤 했는데 의외로 선생님이 쓰는 처방의 조합은 단순하게 딱 한 세트였다. '두타스테리드+미녹시딜(경구)+스피로노락톤+두발영양제+미녹시딜(외용제)'로 탈모에 쓸 수 있는 모든 약들을 한꺼번에 처방을 하는 것이 특징이었다. 이론적으로는 완벽한 효과를 보일 수 있는 조합이다. 하지만, 미녹시딜과 스피로노락톤 모두 저혈압을 일으킬 수 있는 약물들이기에 권태감, 피로, 어지러움, 두통, 심혈관 질환 등을 일으킬 수 있어 복용시에도 유의해야 한다.

핵심 요약

- ◆ 탈모는 원인을 파악하고 생활습관을 개선하는 것이 중요하다.
- ◆ 탈모약을 복용할 때에는 각 약의 장단점에 대해 공부해보자.

참고 문헌

1) Kanti, V., Messenger, A., Dobos, G., Reygagne, P., Finner, A., Blumeyer, A., … & Blume - Peytavi, U. (2018). Evidence - based (S3) guideline for the treatment of androgenetic alopecia in women and in men – short version. Journal of the European Academy of Dermatology and Venereology, 32(1), 11-22.

약은 도대체 왜 부작용이 있을까?

부작용도 작용이다?

사람들은 부작용(side effect)과 이상 사례(adverse event)을 동등하게 생각하여 혼동하곤 하지만 엄밀히 말하면 다소 차이가 있다. 부작용의 정의는 '의약품을 정상적인 용량을 사용함에도 발생하게 되는 의도하지 않는 효과'를 의미하고, 이상 사례는 부작용이라는 큰 범주 중 일부로 '의약품을 투여 받거나 사용 중에 발생하는 의도되지 않는 징후, 증상 또는 질병'을 의미한다. 이렇게 정의를 명시하였음에도 와닿지 않을 수 있다. 부작용은 약을 복용하는 과정에서 나타나는 예상되는 작용이기에 약사가 복약지도를 하는 과정에서 환자에게 사전에 주의를 준다. 부작용은 심각한 증상이나 질병을 초래하지 않으며 몸이 약물에 적응을 하면서 자연스레 사라지는 경우도 있다. 또는 치료가 끝나고 약물을 중단하면서 빠르게 회복되는 정도의 수준이다. 반면에 이상 사례는 부작용에 비해 조금 더 위험하거나 중대한 반응을 의미한다. 이는 일반적인 반응이 아니며 사람에 따라 낮은 확률로 발생하기 때문에(일명 사람 by

사람) 의사나 약사도 해당 반응이 일어나리라 쉽사리 예측할 수 없다.

위와 같은 이유로 약에 대한 복약지도를 할 때에도 수많은 부작용 중 '흔히 발생할 수 있는 부작용'에 대해서만 주의를 주곤 한다. 괜스레 일어날 확률이 극히 적은 심각한 이상 사례를 언급하게 되면, 오히려 '환자의 복약 순응도'를 낮추거나 '노시보 효과(환자가 약의 부작용을 지나치게 걱정하면 가짜약을 주어도 실제 부작용을 경험하는 효과)'를 일으킬 수도 있기 때문이다. 따라서, 주의받지 않은 심각한 이상 사례가 발생하면 즉시 약물 복용을 중단하고 해당 병원이나 약국에 전화해보는 것이 바람직하다. 특이적인 반응이 나타나는 원인을 꼽자면 '개인차이'이다. 사람마다 약의 종류나 용량에 따라 민감도가 다르고, 사람마다 체내에서 과민하게 반응하는 상황이 다르기 때문이다. 이를 가장 잘 설명해준 사례가 코로나19 백신이다. 아무런 부작용이 없는 사람들이 있는가 하면, 가벼운 몸살, 근육통, 두통 등의 증상만 있었던 사람도 있다. 간혹, 특이한 이상 사례로는 아나필락시스 쇼크, 림프절병증, 심실성 부정맥, 길랑-바레 증후군, 심낭염, 안면마비 등을 겪었던 사람들도 있었다.

부작용을 이용해서 새로운 약으로?

치료를 위해 우리가 원하지 않은 작용을 부작용이라고 불렀다. 하지만 상황에 따라 그 부작용을 이용한다면 새로운 약으로 탄생하게 되는 것이다. 제약산업에서는 이를 '신약 재창출 혹은 개량신약'이라고도 부른다. 신약 재창출은 기존의 신약 개발 과정이나 치료과정에서 발견된 새로운 (부)작용을 활용해 새로운 적응증으로 개발하는 방법이다. 신약을 처음부터 개발하는 것은 10년 이상의 기간과 10% 미만의 성공률을 보이는 반면 이미 개발된 약(안전성이 검증된)을 재활용하게 되면 소요기간, 소요 비용 그리고 실패 위험성도 대폭 낮출 수 있어서 제약사 입장에서는 경제적이다. 그렇다면 약물의 원래의 목적과 다른 방향으로 개발된 의약품은 어떤 것이 있을까?

알레르기 약으로 사용되는 항히스타민제는 작용 기전 상 졸리는 부작용을 가지고 있기 때문에 비염약이나 감기약을 복용하면 졸음이 늘 쏟아지는 것이다. 그럼에도 감기약에 계속 포함시키는 이유는 콧물과 인후염에 효과가 좋고 약을 먹고 푹 자라는 이유도 있기 때문이다. 약국에서 파는 수면유도제는 이런 항히스타민제의 졸린 작용을 응용하여 만든 제품이다.

혈압약인 미녹시딜은 개발 도중 복용한 환자들로부터 털이 자란다는(다모증) 부작용을 알게 되었다. 해당 부작용을 활용하여 탈모약으로 탈바꿈하였고, 지금은 탈모시장에서 더 큰 매출을 일으키고 있다. 이외에도, 협심증 치료제였던 비아그라는 발기부전 치료제로, 우울증 치료제였던 듀록세틴은 복압성 요실금 치료제로, 입덧 치료제로 알려졌던 탈리도마이드는 다발골수종에 사용되는 사례들이 있다.

부작용에 대해 깊게 알아보기

　사람의 인체는 정말 복잡하게 구성되어 있지만, 이를 구성하고 있는 기본 단위의 수준은 생각보다 단순하다. 각 사람의 특징을 결정하는 유전정보는 DNA라는 유전물질에 담겨 저장된다. 사람 몸에는 23쌍의 염색체가 존재하는데 한 염색체 안에는 2m의 달하는 길이의 DNA가 꼬여 있다. 사람의 유전정보를 담고 있는 DNA는 고작 4종류 염기(아데닌, 시토신, 구아닌, 티민)로 구성되어 있다. 4개의 배열의 순서로 생기는 차이로 인해 사람마다 생김새, 체격, 성격, 지능 등이 다르게 결정되는 것이다. 일란성 쌍둥이는 이 정보의 배열이 모두 동일하기 때문에 같은 생김새를 가지는 것이다. 해당 DNA에 담긴 정보를 활용하여 단백질을 만들기 위해서는 DNA의 유전정보가 mRNA(messenger RNA, 전령 RNA)를 통해 핵 밖으로 전달되어야 한다. 즉, mRNA는 단백질을 생산하기 위한 설계도의 역할을 한다. mRNA의 정보대로 아미노산(단백질의 단위체)을 하나씩 연결하여 단백질을 만들고 나면, 각 단백질들은 각자의 역할에 따라 다양한 일을 수행하게 된다. 우리 몸은 20가지의 아미노산을 다양하게 배열함으로 수많은 단백질들을 만들어 낸다. 기본적인 인체의 흐름을 알게 된다면 몸의 다양한 조직과 장기(간, 폐, 안구, 심장, 혈관, 근육, 지방 등)가 서로 다른 것처럼 보이지만 그것을 쪼개고 쪼개면 구성하고 있는 물질은 모두 동일하다는 알 수 있다.

　우리가 복용하는 대부분의 약(합성의약품)은 하나의 목적을 가지고 작용하도록 설계되어 있다. 몸에서 특정 작용을 하는 물질과 유사하게 만들기도 하고, 특정 효소를 억제하기도 하고, 특정 물질이 정상적으로 작용하지 못하도록 방해하기도 한다. 이런 과정들이 우리가 원하는 곳에서만 일어난다면 좋겠으나 예상하지 못한 곳에서 일어나게 되면 부작용이 되는 것이다. 보통 약물을 복용하면 위나 장에서 흡수가 일어나고, 이후에는 간에서 대사를 거쳐 혈액을 타고 전신으로 순환이 하면서 여러 장기로 퍼져간다. 따라서, 약을 100을 복용하였다고 할지라도 우리가 원하는 조직에는 전체의 양 중 5%도 도달하기 어려울 수 있다. 그렇다면 나머지 95%가 어떻게 작용하는지에 따라 부작용이 될 수도 아닐 수도 있는 것이다. 예를 들어 우리가 쉽게 접하는 비스테로이드성 소염진통제인 '이부프로펜'의 대표적인 부작용은 위장장애, 신장애 그리고 심혈관질환이 있다. 약국에서 쉽게 구매할 수 있는 의약품이라서 안전하다고 생각할 수 있지만, 임의로 장기간 오남용을 한다면 약물에 의한 질병이 발생할 수 있다. 이부프로펜은 체내에서 COX라는 효소를 저해하여 '염증과 통증을 유발하는 프로스타글란딘'의 생성을 억제한다. 이를 통해 진통작용과 소염작용을 가지지만 사실 프로스타글란딘을 장기마다 각각 다른 역할을 하고 있다. 프로스타글란딘은 위장에서는 점액 분비를 촉진하고 혈류량을 증가시켜서 위를 보호하는 작용을 하고, 신장에서는 혈류량을 증가시켜 배설작용을 돕는다. 또한, 혈관을 확장하고 혈소판 응집을 저해하는 효과가 있는데 이런 작용들이 진통과 함께 억제되면서 앞선 부작용(위장장애, 신장애, 심혈관질환)이 발생하는 것이다.

따라서 약을 사용할 때에는 항상 이익과 손해를 따져봐야 한다. 약으로 얻은 이득(질병 치료 및 증상 완화)과 손해(불편함 및 부작용)를 따져서 이득이 손해를 상회하는 경우에 일시적으로 약을 복용하는 것이다. 약과 함께 늘 '오남용(오용과 남용(잘못 사용하거나 한도를 넘어서 사용)'이라는 말이 따라오는 것은 환자임의로 약을 복용하기 때문에 생기는 것이다. 보통 사람들은 약으로부터 얻는 '이득'에 대해서는 경험적으로 알아도 약으로부터 발생하는 '손해'에 대해서는 이해하지 못하기 때문이다. 잘못된 방법으로 오남용하여 생기는 부작용에 대해서는 그 누구의 탓도 할 수 없다. 따라서 약을 복용할 때에는 전문가의 상담을 받는 것이 스스로의 건강을 지키는 길이다.

사람들이 쉽게 접하는 약 중에서도 습관적으로 남용하는 경우에 질병에 대한 위험도를 높일 수 있는 것들이 있다. 어르신들이 습관적으로 복용하는 판피린(또는 판콜)에는 6가지 의약품이 혼합되어 들어있다. 그중 클로르페니라민은 졸음, 피로, 몽롱함, 두통, 집중력 저하와 같은 진정작용을 유발할 수 있어 어르신들에게는 낙상사고를 일으킬 수 있다(노인 낙상은 중증의 손상을 유발하며 심지어 사망까지 이어질 정도로 위험하다). 또, 일부 사람들 중에 제산제를 습관적으로 복용하는 경우가 있다. 속이 안 좋을 때, 체할 때, 매운 음식을 먹었을 때, 술을 먹고 나서 등 제산제를 먹으면 속이 편해지는 느낌이 들어 매우 안전한 의약품으로 생각하곤 하는데, 제산제 역시 장기적으로 남용하게 되면 여러 부작용을 일으킬 수 있다. 제산제는 급성 증상을 완화하기 위한 목적인데 반복적으로 복용하게 되면 다른 질병(위염, 위궤양, 위암 등)의 증상을 은폐할 수 있다. 그로 인해 적절한 치료시기를 놓치면 더 큰 위험을 초래할 수 있다. 또한, 마그네슘이 포함된 제산제는 오남용시 설사를 유발할 수 있고 칼슘이 포함된 제산제는 신장결석이나 신부전을 일으킬 수 있다. 알루미늄이 포함된 제제는 빈혈과 변비를 일으키고 골다공증의 위험도를 높일 수 있다.

핵심 요약

- ◆ 약을 복용하면 '예상가능한 부작용'과 '예상할 수 없는 이상 사례'가 발생할 수 있다.
- ◆ 약은 개인의 경험을 바탕으로 임의로 오남용하지 말고 사전에 전문가와 꼭 상담하자.

혈압이 높다면 한 번쯤은 공부를 해보자!

혈압은 왜 관리해야 하죠?

정상 혈압은 수축기 혈압으로는 120mmHg미만이고, 이완기 혈압은 80mmHg미만이다. 하지만 나이가 들면 자연스레 혈관의 탄력성도 줄어들면서 혈압은 오르게 된다. 그래서 나이에 따라 정상의 기준도 약간 증가하여 수축기 혈압으로 139mmHg 그리고 이완기 혈압 89mmHg까지 정상으로 규정하고 있다. 만약, 수축기 혈압이 120~139 사이이거나 이완기 혈압이 80~89 사이라면 약물치료는 하지 않더라도 생활습관을 개선할 필요는 있다. 해당 수치를 넘어가게 되면 그때부터는 정도에 따라 고혈압 1기 또는 2기로 분류하는데, 이때부터는 약물 치료가 권장된다. 고혈압이 위험한 이유는 사망과 관련된 원인 중 가장 높은 비중을 차지하고 있기 때문이다. 대부분의 국내 뇌졸중 환자들은 고혈압으로 인해 발생한 경우가 가장 많다. 혈압을 조금만 낮추더라도 뇌졸중의 위험은 확연히 감소시킬 뿐아니라 심혈관 질환으로 인한 사망률도 낮추어 준다. 따라서 우리는 혈압을 관리해야 하는 목적과 그 중요성에 대해 명확하게 이해해야 한다. 현재 우리나라 30대 이상 성인 3명 중 1명은 고혈압이라고 한다. 우리나라 사람들은 짜게 먹는 습관이 있기 때문에 30대가 넘어가면 서서히 혈압에 대해서 관심을 가져봐야 한다. 나트륨 섭취는 혈압을 높일 뿐 아니라 위암의 위험요인이 되기도 하니 생활습관을 조금씩 개선해갈 필요가 있다.

저는 왜 병원만 가면 혈압이 높죠?

일반적인 고혈압 외에도 특이한 케이스가 있다. 바로 '백의 고혈압'과 '가면 고혈압'이다. '백의 고혈압'은 진료실에 들어가면 심리적으로 혈압이 상승하는 현상이다. 그러나 막상 병원을 나오면 다시 고혈압 전 단계 수준으로 돌아오곤 한다. 반대로 '가면 고혈압'은 평소에는 고혈압 위험 단계의 혈압을 가지고 있으나 이상하게 진료실에만 가면 혈압이 정상으로 나오는 경우이다. 이 두가지 경우를 심각하게 생각해야하는 이유는 다음과 같다.

- 고혈압은 아니지만 진료실에서는 혈압이 증가하여 고혈압으로 진단받는 경우는 약 17.4%정도이며, 이런 사람들은 불필요하게 고혈압약을 먹고 있는 것이다.
- 고혈압 약을 복용하고 있으나 진료실에서는 혈압이 낮아져 잘 조절되고 있다고 오인되는 경우로 약 35.1%가 차지한다. 실제로는 혈압이 잘 조절이 잘 되지 않는 상태이기에 몸에 악영향을 줄 수 있다.

두 가지 사례 중 어떤 것이 더 위험할까? 당연히 '가면 고혈압'이 더

위험한 경우이다. 가면 고혈압을 예방하기 위해서는 진료실 혈압 외에
도 가정에서 주기적으로 혈압을 재보는 습관이 필요하다. 가정에서 혈
압을 측정하는 사람들과 아닌 사람들을 대상으로 고혈압 치료 경과를
분석한 임상 연구가 있었는데, 가정혈압을 정기적으로 측정하여 기록
한 사람의 경우 의사의 진단과 약제 선택에 큰 도움을 주었고 결과적으
로 적은 약제 사용으로도 혈압을 잘 조절하게 되었다고 한다.

약만 먹으면 확실히 치료가 되나요?

고혈압의 치료의 일차 목표는 '혈압으로 인한 심뇌혈관 질환 예방과
사망률 감소'이다. 이미 발생했던 환자의 경우에는 재발과 사망률을 감
소시키고 삶의 질을 향상시키는 것을 주요 목표로 한다. 고혈압 치료는
일반적으로 약물치료과 생활요법을 함께 사용하고 있다. 간혹 환자들
은 약만 복용하면 잘 관리된다고 생각할 수 있는데, 생활요법을 적극적
으로 실시하지 않으면 약물을 계속 추가하면서 혈압을 조절해야 하기
때문에 생활요법도 꼭 함께 수행해야 한다.

대표적인 생활요법

1) 나트륨 제한: 나트륨을 많이 섭취하던 사람일 수록 섭취제한에 대한 효
   과가 좋고 이뇨제 사용을 줄일 수 있다. 소금이나 장으로 맛을 내기보단
   고추나 후추로 맛을 내자.
2) 절주, 금연: 술은 혈압을 상승시키고 뇌졸중 위험을 높일 수 있다. 담배
   의 니코틴도 혈압과 맥박을 상승시키기 때문에 심뇌혈관의 강력한 위
   험인자 중 하나이다.

3) 채소, 과일 섭취: 과일, 야채, 견과류, 생선, 통곡물을 섭취하는 것이 좋고 미네랄 중에서는 칼슘과 마그네슘을 섭취하는 것이 좋다.

4) 체중 감량(허리둘레 포함): 특히 복부비만은 고혈압, 이상지질혈증, 당뇨병 및 관상동맥 질환 환자가 체중 감량을 할 경우 큰 도움이 된다. 체중을 1kg씩 감량할 때마다 혈압은 1.1mmHg/0.9mmHg(수축기/이완기)씩 감소한다고 한다.

5) 운동(하루 30분 이상): 운동은 유산소 운동을 많이 하는 것이 더 효과적이다. 운동을 30분 이상 주 5일 정도 하면 혈압을 4.9mmHg/3.7mmHg(수축기/이완기)를 감소시킬 수 있다.

고혈압 약물치료에 대해 자세히 알아보기

고혈압 환자 중에는 동반질환을 함께 가지고 있는 경우가 많기 때문에 세심한 진단과 약물선택이 중요하다. 따라서 전문의의 경험과 전문성이 꼭 필요한 질환 중 하나이다. 고혈압과 동반될 수 있는 질환은 심부전, 좌심실비대, 관상동맥질환, 만성신부전, 뇌졸중, 노인성 고혈압, 심근경색, 당뇨병 등이 있을 수 있다. 대부분 1차 목표는 수축기 혈압을 140미만으로 이완기 혈압은 90미만으로 관리하는 것이다. 다만, 심혈관 질환(관상동맥질환, 심부전, 좌심실비대, 대동맥질환 등)이 있거나 알부민뇨를 동반하는 환자는 130미만/80미만의 수준까지 관리해야 한다. 또한 어떤 질환을 동반하는지에 따라 사용할 수 있는 약물의 종류가 다르다.

고혈압에 사용되는 가장 대표적인 약물 군은 아래와 같다.

1) 안지오텐신차단제 또는 ACE억제제

2) 베타차단제(B-blocker)

3) 칼슘채널차단제(Calclum channel blockers)

4) 이뇨제(Diuretics)

안지오텐신차단제 또는 ACE억제제

두 종류의 약물은 어떠한 동반질환에도 사용할 수 있을 만큼 안전하고 효율적인 고혈압의 1차 치료제이다. 안지오텐신차단제의 대표적인 약물로는 로잘탄(예: 코자), 발사르탄(예: 디오반), 텔미살탄(예: 프리토), 이르베잘탄(예: 아프로벨), 칸테잘탄(예: 아타칸) 등이 있다. 해당 약물은 안지오텐신2가 안지오텐신수용체(AT1)과 결합하는 것을 차단하는 작용을 하고 있다. 그런 효과로 인해 심장에서는 좌심실 비대증, 섬유화증, 세포사멸을 막아 심부전과 심근경색의 위험을 낮춰준다. 신장에서는 단백뇨와 알부민뇨를 예방하고, 알도스테론 분비를 감소시켜 나트륨 재흡수와 체액 저류를 방지한다. 또한, 혈관평활근을 확장하고 혈관 비후를 줄여 뇌졸중과 죽상동맥경화증을 예방할 수 있다. 결과적으로 말초혈관저항을 감소시켜 혈압을 낮추는 역할을 한다. 안지오텐신차단제는 단독 투여만으로도 고혈압 환자의 60~70%를 조절할 수 있으며 부작용도 적어 널리 사용되고 있다. 또한, 신장보호 효과, 당뇨병 발병률 감소, 뇌졸중 감소, 좌심실증 비대증 개선, 심부전 개선 등과 같은 이로운 효과들이 지속적으로 연구되고 있다.

ACE억제제는 아미프릴(예: 트리테이스)와 페린도프릴(예: 아서틸) 등이 있다. 해당 약물은 안지오텐신1이 안지오텐신2로 전환되는 효소인 ACE(angiotensin converting enzyme)를 억제하여 안지오텐신2의 생성을 저해하는 기전을 가진다. 이런 과정을 통해 앞에서 설명했던 안지오텐신차단제처럼 안지오텐신2의 역할을 저해하여 말초동맥의 저항, 심박출량, 심장박동 그리고 1회 박출량을 줄여준다. 또한 소변을 통한 나트륨배출을 증가시켜 체내의 체액이 저류되는 것을 막아준다. 그럼에도 ACE억제제가 안지오텐신차단제와 다른점은 ACE 효소가 차단되는 과정에서 부산물로 브래디키닌이라는 펩타이드가 생성되게 된다. 이 물질은 우리 몸에서 마른 기침, 혈관 부종, 발진, 염증관련 통증 등의 부작용을 유발할 수 있다. 이러한 부작용으로 인해 국내에서는 안지오텐신차단제를 ACE 억제제보다 더 광범위하게 쓰고 있는 것이다.

두 종류의 약물은 심부전 환자의 사망률을 감소시키며 신기능 장애가 진행되지 않도록 억제하는 역할을 한다. 또한, 좌심실비대와 죽상동맥경화를 억제하고 혈관재형성에도 이로운 효과를 가진다. 보통은 안전하게 쓰이는 약물이지만, 고칼륨혈증 또는 양측성신동맥협착증을 주의해야 하고 혈관부종이 있는 경우나 임신부에게는 금기하고 있는 약물이다. 처음 위에 해당하는 고혈압 약물을 복용할 경우 주의할 점은 급하게 일어나지 않는 것과 알레르기 반응(눈커플, 입술, 입안이 붓는 증상), 고칼륨혈증 증상(근육 무력감, 피로감, 저림, 오심, 구토 등)이 없는지 관찰하는 것이다. 또한, 고혈압 치료제들은 다른 약물들과 상호작용이 있는 경우가 많기에 다른 질환으로 약물을 복용하고 있다면 사전에 약에 대한 정보를 꼭 전문가에게 알려야 한다. 일부 약물(예: 코자)은 자몽주스와도 상호작용이 있으니 고혈압 약을 복용하는 경우에는 웬만하면 자몽주스를 피하는 것이 좋다.

칼슘채널차단제/베타차단제/이뇨제

칼슘채널차단제는 세포막의 칼슘채널을 차단하여 혈관 평활근과 심장 근육에 이완효과를 주는 약물이다. 약물의 종류는 혈관선택성을 가진 DHP계열과 심장선택성을 가지는 non-DHP계열로 나뉜다. DHP계열은 암로디핀(예: 노바스크), 니페디핀(예: 아달라트) 등이 있고, non-DHP 계열에는 베라파밀(예: 이숩틴)과 딜티아젬(예: 헤르벤)이 있다. 칼슘채널차단제는 관상동맥을 확장시키는 작용을 가지고 있어 안전형협심증에도 효과적이다. 이와 더불어 죽상동맥경화증이 진행속도를 줄이고 심장비대를 감소시키는 효과도 있다. 심장선택성을 가지는 약물은 심혈관계에 큰 활성을 보여 베타차단제가 필요한 협심증에도 쓰일 수 있고 비후성 심근증 환자에게도 사용되기도 한다. 그러나 변비, 두통, 홍조 등의 증상이 나타날 수 있기 때문에 처음 약을 복용할 때에는 다소 주의가 필요하다. 다수의 고혈압 환자들에게 자주 쓰이는 혈관선택성 계열의 약은 빈맥, 발목 부종, 두통, 안면 홍조 등을 일으킬 수 있다. 부작용이 나타난다고 해서 겁먹을 필요가 없으며 심한 증상이 아니라면 조금 더 복용해보는 것도 좋다. 2주 정도 복용하더라도 맞지 않으면 다른 종류의 약으로 변경하거나 용량을 조절할 수도 있다. 칼슘채널차단제는 약이나 음식과 상호작용을 하는 경우가 많아 다른 약이나 건강기능식품을 복용하기 이전에 상담을 하는 것이 필요하다. 예를 들어 일부 뇌전증 약, 결핵 약, 진균제, 항생제를 사용하기 전에는 주의를 해야 하며 과량의 자몽주스를 섭취하는 것을 주의해야 한다.

베타차단제는 교감신경계 수용체 중 베타수용체를 차단하는 약물이다. 그 중 베타1 수용체는 심장에 위치하여 심박수를 증가시키고 심근의 수축력을 증가시키는 데에 관여한다. 베타2 수용체는 기관지와 혈관 평활근 이완에 관여한다. 따라서 천식이나 만성 폐쇄성 폐질환이 동반된 환자에게는 주의하여 사용하여야 하는 약물이다. 베타차단제는 주로 협심증, 심근경색, 빈맥성 부정맥을 동반한 고혈압환자에게 주로 사용되고 있다. 이 약물은 혈당이나 지질 대사장애를 초래할 위험이 있어 노인이나 당뇨병 환자에게는 주의가 필요하다.

이뇨제는 신장 세뇨관에서 나트륨 흡수를 감소시켜 소변을 배출하는 원리를 가진다. 이로 인해 체내의 체액량을 줄여 혈압을 감소키는 것을 목적으로 한다. 단순히 소변만 배출하는 것이 아니라 말초혈관의 저항도 감소시키기 때문에 혈압 강압효과도 가지고 있다. 보통 티아지드계 이뇨제가 자주 쓰이는데 고용량을 사용하는 경우에는 부작용이 있을 수 있으나 고혈압 치료에서는 일반적으로 저용량으로 사용하고 있기 때문에 크게 문제가 되지 않는다. 보통 하이드로클로로티아지드가 복합제로 들어간 혈압약을 복용하는 환자가 많은데 밤에 화장실 가는 것을 방지하기 위해서도 오전에 복용하는 것을 권하고 있다. 이 약은 위장 장애가 있을 수 있는데 식전에 복용하는 것이 어렵다면 식후 복용하는 것도 좋고, 빛에 의해 예민해질 수 있어서 자외선을 차단제를 바르는 것도 도움이 된다. 이 약은 체내의 칼륨을 낮추고 칼슘 농도를 높이기에 칼슘보충제나 비타민 D 복용시에는 전문가와 사전에 상의를 해야 한다.

핵심 요약

◆ 혈압을 관리해야 하는 이유는 뇌졸중이나 심혈관 질환으로 인한 사망률을 낮추기 위함이다.
◆ 혈압약을 처음 복용할 때에는 몸이 약에 잘 맞는지? 이상반응이 없는지를 스스로 관찰하고 전문가와 상담하면서 본인에게 맞은 약을 찾아야 한다.
◆ 혈압을 관리하기 위해서는 약물치료뿐 아니라 생활습관도 함께 개선하는 것이 필요하다.

참고 문헌

1) 고혈압 진료지침, 대한고혈압학회

백신 개발자가 들려주는 '백신과 과학'

친구에게 들려주는 이야기

코로나19 백신에 관한 이야기

코로나19 팬데믹이 발생한 이후로 가장 큰 이슈거리 중 하나는 '백신'이었다. 나는 개인으로서, 약사로서, 백신을 연구하는 과학자로서 다양한 입장에 놓여있었고, 다양한 관점에서 백신을 바라볼 수밖에 없었다. 백신을 둘러싼 다양한 입장차이는 최대한 배제하고 '백신과 과학'이라는 학문적인 측면에서만 백신에 대한 설명을 해보려고 한다.

지금까지 코로나19 백신 중 가장 많이 접종된 것은 mRNA를 기반으로 한 '화이자/바이온테크'와 '모더나'에서 개발한 백신이다. 아스트라제네카와 얀센에서 개발한 '바이러스(아데노 바이러스) 벡터를 이용한 DNA백신'도 초기에는 많이 접종되었으나 안전성과 유효성 측면에서 mRNA 백신에 비해 우선순위에서 밀려나게 되었다. 일반 사람들의 눈에는 코로나19와 함께 mRNA와 지질나노입자(LNP)가 갑작스럽게 등장한 것처럼 보였겠지만, 지질나노입자는 학계에서 오랜 기간동안 연구되어오던 약물 전달 시스템 분야였다. 다만, 지금까지 안전성이나 품질에 관한 부분이 완벽하지 않아 시판되기 어려운 부분이 있었다. 바이온테크나 모더나의 경우 'mRNA + 지질나노입자(약물전달체)'라는 구성으로 지카바이러스나 종양을 대상으로 초기 임상을 수행한 적은 있으나 안전성과 품질에 대한 데이터를 쌓기에는 더 많은 시간을 필요로 했다. 그러나, 그들은 코로나19라는 펜데믹 상황을 등에 업고 규제당국의 품질 기준을 달성하지 못한 수준(타 의약품대비)이었음에도 '조기승인'이라는 특혜를 받게 되었다. 골자는 일단 펜데믹으로 긴급하니 투여를 시작하고 사후에 관리 기준을 높이겠다는 것이었다.

새로운 제형의 의약품은 '전임상/임상시험 그리고 시판 후 과정'을 통해서 안전성과 유효성에 대해서 데이터를 확립해가면서 오랜 기간 이론적 근거들이 쌓아간다. 백신의 경우, 질병을 치료보다는 예방의 목적이기에 일반인을 대상으로 대량 접종을 하다 보니 '약에 의해 생기는 부작용'의 절대적 수가 많아질 수밖에 없었다. 그런데 개인의 입장에서는 부작용이 발생할 확률은 크게 중요하지는 않다. 아무리 희박한 확률도 나에게 발생한다면 그건 100%나 다름이 없는 것이기 때문이다. 동시에 계속되는 코로나19 변이의 등장으로 돌파감염이 일어나면서 백신에 대한 불신이 커져버렸다. 그만큼 변이가 심한 바이러스에 백신을 개발한다는 것은 쉬운 일이 아니었다. 백신에서 가장 중요한 것은 '예방에 대한 유효성'과 '안전성'이다. 이런 상황은 mRNA 기술의 문제라기보단 약물 개발 초기의 겪어가야 하는 문제들을 겪지 않고 지름길로 오다 보니 발생한 성장통이 아닐까?

바이러스에 왜 감염되나요?

외부 병원체(코로나19 바이러스)는 공기를 매개하여 호흡기를 통해 체내에 침입하게 된다. 들어온 바이러스는 감염을 시킬 세포로 물색하여 접근한다. 코로나19 바이러스는 막 표면의 Spike라는 단백질을 이용하여 정상세포 표면의 ACE2라는 수용체에 결합을 하게 된다. 결합한 후에는 바이러스는 정상세포의 막에 둘러 쌓여 세포 속으로 함입되어 들어가는데, 이렇게 생긴 모양을 '엔도솜'이라고 부른다. 세포 속으로 들어간 바이러스는 엔도솜에서 탈출하여 유전정보가 담긴 물질(RNA)을 방출한다. 유전물질은 세포 속의 효소들을 활용하여 바이러스 복제에 필요한 단백질을 만드는 작업(단백질 합성 및 분해)을 수행한다. 이후, 유전물질을 복제함으로써 '새로운 코로나19 바이러스'를 만들기 위한 재료를 모은다. 일련의 과정을 통해 만들어진 유전물질과 단백질

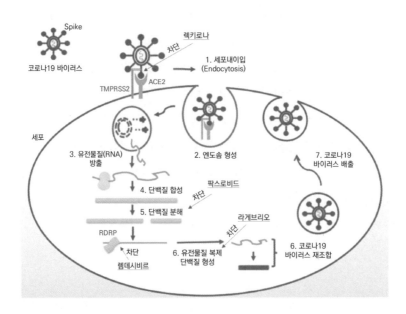

을 활용하여 새로운 코로나19 바이러스가 재조합되어 다시 세포 밖으로 방출된다. 정상세포는 코로나19 바이러스에 감염되면 바이러스를 만드는 공장이 되고 세포의 본기능을 잃게 된다. 새롭게 만들어진 바이러스는 점점 퍼져가 다른 정상세포들을 감염시키는 과정이 반복된다. 점점 바이러스의 수는 기하급수적으로 늘어나고 '손상된 세포'가 광범위해지면 조직과 장기는 제기능을 하지 못하고 병을 앓게 되는 것이다.

바이러스 치료제는 바이러스가 감염되는 여러 과정 중 한 곳을 차단하는 방법으로 개발되고 있다. 현재까지 개발된 코로나19 바이러스 치료제는 1) 바이러스가 정상세포에 침입하지 못하게 막거나(셀트리온에서 개발한 렉키로나), 2) 세포 속에서 유전물질을 이용해 단백질을 만드는 과정을 차단하거나(화이자에서 개발한 팍스로비드), 3) 유전물질이 복제되는 과정을 차단하거나(길리어드에서 개발한 베클루리(렘데시비르)) 또는 4) 유전물질의 복제 과정에 삽입되어 바이러스 증식을 억제하는 방법(MSD에서 개발한 라게브리오) 등이 있다.

우리 몸은 바이러스에 당하기만 하나요?

우리 몸은 바이러스에 당하기만 할까? 세포에는 바이러스의 유전물질을 인식하는 수용체(Toll−like receptor, RIG−I/MDA−5, PKR 등)들이 존재한다. 감염된 세포는 바이러스의 유전물질을 인식하게 되면 사이토카인, 1형 인터페론(IFN−α/β), 케모카인을 주변으로 분비하며 일종의 '경고 알람'을 울린다. 경고 알람을 인지하고 가장 먼저 달려오는 면역세포는 호중구, 대식세포, 자연살해세포 등이 있다. 호중구와 대식세포는 포식 작용을 통해 바이러스를 공격하고, 자연살해세포는 세포

자살이나 괴사를 유도하는 물질을 분비한다. 앞선 세 종류의 면역세포 만으로도 웬만한 바이러스 감염을 줄일 수는 있으나 증식력이 빠른 바이러스의 경우 쉽게 처리할 수는 없다. 이후, 수지상세포가 출동하여 바이러스를 포식한 후 바이러스의 껍질을 조각조각 분해하여 바이러스 식별의 열쇠가 되는 '항원'을 만들어낸다. 활성화된 수지상세포는 면역세포(T세포, B세포)가 모여 있는 림프절로 이동한다. 수지상세포가 세포독성 T세포에게 '항원 정보'를 제공해주면 세포독성 T세포는 감염된 세포를 찾아다니며 사멸하는 역할을 한다. 도움 T세포는 B세포에게 '항원 정보'와 '활성 물질(사이토카인)'을 제공함으로 '바이러스를 중화할 수 있는 항체'를 만들도록 도움을 준다. 만들어진 항체는 코로나 바이러스에 달라붙어 바이러스가 정상 세포 속으로 들어가 복제하는 것을 차단하면서 동시에 대식세포나 호중구가 쉽게 섭식할 수 있도록 도와준다.

백신의 종류가 왜 이렇게 많나요?

백신의 사전적 정의는 '전염병(특정 질병 혹은 병원체)에 대하여 후천성 면역을 주기 위해 인위적으로 항원을 체내에 주입하기 위한 약물'이다. 백신의 목적은 사람에게 적절한 면역반응을 유도하는 것이기에 백신에는 '항원을 포함'하거나 '항원을 만들 수 있는 물질이 포함'하여야 한다. 항원은 '생체내에서 항체를 형성하는 능력을 가진 물질'을 일컫는데, 이는 바이러스 표면에 있는 단백질 조각이나 다당류의 조각이 될 수도 있다. 가장 간단한 방법은 바이러스나 균을 약화시켜 체내에 주입하여 병원체에 대한 '사전 모의 훈련'을 하는 것이었다. 이런 류의 백신을 불활성화 혹은 약독화 백신이라고 부른다. 기존의 균이나 바이러스를 대량 증식시킨 후 화학물질, 방사선 또는 열을 가해 감염에 대한 활성도를 낮춰 체내에 주사하는 형태이다. 현재 인플루엔자, 광견병, A형간염, 일본 뇌염 등의 백신도 모두 동일한 원리로 만들어졌다. 가장 큰 장점은 상당히 안전하다는 것이나 단점으로는 다양한 항원들이 뒤섞여 있어 특이적 면역반응이 떨어져서 '예방 효능'이 높지 않으며, 알레르기 유발 가능성이 높다는 것이다. 중국의 '시노백'과 러시아의 '코비닥'이 본 방법으로 개발 중인 코로나19 백신이다.

다른 종류로는 재조합 항원 백신이 있는데 코로나 바이러스 표면 단백질 중 일부 조각을 인위적으로 합성하여 체내에 도입하는 방법이다. 병원체를 직접 사용하는 것이 아니기에 매우 안전하며 부작용이 상대적으로 완화된 것이 특징이다. 다만, 면역반응이 약하다는 것과 생산과정이 복잡하다는 것이 큰 단점이다. 면역반응을 보강하기 위해서는 면역증강제를 추가로 함께 투여해야 한다는 특징이 있다. 기존의 백일해, 인유두종 바이러스 등도 재조합 백신의 방법으로 만들어졌으며, 코로나19 백신으로는 노바백스와 SK바이오사이언스에서 개발한 백신이 재조합 항원 백신이다.

아스트라제네카 백신은 바이러스 전달체 백신이다. 코로나 바이러스의 항원 정보를 담은 유전물질(DNA)를 사람에게 안전한 바이러스 껍질에 담아 주입하는 방법이다. 가장 많이 사용되는 바이러스 전달체는 아데노바이러스의 껍질인데, 복제가 불가능하고 병원성이 없는 것으로 알려져 있다. DNA 백신의 장점은 열에 상대적으로 안정하여 보관과 유통이 용이하다. 다만, 기존에 허가된 백신은 얀센의 에볼라 백신이 유일하고 사람에게 사용한 경험이 적다는 것이 한계점이다. 사실 학계에서는 DNA 백신에 대한 우려가 계속 제기되고 있었는데, 그 이유는 바이러스 전달체 내에 있는 유전물질이 핵 내에 들어갈 가능성을 배제할 수 없다는 것이다. 체내의 DNA에 삽입 혹은 간섭에 대한 가능성과 바이러스 벡터에 대한 안전성 부분은 여전히 확답을 할 수 없는 부분이다. 또한, 한번 바이러스 전달체에 노출되게 되면 그 이후에는 전달체에 대한 항체가 생성되어 다음 투여시 해당 바이러스 전달체가 원활히 작용하지 못할 것이라는 우려도 있었다.

화이자와 모더나의 백신은 'mRNA 백신'이라고 부른다. mRNA는 messenger RNA의 준말로 유전정보를 전달하는 전령이라고 생각하면 이해하기 쉽다. 세포 내에는 핵이 존재하고 핵 내에는 유전물질인 DNA가 존재한다. 세포는 DNA에 담긴 정보를 바탕으로 단백질을 만든다. 그런데 DNA는 핵에 존재하고 단백질은 핵 밖에서 만들어지기에 그 정보를 전달해줄 전령이 필요한 것이다. 그 역할을 하는 것이 바로 mRNA이다. 즉, DNA 정보를 복사하여 mRNA가 만들어진 후, 핵 밖으로 빠져나와 단백질을 만드는 과정에 참여하는 것이다.

mRNA 백신의 장점은 무엇일까?

1) 플랫폼을 만들어 두면 새로운 백신을 개발하는 속도가 매우 빠르고 허가 과정에서 필요한 일부 시험들이 단축된다. → 빠르게 변이가 생기는 팬데믹 상황에서 개발 속도를 높일 수 있는 필수적인 기술이다.

2) 균이나 바이러스를 이용하지 않아 세포배양이나 계란에서 배양할 필요가 없다.

3) 감염 가능성이 낮으며 바이러스 벡터를 이용하지 않는다.

4) 체내에서 단백질 항원으로 만들어지기에 유전자 삽입에 대한 우려가 없다.

mRNA 백신은 앞으로 팬데믹 상황뿐 아니라 바이오의약품의 혁신을 가져올 수 있기 때문에 해당 플랫폼 기술을 확보하는 것이 국가적으로 꼭 필요한 상황이다. 그러나 mRNA 백신의 단점은 안정성(유통)과 전달 기술에 있다. mRNA는 매우 쉽게 분해되어 안정성이 떨어지고, 그 자체로는 세포막을 뚫을 수 없기 때문에 약물 전달체가 이를 보호한 채로 세포 내로 도입될 수 있도록 도와주어야 한다. 이와 동시에 면역 반응을 충분히 유도해야 정상적인 백신으로 작용할 수 있는 것이다. 현재의 기술로는 이를 가능하게 해주는 것은 지질나노입자(LNP)이다. 지질나노입자에 둘러싸인 mRNA는 체내에서 항원을 만들어 줌으로써 바이러스 침입에 대한 '모의 훈련'을 해주는 셈이다. 그러나, 지질나노입자에도 명백한 한계점들이 있다. 근육주사를 맞아도 빠른 시간내에 전신(특히, 간)으로 분포되어 전신 부작용을 일으킬 수 있고, 비 특이적인 면역반응을 유발하기도 하여 면역 과민 반응을 일으키기도 한다. 또한, 생산 과정이 복잡하고 생산비용이 비싸며 특허 부분에서도 많은 제약사들의 뒤얽혀 있어서 새롭게 개발하기란 여간 쉬운 일이 아니다.

백신에 대해 깊게 알아보기

백신을 맞고 생기는 부작용은?

백신을 맞고 가장 일반적으로 나타나는 증상은 주사 부위 통증, 발열, 두통, 메스꺼움, 피로감이다. 백신을 맞고 위와 같은 증상이 나타나는 이유는 면역반응으로 설명하곤 한다. 우리 몸에서는 백신이 만들어낸 항체를 '외부 침입 물질(병원체)'로 인식하여 면역세포들이 침윤하고 각종 사이토카인이 분비되며 염증 반응이 일어나게 된다. 이는 우리 몸의 체온조절 중추의 발열점을 상승시키고 동시에 열 소실을 막기 위해 말초혈관을 수축시키게 된다. 이 과정에서 오한을 느끼게 되고 몸은 자연히 떨리면서 추가적인 열을 생산하기도 한다. 열이 증가하면 두통을 유발하기도 하고 피로감과 근육통이 동반되기도 한다. 이러한 증상은 오래 지속되지 않으며 초기에는 아세트아미노펜 성분의 약을 복용함으로써 어느 정도 완화시킬 수 있다.

다른 이상 증상으로는 알레르기 반응이 대표적이다. 과거에 아나필락시스나 중증의 알레르기 반응을 경험했던 사람의 경우 의료진과 1차적으로 상담을 한 후에 투여 후 30분 이상 관찰이 권유된다. 또한 필요시 항히스타민제를 처방받아 복용할 수 있다. 화이자나 모더나에 포함된 폴리에틸렌글리콜(PEG)에 대한 아나필락시스나 중증의 알레르기가 있는 사람은 화이자와 모더나 접종이 금지되어 있다. 코로나19 백신을 맞고 4시간 내에 전신에 알레르기 증상(두드러기, 부기, 호흡 곤란, 천명 등)이 생기는 경우 2차 접종 여부에 대해 전문가와 상담해야 한다. 투여 이후 가벼운 알레르기 증상(발진, 가려움, 부어오름 등)이 생겼다면 병원에서 처방받거나 약국에서 항히스타민제를 복용할 수 있다.

화이자/모더나의 경우, 종종 가슴통증, 불편감, 압박감, 두근거림 증상을 호소하는 경우가 있다. 현재까지 해당 증상이 발생하는 이유에 대한 가설은 1) 항원에 의한 과도한 면역반응, 2) 비정상적인 면역상태에서 접종에 대한 추가적인 면역반응 증가, 3) mRNA 또는 LNP에 대한 과도한 면역 반응, 4) 비정상적인 사이토카인 발현 등이 있다. 면역반응으로 생긴 항체들이 심근 세포의 근수축 단백질인 '미오신'에 영향을 주어 심근염을 일으켰다거나 혹은 특정 면역과 관련된 유전자에 변이가 있는 사람들에게 심근염이 더 잘 발생할 수 있다는 가설들도 제기되고 있다. 앞서 언급한 증상이 심하거나 호흡곤란이 동반되는 경우 신속히 병원에 내원하여 혈액검사, 초음파 검사, 심전도 검사를 통해 진단해볼 수 있다. 다만, 증상이 있음에도 정상 소견을 받는 경우가 많은데 단기간 대증요법으로 약을 복용하면 자연 치유가 되기도 한다.

아스트라제네카의 경우, 혈전증 위험이 높은 것으로 알려져 있다. 접종 후 4주 이내 두통, 구역/구토감, 흉통, 호흡곤란, 붓기, 멍, 출혈 등의 증상이 생길 경우 병원에 내원하는 것이 필요하다. 또한, 말초 신경병증 중 하나인 길랑-바레 증후군을 유발할 수도 있는데, 이는 얼굴 근육이 쇠약해지거나 마비가 생기는 증상이다. 손발이 저리거나 눈동자를 움직이기 어려운 경우 병원을 방문해야 한다.

백신을 접종하고 생리불순/생리통/부정출혈과 관련된 부작용을 일으킬 수 있다. 개발 초기에 위와 같은 부작용이 이상반응으로도 분류되어 있지 않았던 것은 제약사의 임상시험에서 관련 사항이 배제되었기 때문이다. 그 이유는 1) 생리불순의 경우, 다양한 이유(영양, 스트레스, 약물, 면역반응 등)로 발생할 수 있고, 2) 그 인과관계를 명확히 파악할 수 없다는 것이 이유였다. 현재는 이상반응으로 분류하고 있으며 면역반응으로 인한 호르몬 변화/자궁내막탈락 등이 가능성 높은 원인으로 꼽히고 있다.

백신 맞고 무슨 해열제 먹나요?

이부프로펜은 코로나 발생 초기부터 논란이 많았던 약물 중 하나였다. 초기에는 세포의 ACE2의 발현을 증가시킨다는 보고가 나오면서 이부프로펜을 먹으면 코로나에 걸릴 위험이 높아진다는 이야기가 많았다. 그러나 이는 단편적인 실험 결과였고 임상연구를 통해서도 충분히 입증되지 않아 결국 의미 있게 받아들여지지 않았다. 미국 질병통제센터(CDC)는 코로나 백신을 맞고 해열제로써 아세트아미노펜 또는 이부프로펜 계열의 약물을 복용하도록 권장하고 있다. 국내에서는 아세트아미노펜을 우선적으로 권장하고 있다. 그 이유는 아세트아미노펜은 다르게 이부프로펜은 항염증 작용을 하기 때문이다. 이부프로펜은 체내에 COX-1/COX-2라는 효소를 억제하는데 이로 인해 '염증 작용을 매개하는 프로스타글란딘의 생성'을 저해하는 작용을 한다. 우리 몸은 외부물질이 침입하게 되면 자연스레 프로스타글란딘도 함께 생성되는데 이부프로펜이 이 작용을 사전에 차단한다는 것이다. 동물 실험에서는 이부프로펜이 항체 생성을 줄였다는 연구는 발표되었으나 아직 임상연구에서 이것이 입증된 것은 아니다. 이런 관점에서 미국에서는 두 가지 약물에 대한 제한을 두지는 않고 있다.

사실 백신을 맞는 목적은 충분한 면역력을 갖기 위함이다. 장기간 보호를 받기 위해서 중요한 것은 1) 오랜 기간 우리 몸속에 항체가 유지되는 것과 2) 체내에 많은 기억 세포(memory B cells)를 가져 외부에서 바이러스가 재침입해도 빠르게 대응할 수 있는 상황을 형성하는 것이다. 우리 몸에서 충분하게 기억 세포를 만들어내지 못한다면 백신을 접종하더라도 돌파감염이 일어날 수밖에 없는 것이다. 기억 세포를 많이 만들기 위해서는 1) 강력한 면역원성의 백신, 2) 면역반응이 충분히 일어나는 것, 3) 2차 접종 혹은 부스터 샷의 시기가 중요하다. 면역원성(방어효과를 가지는 능력)이 약한 백신을 맞거나 면역반응이 충분하게 발생하지 않으면 배중심 반응이 원활히 일어나지 않아 바이러스 친화성 낮은 항체(약한 항체)가 생성하게 된다. 게다가 기억 세포로 분화되는 과정이 원활히 일어나지 않아 면역반응을 약해지게 된다. 현재까지는 이부프로펜이 사람에게서 코로나 백신 면역반응을 얼마나 감소시키는지는 밝혀진 바는 없으나, 면역반응을 억제한다는 것은 명백한 기전이다. 이런 이유로 국내에서는 아세트아미노펜을 우선적으로 권하게 되었다.

백신과 면역력

　백신 접종 간격은 어떤 기준으로 정하게 되는 것일까? 의외로 답은 단순한데 충분한 방어효과가 지속될 때까지 맞는 것이다. 인플루엔자(독감) 백신을 예로 들자면, 접종을 한 후 1~2주 후에 항체가 생성되기 시작하고 3~4주 정도가 지나면 혈중 항체 농도가 최고치에 이른다. 그 뒤로는 사람에 따라 차이가 있으나 5개월에서 1년까지 방어효과가 지속된다. 따라서, 독감이 유행하기 시작하는 1월을 기준으로 두 세달전인 10~11월에 접종을 하는 것이 바람직하다. 독감 백신처럼 매년 맞아야 하는 백신이 있는가 하면 유두종바이러스 예방주사(가다실)는 0, 2, 6 개월 간격으로 총 3번을 접종하면(만 15세 이상의 경우) 끝나는 경우도 있다. 접종 간격은 동물실험을 이용한 개발단계에서 다양하게 조절하면서 실험을 통해 연구되고 백신의 종류, 약물전달체의 종류, 면역증강제 사용에 따라 차이가 생긴다. 그 과정에서 얻은 데이터를 바탕으로 사람에게(임상시험) 적용하고 백신의 효과를 증명한 후에야 시판할 수 있는 것이다. 우리가 백신을 접종하게 되면 몸에서는 간단하게는 2가지의 반응을 통해 면역력을 얻는다.

여분여포성 반응(Extrafollicular reaction)

1) 우리 몸은 백신을 통해 항원에 노출된다.
2) 림프절에 있던 B 세포는 수용체를 통해 외부의 항원을 인식하고 세포 속으로 끌고 들어와(내포작용) 항원을 분해하여 일부 조각을 세포 표면(MHC Ⅱ)에 제시한다.
3) 일부 조각을 인지한 도움 T 세포는 여러 신호들(사이토카인)을 분비하여 B 세포를 추가적으로 자극시킨다.
4) 자극된 B 세포는 항체를 분비하는 짧은 수명을 가진 형질세포(plasma cell)로 분화되어 낮은 품질의 항체를 분비하기 시작한다.

→ 여분여포성 반응은 백신을 맞고 수 일(~14일)내로 일어나는 반응으로 즉각
적인 방어효과를 가지기 위한 체내 면역반응 중 하나이다. 하지만, 대부분
의 형질세포는 수명이 짧아 일찍 죽는다. 면역원성이 약한 백신을 맞거나
면역반응이 약한 사람이라면 백신의 효과는 오래 지속되지 않는다.

배중심 반응(Germinal center reaction)

1) 림프절내에는 배중심(Germinal center)라는 곳이 존재한다. 활성화 B 세포
중 일부는 여포로 들어가 배중심을 형성한다. 이 곳에서는 활성화된 소포
도움 T세포(follicular T helper cells)와 수지상 세포(Follicular Dendritic
cells)가 존재한다.

2) 두 세포의 도움으로 B세포는 지속적인 활성 자극을 받아 광범위한 증식과
숙련 과정을 거친다. 오랜 훈련 과정을 거쳐 생성하는 항체는 훨씬 품질도
좋고 수명이 길다.

3) 또한, 배중심에서 성숙된 B 세포는 수명이 긴 형질세포를 만들고, 일부는 기
억세포로 전환된다. 형질세포는 많은 양의 항체를 분비하게 된다.

4) 일부 형질세포는 골수로 이동을 하여 수년간 생존하면서 지속적으로 항체
를 생산하기도 한다.

5) 기억세포는 체내에서 상비군의 역할을 한다. 바이러스에 노출되면 빠른 시
간 내에 엄청난 수의 형질세포로 분화와 증식을 하여 많은 양의 항체를 분
비하게 된다.

즉, 백신을 통해 배중심 반응이 충분히 일어나야 장기 면역력이 생겼다고 볼
수 있다. 본 반응이 일어나기 위해서는 여러 조건이 충족되어야 한다. 우선 백신
자체의 면역원성이 강해야 하고 동시에 백신을 맞는 사람의 면역 시스템이 잘
작동해야 한다. 백신의 면역원성을 높이는 방법은 약물의 제형, 투여량, 투여간
격 그리고 투여 횟수 등을 조절하는 방법이 있다. 일반적으로 배중심 반응에 도

달되기 위해서는 3주~6주 정도의 시간이 소요된다. 위의 특성을 활용하여 백신의 전략이 결정된다. 첫 번째 백신 주사를 통해 '여분여포성 반응'을 빠르게 일으켜 '신속한 방어효과'를 획득하게 된다. 이후 두 번째 접종을 통해 혈중 항체 농도를 유지해주면서 '배중심 반응'이 충분히 일어나도록 강화를 시켜주게 된다. 두 번의 반응으로도 충분한 면역력이 생성되지 않은 경우에는 추가접종을 고려하기도 한다. 백신은 다른 의약품과는 다르게 면역시스템을 타겟하다 보니 사람 간 차이도 큰 편이기에 다년간의 임상연구를 통해 투여 전략이 더욱 세밀해야 한다. 또한, 바이러스성 감염질환의 경우 지속적인 변이가 발생하기 때문에 백시의 개발속도가 변이속도를 따라갈 수 없다. 쉽지 않은 분야이기에 mRNA 백신 플랫폼 기술을 지속적으로 발전시키는 것이 미래의 팬데믹을 대비하는 관점에서 중요하다.

참고 자료

1) Vaccines and Immunizations | CDC
2) Lovrinovic, M., Baltensperger, N., Berg, J., Kissel, C. K., Kottwitz, J., Manka, R., … & Heidecker, B.(2017). Nonsteroidal Anti-Inflammatory Drug Use in Acute Myopericarditis is Associated With Decreased Late Gadolinium Enhancement at 3 Months Follow-Up. Circulation, 136(suppl_1), A15155-A15155.
3) Chen, J. S., Alfajaro, M. M., Chow, R. D., Wei, J., Filler, R. B., Eisenbarth, S. C., & Wilen, C. B.(2021). Nonsteroidal anti-inflammatory drugs dampen the cytokine and antibody response to SARS-CoV-2 infection. Journal of virology, 95(7), e00014-21.
4) Bozkurt, B., Kamat, I., & Hotez, P. J.(2021). Myocarditis with COVID-19 mRNA vaccines. Circulation, 144(6), 471-484.

5) Funk, C. D., Laferrière, C., & Ardakani, A.(2020). A snapshot of the global race for vaccines targeting SARS-CoV-2 and the COVID-19 pandemic. Frontiers in pharmacology, 11, 937.

노화와 함께 찾아오는 질환들

14장

친구에게 들려주는 이야기

내 몸은 원래 안 그랬는데….

젊은 시절에는 몰랐지만 나이가 들면서 몸이 예전 같지 않다는 생각을 자주 하게 된다. 예전에는 시력도 좋았는데 요즘은 가을만 되도 눈이 건조해지기 시작한다. 어릴 때는 로션도 안 발라도 촉촉하던 피부였는데 지금은 로션에 수분크림까지 발라주여야 한다. 가장 난감한 상황은 아침에 출근하는 길에 얼굴을 봤을 때 아직까지 베개 자국이 살짝 남아있을 때이다. 마음은 여전히 학생 때와 같다고 생각했는데 몸은 거짓말을 하지 않았다. 신체도 나이와 함께 조금씩 노화되기 시작하고 있었다. 젊을 때는 공부하랴, 취업하랴, 돈 벌랴, 애 키우랴 정신없이 사느라 몸에 대해 돌볼 시간이 부족해지지만 마음은 젊을 때처럼 늘 건강하기를 바라곤 한다. 하지만 우리 몸에도 '감가상각'이 일어난다. 세탁기나 자동차처럼 오래 사용하면 점점 닳기 시작하고 나중에는 고쳐 쓰기도 어려워진다. 자동차는 몇 키로를 탔는지로 대략적인 상태를 가늠해볼 수 있듯이 우리도 '신체 나이'를 통해 몸 상태를 예측해볼 수 있다.

보건소나 건강검진센터를 방문하면 쉽게 신체나이를 측정해볼 수 있다. 간단하게 신장, 체중, 허리둘레, 폐기능 검사, 혈압, 청력 등만 검사해보아도 대략적인 신체 나이를 예측할 수 있다. 만약 실제 나이보다 신체 나이가 적게 나온다면 건강관리를 잘하고 있다는 것이고 그 반대의 경우라면 지금이라도 몸에 대해 관심을 가져야 한다. 조금 더 세부적으로 알고 싶다면 혈액검사를 통해 생화학적 나이, 심장혈관 나이, 호르몬 나이를 검사할 수도 있다. 복잡한 검사가 아니더라도 인터넷 상에서 간단하게 신체나이를 예상해보는 방법이 소개되고 있다. 신체의 유연성을 이용해 테스트하는 것으로 '두 손 모아 팔 올리기'라는 자세를 취해보는 것이다. 두 팔을 팔꿈치까지 닿게 하고 두 손바닥을 맞대어 얼굴 앞에 위치한 후 천장 쪽으로 올려보면 된다. 팔꿈치가 눈 위치까지 올라가면 20대, 코 위치까지 올라가면 30대, 입 위치까지 올라가면 40대, 얼굴을 모두 가려버리면 50대 이상이 된다. 이외에도 몇 가지 체크리스트를 통해서도 신체가 노화되고 있는지 간단하게 확인할 수 있다.

생체나이 체크리스트

- 운동할 때 예전보다 숨이 쉽게 찬다.
- 얼굴에 점점 주름이 생기고 피부가 건조하다.
- 성인병(고혈압, 당뇨, 이상지질혈증 등)이 있다.
- 체중은 빠지는데 뱃살이 늘어나기 시작한다.
- 가까운 글자가 잘 안 보인다.
- 예전보다 흥미로운 일이 적어지고 의욕이 없어진다.
- 몸의 유연성이 떨어진다.
- 해당되는 개수가 많다면(3개 이상) 오늘부터 운동과 영양관리를 시작해야 한다는 신호이다.

나이가 들면 몸은 어떻게 변하나요?

사람에게도 유아기, 소년기, 청년기, 장년기 그리고 노년기가 있는 것처럼 사람의 장기도 노화되는 시기가 있다. 노화의 시점은 유전적 요인과 환경적 요인에 영향을 받기에 개인에 따라 차이가 있을 수 있다. 일반적으로 사람의 뇌는 20대, 뼈는 25세, 소화기는 50대 그리고 근육은 30세부터 노화된다고 한다. 장기에 노화가 시작되면 정상적인 기능이 떨어지게 되고, 이는 자연스레 노인성 질환으로 이어질 확률이 높아진다. 사람은 노화를 막는 것이 어렵기에 '노인성 질환'이 발생하는 것은 어찌 보면 자연스러운 현상이다.

각 기관이 노화가 일어나면 어떤 변화가 생기는지 알아보자.

1) 피부: 피부는 노화가 시작되면 수분 함유량이 적어지면서 쉽게 건조해진다. 피부 층은 얇아지면서 탄력을 잃고 주름이 생긴다. 또한, 피부 세포의 교체 주기도 길어지면서 회복 속도도 더뎌 지며 비타민 D의 합성 능력도 함께 저하되게 된다. 나이가 들면 비타민 D가 부족해지는 것이 이와 같은 이유이다(비타민D의 부족은 칼슘 흡수도 저하로 이어진다).

2) 뼈와 관절: 사람은 30대가 되면서 자연스레 호르몬(성장호르몬과 성호르몬)이 감소하기 시작한다. 호르몬의 지속적인 감소는 골밀도를 낮추기 때문에 골다공증의 원인이 되기도 한다. 연골은 오랜 기간 사용하며 자연스레 마모되는데, 그 과정에서 염증반응이 일어나 관절염으로 발전된다. 골다공증을 예방하기 위해서는 술과 담배는 줄여야 하고 칼슘과 비타민 D을 보충하면서 주변 근육을 키워야 한다.

3) 면역계: 65세를 전후로 하여 체내 면역시스템이 급격하게 약화
   된다. 이로 인해 노년층에서의 암 발생률이 급격하게 증가하는
   것이고, 백신을 맞더라도 예방 효과가 젊은 사람들에 비해 떨어
   지게 된다. 코로나19 백신의 경우에도(오미크론 이전에는) 다른
   연령대에 비해 60대에서만 돌파 감염이 상당히 많이 일어났다.
   따라서 백신을 맞았더라도 마스크와 손 씻기와 같은 생활 수칙
   에 신경을 써야 한다.

4) 신체적 변화: 나이가 들면 신체를 이루는 다양한 성분 중 수분,
   무기질, 근육량이 모두 감소하고 반대로 지방의 비율은 증가하
   게 된다. 이와 함께 지방의 재배치가 일어나는데 피하지방은 줄
   고 복부지방이 늘어나기 때문에 추위를 많이 타면서 배는 나오
   는 현상이 일어난다.

5) 심혈관계: 혈관이 노화되면 내피세포의 생성이 감소되고 혈관의
   탄력성이 급격히 떨어진다. 또한, 혈관벽 내에 오랫동안 지질이
   쌓여서 혈관벽을 막거나 염증 반응을 일으켜 섬유화로 발전하기
   도 한다. 이런 이유로 고혈압, 심부전, 부정맥, 혈관 질환, 동맥
   경화 등의 심혈관계 질환의 발생률을 증가하는 것이다.

6) 비뇨계: 신장이 노화되면 사구체의 수가 감소하며 사구체 여과율
   을 감소된다. 이는 신부전이 발생할 확률을 높이게 된다. 동시에
   방광의 탄력성과 근육이 감소하며 배뇨와 관련된 질환(요실금, 야
   뇨증, 배뇨장애 등)이 발병하기 시작한다.

사실 노화의 속도를 저해하는 가장 좋은 방법은 모두가 알고 있다.
술과 담배를 줄이고 규칙적으로 운동을 하여 체중을 관리하고, 저칼로

리 식단을 유지하면서 스트레스를 조절하는 방법이다. 모두가 아는 정답임에도 실천하는 것은 정말 어렵다. 사람마다 다르지만 노화는 보통 서른부터 시작되기 때문에 건강관리도 서른부터 시작해야 한다.

나이가 들면 약발을 잘 받는다?

나이가 들면 우리의 몸이 변하면서 '약에 대한 반응성'도 함께 변화하기 시작한다. 약을 경구를 복용하게 되면 위장관을 통해 약물이 체내로 흡수되게 된다. 흡수된 약물은 체내로 분포되면서 약효를 나타내기 시작하고, 동시에 간에서는 약물이 대사 되면서 다시 몸에서 배설되는 과정을 거친다. 나이가 들면 약물이 흡수/분포/대사/배설되는 단계에서 다양한 생리적 변화가 생긴다. 위에서는 위산 분비 감소, 위장관 운동능 감소 그리고 흡수 표면적 감소로 인해 약물 흡수에 영향을 주거나 약물에 의한 위장 장애가 쉽게 일어난다. 몸에서는 체지방이 증가하고 혈장단백이 감소하여 복용한 약물에 따라 효과가 낮아지거나 높아지기도 한다. 간에서는 기능이 떨어지고 혈류량이 감소하면서 대사 능력이 저하되게 되는데 이는 약물이 체내에 오랜 시간 잔류한다는 의미이다. 마지막으로 신장에서는 사구체여과율과 신세뇨관의 기능이 저하되면서 약물 배출이 지연되게 된다. 이와 같은 이유로 병원에서도 생리적인 변화로 인해 노인에게 약물요법을 시행할 때에 일반적인 성인의 용량에 비해 1/2 이하로 낮추어 사용하곤 한다. 노인의 경우 약물 이상반응에 더 민감하기 때문에 사용하는 약물의 수, 복용 빈도 그리고 종류를 최소화하는 노력이 필요하다.

전 세계적으로 고령 인구가 급증하면서 항노화와 관련된 의약품/치료제/미용시술/건강기능식품에 대한 수요가 폭발적으로 증가하고 있다. 생명공학정책연구센터에서 분석한 보고서에 따르면 2017년 약 33조 원에 달하는 시장규모가 매년 꾸준히 증가하여 2022년에는 약 46조 원으로 확대될 것으로 예상된다고 한다(연평균 7.1%의 성장률). 부분별로 차지하는 비중을 보면 노화로 인한 안구질환이 1위를 차지하였고, 그 뒤로 신경퇴행성 질환, 골다공증, 전립선 비대증, 골 관절염 등의 순으로 나타났다. 시장 규모의 성장에는 고령인구의 급증도 있고 사람들이 노화에 대한 관심이 많아졌기 때문일 수도 있다. 노화를 막는 방법은 무엇일까? 노화가 일어나는 이유, 즉 노화 이론에 대해서는 전 세계적으로 수백 가지 이상의 이론이 존재한다. 모든 이론을 일일이 열거할 수는 없지만 내가 가장 신뢰하는 이론을 설명하고자 한다. 대학원 시절 '노인성 질환'에 대한 연구를 진행했을 때 나는 노화의 원인을 '활성산소'라고 주장하는 편이었다.

활성산소는 처음 들어본 사람은 '활성'+'산소', 좋은 말+좋은 말이니 좋은 것 아닌가? 라고 생각할 수도 있다. 활성산소는 '화학적 반응성이 큰 산소 원자 종류'라고 생각하면 좋다. 예를 들어 과거에 상처에 소독하기 위해 뿌렸던 과산화수소수도 활성산소의 한 종류라고 볼 수 있다. 과산화수소수를 상처에 뿌리면 상처 부위에 존재하는 카탈라아제(CAT)라는 효소에 의해 물과 산소 원자(활성산소)로 분해되게 된다. 그렇게 만들어진 활성 산소는 상처 주위에 있는 세균의 단백질을 공격에 사멸하는 원리를 가지고 있다. 하지만, 활성산소는 사실 세균의 단백질 외에도 우리 피부의 단백질도 함께 공격하기 때문에 오히려 상처를 덧나게 할 수 있어서 큰 상처에는 쓰면 안 된다. 비슷한 개념으로 우리 몸 안에서 생긴 활성산소는 몸속에서 단백질과 유전물질을 공격하여 세포를 손상시키는 작용을 한다. 도대체 이렇게 안 좋은 것이 왜 우리 몸속에서 생기는 것일까?

우리 몸속에서 활성산소가 생기는 첫 번째 이유는 호흡을 하기 때문이다. 우리는 영양분을 섭취하고 이를 에너지로 만드는 과정에서 산소를 이용하고 이는 이산화탄소로 변환되어 흡기를 통해 배출한다. 이 과정에서 일종의 부산물로써 활성산소가 발생하게 된다. 두 번째는 잘못된 습관이 있다. 과식, 무리한 운동, 담배, 스트레스, 자외선 등도 활성산소를 많이 만드는 요인이 된다. 앞에서 노화를 막기 위해 운동을 하라고 해놓고 운동이 활성산소를 발생시킨다고 하면 앞뒤가 다른 것이 아닌가? 우리 몸은 운동 시간이나 강도가 증가할수록 에너지를 더 많이 요구하면서 동시에 산소를 더욱 필요로 하기에 활성산소가 증가할 수밖에 없다. 건강한 상태에서는 체내의 항산화 효소들로 인해 발생한 활성산소는 충분히 제거할 수 있다. 단기간의 고강도의 운동이 아닌 '꾸준하고 지속적인 운동'은 장기적으로 항산화 효소의 발현을 증가시켜 우리 몸에 활성산소에 대한 방어 시스템을 구축하면서 적응력을 증가시킨다. 따라서 젊을 때부터 꾸준하고 적절하게 운동하는 것이 노화를 막는 비법이 될 수 있다.

활성산소는 노화, 당뇨, 심혈관질환, 뇌졸중, 동맥경화, 피부염, 신경계 질환, 암 등과 같은 질환의 원인이 된다. 한 마디로 '스트레스 증가=활성 산호 증가'라고 보는 편이 이해하기 쉽다. 우리 몸에는 이를 방어해주는 항산화 효소(SOD, GpX, CAT, GSH 등)가 존재하는데 안타깝게도 사람은 나이가 들면 효소의 활성도와 체내 농도가 떨어지게 된다. 이 때문에 항산화제를 꾸준하게 섭취하는 것도 노화와 노인성 질환을 예방하는 데에 큰 도움을 줄 수 있다. 물론, 항산화제를 과도하게 복용하는 것은 오히려 해가 된다는 주장도 있다. 산화적 스트레스를 과도하게 억제하기 위해(혹은 일부 사람들은 미백을 목적으로) 항산화제인 글루타티온을 과량 주입 받게 되면 환원적 스트레스(산화의 반대)로 인해 세포독성이 일어날 수 있다는 것이다. 또한, 산화적 스트레스를 과도하게 억제한다면 세포는 '스트레스에 적응하는 저항성'이 떨어지게 된다는 주장도 있다. 두 가지 입장과 그와 관련된 연구결과를 종합해보자면 결국 '적당함'이 중요함을 깨닫게 된다. 우리 몸은 '항상성'이라는 시스템에 의해 통제를 받고 있다. 좋은 물질이라고 하더라도 신체는 균형을 유지하는 것을 중시하기 때문에 필요 수준까지만 생산하려는 경향이 있다. 예시로 글루타티온을 아무리 많이 경구로 섭취하여도 위장관에서는 아미노산 원료로 분해된 채로 흡수되게 된다. 우리 몸은 딱 필요한 만큼은 글루타티온을 합성하기에 많이 먹어도 먹는 만큼 온전히 전환되는 것은 아니다.

사람들은 현대 사회에서 '다양한 산화적 스트레스'에 노출될 수밖에 없다. 산화적 스트레스 제거를 위해서는 최소한의 항산화제를 복용하는 것이 바람직하다. 항산화제는 신속하게 산화적 스트레스를 막는 비 효소계 물질이 있는데 바로 비타민C, 비타민 E, 베타카로틴, 셀레늄, 폴리페놀, 코큐텐, 글루타티온 등이 있다. 비 효소계 물질은 체내에서 빠르게 산화적 스트레스를 제거한 후에 사라지기 때문에 '일시적'인 효과를 준다. 개인적인 생각으로는 항산화제는 종합비타민에 포함된 항산화제와 식생활(채소와 과일)을 통해 골고루 섭취한다면 충분하다. 질병이나 노화를 예방할 목적으로 추가로 복용하고자 한다면 식물성 폴리페놀(커큐민, 카테킨, 안토시아닌, 레스베라트롤, 케르세틴 등)을 포함하고 있는 건강기능식품을 복용하는 것이 좋다. 이유는 일부 폴리페놀은 산화적 스트레스를 억제할 뿐 아니라 지속적으로 복용 시 항산화 시스템이 부족해진 사람들(기저질환이나 노화)에게 항산화 효소의 발현량을 증가시켜주는 효과가 있다. 그 외에도 다양한 생리활성작용(세포 보호 작용 등)이 있어 노인성 질환을 예방하는 데 도움을 줄 수 있다.

핵심 요약

◆ 나이 서른부터 신체가 노화되는 것을 늦추기 위한 노력이 필요하다.
◆ 노화 방지의 핵심은 적당한 운동, 균형 있는 영양보충 그리고 스트레스 관리이다.
◆ 항산화제는 과량을 복용하는 것보다 적당량을 꾸준하게 복용하는 것이 중요하다.

달달한 음료와 간식 좋아하세요?

15장

친구에게 들려주는 이야기

음료 마시는 것을 좋아하시나요?

어린 시절 우연히 본 TV 프로그램을 통해 탄산음료나 주스에 당분이 많이 포함되어 있다는 것을 알게 되었다. 그때는 '달고 맛있는 것이 왜 나쁠까?'라는 의문을 가지고 있었다. 아무리 당뇨병에 위험하다고 한들 어린 나이에는 크게 와닿지 않았다. 하지만 단 것을 먹으면 살이 찐다는 말을 들었을 때는 사춘기 시절의 나에게는 예민한 문제로 다가왔다. 주변에는 많이 먹어도 살이 전혀 안 찌는 친구들이 있었는데, 내 몸은 아쉽게도 그런 축복을 받은 체질은 아니었다. 먹는 족족 체중과 살이 불어나는 솔직한 몸이었다. 그로 인해 초등학생 때부터 식단관리를 해야겠다는 생각을 했다. 가장 먼저 실천한 것은 '단 것을 줄이기'였다. 그 이후로는 음료수는 웬만해선 입에도 대지 않았으며 디저트와 간식도 잘 먹지 않았다. 어머니는 집에서 치킨이나 피자와 같은 배달음식도 안 시켜주셨는데 이 때문에 자연스레 패스트푸드도 잘 안먹게 되었다. 그런데 이렇게 형성된 '건강한 습관'이 대학에 진학하면서 조금씩

금이 가기 시작했다. 동기들과 야식으로 치킨과 떡볶이를 시켜먹기 시작하면서 새로운 인생에 눈을 뜨기 시작했다. 지금껏 왜 이 맛있는 것들을 안 먹고살았나 싶을 정도였다(물론 소아비만이 성인비만보다 위험하기에 어릴 때는 그런 음식들을 접하지 않는 편이 나았다). 그나마 먹지 않았던 디저트나 초콜릿도 여자친구가 생기면서 즐기기 시작했고, 어느새 나에게도 '디저트 배'라는 것이 생기게 되었다. 식단이 바뀌게 되니 조금씩 살이 찌기 시작했으나 턱선이 사라질 때쯤 다시 정신을 차리고 운동을 시작했다. 세 살 버릇 여든까지 간다고는 하지만 맛있는 것의 유혹 앞에서는 세 살이든 여든이든 참기 쉽지 않을 것이다. 그래도 지금까지 꼭 지키는 것이 있다면 바로 '음료수 마시지 않기'이다.

그 많던 웰빙은 어디로 갔지?

아마 90년대생까지는 '웰빙 시대'를 기억할 것이다. 2000년대 이후 갑작스럽게 '웰빙 트렌드'가 대중매체를 통해 확산되기 시작했고, 국민들은 너도나도 웰빙 신드롬에 휩싸이게 되었다. 사람들은 웰빙의 적으로 떠오른 '기름진 음식, 단 음식, 맵고 짠 음식'과의 전쟁을 선포했고, 자연주의 음식과 유기농 식품들을 찾아 나서기 시작했다. 비단 건강뿐 아니라 마음의 건강도 쌓아야 한다며 책을 읽기 시작했고, MBC에서 진행한 '책책책 책을 읽습니다!' 같은 프로그램이 인기를 끌기도 했다. 분위기를 편승하고자 건강 관련 식품들이 무분별하게 등장하기 시작하면서, 이를 체계적으로 관리할 법률이 필요해졌고 2003년 '건강기능식품에 관한 법률'이 제정되어 처음 시행하게 되기도 하였다. 이 시기에 많은 가정의 식탁에서도 크고 작은 변화들이 생겼다. 어머니들의 장바

구니에는 설탕, 냉동식품, 탄산음료 등이 줄어들기 시작했고, 건강한 식재료들로 바뀌기 시작했다. 웰빙 이전의 시기만 하더라도 집 냉장고에는 소시지, 햄, 냉동만두, 가공식품 등이 차지하고 있었다. 웰빙의 신드롬이 불면서 만두도 직접 해 먹기 시작했고, 반찬도 두부, 계란, 낫또, 나물 등으로 식단으로 바뀌기 시작했다.

2000년대 초반이 '웰빙의 시대'였다면, 지금은 바야흐로 '설탕의 시대'라고 봐도 과언이 아니다. 숨죽여 살던 설탕이 지금은 '맛의 상징'인 양 광고의 선두주자로 나서기 시작했다. 흑당 OO, 달고나 OO, 캐러멜 OO, 슈가 OO, 단짠 OO 등 심지어 유튜브나 방송에서도 설탕과 조미료를 과하게 넣는 것이 당연시되었다. 때 마침 YOLO(욜로) 신드롬과 결합되면서 '맛있게 먹고 즐기자'라는 분위기가 사회적으로 형성되게 되었다. 나는 병원이나 약국에서 당뇨 환자들을 너무 많이 본 영향인지 달거나 설탕이 과하게 들어간 음식은 먹고 싶다는 생각보다는 건강이 걱정된다는 생각이 앞섰다. 이렇게 말하면 항상 자연주의 식단만 먹는 것 같이 들리겠지만, 나는 간식을 최소화하고 식사 때 맛있는 것들을 잘 챙겨 먹는다. 최근 간식으로 팔리고 있는 음식들의 당 함유량을 생각해본다면 배꼽(간식)이 배(식사)보다 커지는 상황들이 많이 일어나고 있다.

당은 얼마나 먹어야 하는데요?

당의 정의는 무엇일까? 당은 탄수화물 중에서도 단당류(포도당, 과당 등)와 이당류(설탕, 유당, 맥아당 등)가 있다. 당에는 꿀, 시럽, 과일주스, 고과당옥수수시럽(액상과당) 등도 포함된다. 사람이 식품을 섭취하며 영양소(탄수화물, 단백질, 지방, 비타민, 무기질 등)를 얻는 과정에서 자연스럽게 섭취되는 당을 '천연당'이라고 한다. 우리는 평균적으로 하루 식사를 통해 25~50g의 천연당을 섭취한다고 한다. 반면, 식사와는 무관하게 간식이나 디저트를 통해 복용되는 당은 '첨가당'이라고 표현한다. 해당 식품 등은 영양소를 섭취하기 위한 목적이 아니기 때문에 영양적 가치가 없는 고 칼로리 식품이다. 이를 '빈 칼로리 식품'이라고도 부른다. 2013년 식약처에서 발표한 자료를 보면, 한국인의 하루 평균 당류 섭취량은 72.1g 수준이었고, 이 중 가공식품을 통한 섭취량은 약 44.7g이었다. 그렇다면 2021년에는 더 나아졌을까?

WHO에서 권장하는 1일 당 섭취량은 성인 남성 기준(2500kcal) 62.5g이고 여성 기준(2000kcal) 50g이다. 이 정도 양이면 사실 하루 식사만 잘 챙겨 먹으면 다 채워지는 양이다. 우리나라의 경우 하루 당 섭취량을 50~100g 이내로 규정하고 있으나 WHO에서 권장하는 수준까지 맞추는 것이 목표이다. 가공식품이나 디저트류에 당이 얼마나 들어있을까?

디저트 & 가공식품에 포함된 당류

- 서울 시내 빙수류(63종 분석, 2016년)는 1인 기준 분량 45.6 g
- 서울 시내 생과일주스(19종 분석, 2016년)는 1 잔 55g
- 코카콜라 500 ㎖는 54g, 칠성사이다 400㎖는 43g
- 편의점 초콜릿 종류 별로 차이는 있느냐 29~60g
- 가벼운 아이스크림 하드 1개 당 20~30 g
- 비타 500 1병 11g, 박카스 1병 9g

피로회복제 음료에도 당이 포함되어 있다. 피로한 경우, 당을 액상으로 보급하여 빠른 에너지원으로 쓸 수 있기 때문에 꼭 필요한 부분이다. 다만, 습관적으로 상시 복용하는 사람들은 '당의 존재'도 고려해야 하고, 다른 간식과 함께 과다 복용하면 살찔 위험이 있다.

이 정도만 언급해도 우리가 하루에 얼마나 많은 당을 섭취하고 있는지 상상이 될 것이다. 특히 과자류, 케이크 류이나 디저트류는 당 이외에도 많은 양의 포화지방과 트랜스지방까지 함유하고 있다. 단도직입적으로 말하자면 건강에 좋을 것이 하나 없다. 그런데 이미 길들여진 입맛이 있기 때문에 먹지 말라고 해도 사람들은 먹을 것이다. 차라리 천천히 그 양을 줄이는 연습을 해보자.

- 습관적으로 음료수를 마시는 것을 줄이고 물이나 탄산수로 대체해보자.
- 커피를 마실 때에는 시럽을 넣지 말고 마시는 습관을 들이자.
- 달달한 간식은 매일 먹지 말고, 가끔 스트레스를 받을 때 조금씩 먹도록 하자.
- 꿀이나 과일 청도 혈당을 올리는 작용은 동일하다. 설탕을 먹는 것과 전혀 다름이 없다. 다만, 몸에 이로운 성분이 함께 들어있는 것이다. 설탕을 넣는 양만큼 대체해서 넣는 것으로만 생각하자.

액상과당에 대해 깊게 알아보기

단순당(단당류와 이당류)은 체내에 흡수되는 속도가 굉장히 빨라 혈중 혈당 농도가 순간적으로 높아지게 된다. 혈당 농도의 급격한 변화가 지속적으로 반복되면 췌장에 부담을 주는데, 이는 당뇨병에 대한 위험도를 증가시키게 된다. 또한, 적은 양으로도 높은 열량을 내는 당류는 단맛 중독을 유발하기 쉬어 비만과 같은 대사질환의 위험을 높이고 있다. 그중, 액상과당이 나쁘다는 이야기는 대중매체를 통해 많이 접해보았을 것이다. 액상과당은 고과당옥수수시럽이라고도 불린다. 만드는 방법은 옥수수 가루에 아밀라아제를 처리하여 탄수화물들을 단순당인 포도당으로 분해한다. 그 후, 포도당 이성화효소를 이용하여 포도당을 과당으로 전환시키는 작업을 진행하게 된다. 그리고 나면 포도당과 과당이 약 1:1 비율로 섞인 농축액이 되는데, 이를 액상과당이라고 부르고 있는 것이다. 포도당은 체내에서 에너지원으로 쓰이는 원료로 인슐린의 도움을 받아 세포 속으로 들어가게 된다. 세포 속에 들어간 포도당은 해당 과정을 통해 피루브산으로 변하게 되고, TCA 회로와 전자전달계를 거쳐 에너지의 화폐인 ATP를 만들어내는 데 사용된다. 당 섭취량이 너무 많은 경우에는 여분의 포도당은 글리코겐의 형태로 간이나 근육에 저장되고, 그래도 남는 것은 지방으로 전환되어 저장된다. 이 때문에 밥만 많이 먹어도 지방이 생길 수 있는 것이다.

과당은 포도당과는 다르게 대부분 간에서 대사가 된다. 과당은 체내 효소에 의해 포도당과 마찬가지로 피루브산으로 전환되어 에너지 생성과정에 쓰일 수 있다. 다만, 에너지로 쓰이는 대사과정은 주로 골격근에서 많이 일어나고, 간에서는 간의 글리코겐을 합성하거나 지방산을 합성하는 경로로 가게 된다. 보통 식사 시에는 포도당과 과당을 함께 섭취하기 때문에 잉여로 섭취한 과당들은 대부분 '저장의 목적'으로 변환될 가능성이 높은 것이다. 또한, 과당은 포도당과 다르게 식욕을 억제하는 인슐린(혈당을 세포 속으로 들어가게 하여 에너지를 만들도록 해주는 호르몬)과 렙틴(식욕을 억제해주는 호르몬)의 분비를 촉진하지 않는다. 그 말인즉슨 과당은 아무리 많이 먹어도 포만감은 생기지 않고, 식욕이 줄어들지 않을 수 있다는 의미이다.

액상과당은 나쁜 가요?

실제로 과일이나 꿀에 들어있는 과당이나 액상과당이나 구조적으로 차이가 없을 텐데, 왜 액상과당만 이렇게 욕을 먹고 있는 것일까? 실제 이를 확인해보기 위한 임상연구가 2015년 미국에서도 진행된 적이 있었다. 탄수화물 기준 동량의 꿀, 액상과당, 설탕을 총 55명의 참가자들(내당능장애군/정상군)에게 2주간 섭취하도록 하였다. 결과를 보면, 세 가지(꿀, 액상과당, 설탕) 모두 내당능장애(정상도 당뇨병도 아닌 중간 상태)가 있는 참가자들에게 체중 증가, 혈당 증가, 염증성 인자 증가 그리고 저밀도 콜레스테롤(LDL) 증가와 같은 유의적인 변화들을 유발하였다. 그리고 그런 변화들의 정도에서 꿀, 설탕 그리고 액상과당에는 유의미한 차이가 없다는 결과를 보여주었다. 결국 액상과당이 나쁜 것이 아니고 과당 자체를 과하게 복용하는 것은 좋지 않다는 뜻이다. 물론 꿀과 과일을 액상과당과 당으로써 동량으로 복용한다면, 우리 몸에 이로운 생리활성물질(비타민, 폴리페놀, 비타민, 유기산, 미네랄 등)을 함께 섭취할 수 있기 때문에 액상과당보다 좋다고 이야기할 수는 있다. 액상과당은 애초에 값싼 원료를 가지고 단맛을 내기 위해 만들어진 목적이고 적은 양으로도 많은 당이 농축되어 있기에 과하게 섭취할 위험이 높다. 이 글을 통해 말하고자 하는 것은 뭐든지 과하게 먹으면 좋지 않다는 것이다.

마이야르 반응은 무엇인가?

언제부턴가 유튜브나 대중매체의 대부분을 먹방과 쿡방이 독차지하기 시작했다. 많은 유튜버들은 고기를 구우면서 '마이야르 반응'을 일으켜야 한다며 찬양하고 있다. 왜? 맛있으니깐…. 커피를 로스팅하면서 갈색이 나는 것도 마이야르 반응 때문이다. 마이야르 반응은 단백질과 당이 결합하여 비가역적인 반응을 일으키는 것이다. 마이야르 반응을 통해 최종당화산물(AGEs)이 생성되는데, 이는 갈색을 띠고 특유의 향을 가지기 때문에 음식에서도 특유의 맛과 향을 내는 것이다. 그런데, 사실 고기가 타면서 발생하는 아크릴아마이드도 당화 산물의 일종인데 현재 발암물질로 분류되고 있다. 마이야르 반응으로 생성되는 당화 산물은 섭취 시 체내에 축적되는데 지속적으로 누적되면 노화나 다른 질병을 일으킬 위험이 있다. 이런 이유로 고기를 굽거나 튀겨먹은 후에 채소를 같이 먹거나 항산화제를 챙겨 먹는 것이 좋다(솔직히 알면서도 고기를 구울 때는 마이야르는 포기하기 힘들다. 그래서 채소를 열심히 같이 챙겨 먹는다).

신기하게도 이런 마이야르 반응은 우리 몸에서도 자연스레 발생한다. 체내의 포도당은 헤모글로빈이나 LDL 콜레스테롤의 단백질 성분과 반응하면서 최종당화산물을 생성한다. 이런 류의 반응은 혈중 당 농도가 높은 당뇨병 환자에게서 더욱 가속화되어 발생한다. 최종 당화 산물은 체내에서 쉽게 분해되지 않고, 조직에 축적되는 성질을 가지고 있다. 이 물질들이 쌓이면 염증을 유발하고, 세포사멸을 촉진하게 되어 질병으로 이어지기도 한다. 당뇨병의 대표적인 합병증인 당뇨병성 망막증, 당뇨병성 백내장, 당뇨병성 신증 모두 최종당화산물과 연관이 있다. 이외에도 죽상동맥경화증, 알츠하이머, 노화까지 유발하기에 우리들은 최종당화산물의 존재를 간과할 수는 없는 것이다. 최근 몇몇 연구에서는 과당이 포도당보다 최종당화산물을 만드는 속도가 빠르다는 결과도 있었다. 결론은 과당이든 최종당화산물이든 과하지 않게 먹는 것이 중요하다는 것이다.

최종 당화 산물 섭취를 줄이는 방법에 대해서 알아보자.

- 굽고 튀기는 조리법보다는 삶거나 찌는 방식이 최종 당화 산물 생성을 줄인다(마이야르를 줄이자!).
- 직화의 방식은 조리 전보다 10~100배 정도 최종 당화 산물을 높인다.
- 굽고 튀긴 음식을 섭취할 때, 야채를 함께 섭취하거나 항산화제를 챙겨먹자.

- 커피와 콜라(다이어트 콜라 포함)에는 상당한 양의 최종 당화 산물이 들어있다.
- 소금보다 간장에 많은 양의 최종 당화 산물이 포함되어 있다(간은 소금으로…).

 핵심 요약

◆ 가공 식품이나 디저트에는 상당히 많은 양의 당이 포함되어 있다.
◆ 액상과당, 꿀, 설탕 모두 과하게 먹으면 대사질환에 안 좋은 영향을 줄 수 있다.
◆ 다 줄일 수 없다면 빈도를 줄이고 운동을 시작하자.

참고 문헌

1) Raatz, S. K., Johnson, L. K., & Picklo, M. J.(2015). Consumption of honey, sucrose, and high-fructose corn syrup produces similar metabolic effects in glucose-tolerant and-intolerant individuals. The Journal of nutrition, 145(10), 2265-2272.
2) Lee, H. S.(2013). Advanced Glycation End Products and Management of Diabetes Diet. The Journal of Korean Diabetes, 14(2), 90-93.

중증질환, 현명하게 대학병원 소비하기

우리나라 최고의 명의를 가장 빠르고 값싸게 만나는 법?

내가 대학병원에 근무할 당시, 친구들에게 가장 많이 받는 연락은 단연코 '병원 예약 관련 전화'였다. 어떤 교수님에게 진료를 받고 싶어 병원에 연락해보니 지금 예약하더라도 예약이 밀려서 내년에나 진료를 볼 수 있다는 것이었다. 그래서 혹시 예약을 앞으로 당겨줄 수 있는지와 특정 질환은 어떤 교수님이 제일 잘 보는지 소개해 달라는 부탁들이 많았다. 아마 의사인 지인이 있다면 한 번쯤 해봤을 법한 일들이다. 솔직히 과거에는 그런 일들이 가능하기도 했으나, 다행히 지금은 '김영란 법'이 시행되면서 의사들도 편하게 거절을 할 수 있게 되었다. 예약을 당겨 달라고 부탁하는 행위는 김영란 법에서 '불법 청탁'으로 간주하기 때문에 앞으로 그런 부탁은 안 하는 것이 좋다. 이 부분은 해소되었다고 쳐도 여전히 '어떤 교수님이 명의인지?'에 대한 질문은 끊임없이 받고 있다.

우리나라 사람들은 가능한 빠르고 가능한 싸게 '최고의 명의'를 만나고 싶어 한다. 나는 가끔 어떻게 하면 그들의 니즈를 충족시켜줄 수 있을까 난감함을 느끼곤 한다. 의사들도 여러 번의 '추천과 피드백' 과정을 거치면서 나름 그 속에서 노련미가 생기게 된다. 일단, 부탁을 하는 사람이 나와 친분이 적은 사람이라면 적어도 인터넷에 검색이 될 정도의 유명세가 있는 교수님을 소개해주어야 불만을 듣지 않는다. 물론 예약을 잡고 대기를 하는 것은 그들의 몫일 것이다. 그런데 만약 정말 친한 친구나 친척에게 '이런 연락'이 온다면 의사들은 어떻게 대답할까? 그 꿀팁에 대해 공개해보려고 한다.

나에게 맞는 "명의"를 가장 빨리 만나는 방법

현대 의학은 몇 명의 사람에 의해 돌아가는 것이 아니고, 체계적인 조직과 시스템 속에서 움직이도록 설계 되어있다. 이 때문에 시골 병원에서 세계 최고의 명의를 스카우트한다고 할지라도 대형 병원과 동일한 수준을 기대하기 힘들다. 의료의 질은 단 한 명의 명의가 만들어내는 것이 아니다. 영상의학과 혹은 병리과의 정확한 판독과 진단, 진단검사의학과의 신속한 일 처리, 간호 파트의 수준 높은 케어, 약제부의 정확한 조제 및 수준 높은 지원 등이 팀으로 움직여서 다 함께 만들어내는 것이다. 명의가 가장 빛나는 순간은 외과에서는 아주 어려운 수술을 성공하는 상황이나 내과에서는 희귀하고 복잡한 질환을 치료했을 때이다. 그러나 실제로 대부분의 환자는 아무리 위험한 암이라 할 지라도 일반적인 수준이다(암 자체가 위험한 것이지 여러 질환들이 복잡하게 섞여 있는 것은 아니기 때문이다).

특히 초기 진단이 필요한 경우, 오랜 시간을 대기하여 '최고의 명의'

와 만난다고 할지라도 CT/MRI나 조직검사 등의 검사들을 선행되기 전까지 어떠한 명의도 환자에 대한 진단 및 치료 계획을 세울 수 없다. 그렇기 때문에 초기 진단 상태의 환자인 경우, 내가 생각하는 정답은 "병원 대표 번호로 전화해서 해당 분야 선생님 중 아무나 제일 빨리 되는 분께 예약해달라고 해"이다. 조금 더 추가하자면, 나는 초기에는 교수님보다 전임강사(펠로우) 외래를 더 선호한다. 이유는 단순한데, 전임강사의 외래가 가장 빨리 잡힐 가능성이 높으며 병원 내에서는 전임 강사든 최고 권위자 교수님이든 상관없이 검사 의뢰를 가장 먼저 하는 사람부터 예약이 잡히기 때문이다.

만약 중증질환의 환자라면 전임강사 혼자 환자를 책임지고 볼 수는 없다. 따라서 1차적인 검사와 검진이 완료되고 나면 병원 내부의 시스템을 거쳐서 교수님께 의뢰가 되는데, 이 속도가 밖에서 예약을 잡고 기다리는 것보다 훨씬 더 빠르게 처리된다. 특히 초기 검사에서 중등도가 높다고 판단되는 경우, 타 경증 환자보다 우선시되어 일이 처리된다. 그 이유는 중등도가 높은 상황임이 인지되었다면 빠르게 움직여야 문제를 최소화할 수 있기 때문이다. 이외에도 전임강사는 상대적으로 교수님들에 비해 담당하는 환자가 적어 시간적 여유가 있다. 다른 교수님들을 제치고 본인에게 와준 환자에게 고마움이 있기 때문에 초기 기록과 신체 검진을 매우 자세히 해주고 친절하게 대해주는 편이다(확률적으로). 그리고 나서 입원하게 되면 이미 안면이 있기에 병동의 실무를 담당하는 전임 강사가 조금이라도 더 신경 써줄 가능성이 높다.

결론적으로 규모가 큰 병원이라면, 시스템 내로 빨리 들어가는 것이 가장 중요한 것이다. 세계 최고의 명의를 만나기 위해 수개월을 기다리면서 '누구나 의뢰할 수 있는 초기 검사'를 진행할 필요는 없다. 수

개월을 기다리는 과정 중에 병을 적절히 치료할 수 있는 시점을 놓칠 위험도 있으니 누구에게라도 검사를 미리 진행하는 것을 추천한다. 어느 정도 안면이 튼 젊은 의사가 있다면 넌지시 어떤 교수님이 잘하시는지 물어보면 흔쾌히 '아직은 알려지지 않았지만 병원 내에서는 가장 친절하고 유능하다고 인정받는 교수님께' 당신을 의뢰해줄 것이다. 한 가지 당부하고 싶은 것은 아무리 급하다고 해도 응급실로 달려가는 것은 추천하지 않는다. 당장 1~2시간 내에 큰일 날 만한 '의료적 응급' 상황이 아니라면, 아무리 중증질환이 의심된다고 할지라도 고생만 하고 허탕을 칠 가능성이 매우 높기 때문이다.

대학병원 시스템에 대해 깊게 알아보기

전임강사(펠로우)

인턴(1년)과 레지던트(4년)을 마치고 해당 과의 전문의가 된 의사를 지칭한다. 주로 1~3년 동안 전문의로서 해당 분과의 입원 및 환자 관리 등 실질적인 업무를 상당 부분 담당하는 의사이다.

환자 의뢰

의사가 다른 의사에게 환자를 의뢰하는 시스템으로, 주로 다른 과에(예: 외과〉내과) 업무가 있을 때 환자를 의뢰하여 외래를 잡는 시스템이다. 전임강사의 경우 본인의 책임 하에 중증 환자를 볼 수 없기 때문에 같은 과 내에서 다른 교수님께 환자를 의뢰할 수 있지만, 아무리 젊은 의사라도 교수의 직함을 가지고 있으면 과 내에서 다른 원로 교수님께 환자를 의뢰하기 어려울 수 있다.

 핵심 요약

- ◆ 병원은 시스템이 중요하기 때문에 누구라도 상관없으니 일단 시스템 내로 들어가 검사를 받아라. 명의는 그 후에 찾아도 늦지 않다.
- ◆ 가능하다면 친절하고 꼼꼼한 전임강사 의뢰로 시작하는 것이 좋다.
- ◆ 응급 상황이 아니라면 응급실로 달려가는 것은 추천하지 않는다.

강준

건강과 심리상담에 관심이 많은 약사. 대학교 재학 시절, 교육 봉사와 멘토링에 관심이 많아 6년간 도토리 인연 맺기 학교/다문화 국제학교/삼성 드림클래스 등의 활동을 통해 학생들이 겪는 어려움을 함께 고민하였다. 약사가 된 후, 시립병원/문전약국/로컬약국에서 근무하면서 환자들의 시선에서 '약과 건강'을 쉽게 설명하고자 고민하였다. 현재는 신약을 개발하는 과학자로서 '혁신적인 치료제'를 개발하기 위해 고민하고 있다.

서울외고를 졸업하고 경희대학교 약학과를 우수한 성적으로 졸업하여 '대한 약사 회장상'을 수상하였다. 이후 동 대학원 석사과정을 조기 졸업하면서 우수 논문 실적을 바탕으로 'Outstanding Graduate Student Award 2017'을 수상하였다. 2021년에는 세계적 학술지 'Biomaterials'에 제1저자로 연구 실적을 발표하면서 생물학연구정보센터(Bric) '한국을 빛내는 사람들(한빛사)'에 이름을 올렸다. 이외에도 안구질환, 간 질환, 피부 질환, 종양 등에 대한 연구를 수행하여 SCI/SCIE 국제 학술지에 총 10편의 논문을 발표하였고, 유전자 치료제, 면역항암제, 코로나19 백신 등을 개발하고 있다.

2021년 다년간의 멘토링과 심리 상담 경험에 전문 지식을 녹여내어 '카카오 브런치'에서 정신 건강에 대한 매거진을 연재하였고, 단기간에 많은 관심을 받으면서 [사실 우리는 불행하게 사는 것에 익숙하다]라는 책을 출간하였다.

후속으로 연재한 '건강과 약'에 대한 매거진도 많은 사랑을 관심을 받으며 본 책으로 탄생하게 되었다. 모든 이들의 몸과 마음이 건강하기를 바라며 글을 쓰고자 한다.

인스타 계정: @Junkang_92

카카오 브런치 계정: brunch.co.kr/@Junkang92

조재소

소아청소년과를 전공한 이후 주변 친구들의 육아와 건강 상담을 자처하고 있는 의사. 본과 시절부터 전공을 '소아청소년과'로 미리 정해버린 보기 드문 케이스였다. 그 덕분에 인턴으로 근무할 때부터 '소아청소년과 프로퍼(전공을 정한 인턴)'로 소문이 나서 어디를 가도 소아 관련 업무가 있으면 항상 불려 다니며 배치되어 상당히 고생한 경험이 있다. 서울대학교 의과대학을 졸업하고, 서울대학교 어린이병원 소아청소년과에서 레지던트 과정을 수료하였다. 이후 전문의 자격 취득 후 희귀질환 관련 공부를 지속하였으며, 현재 서울대학교 어린이병원 신경 분과에 재직 중인 두 아이의 아빠이다. 모든 아이들이 건강한 어른으로 성장하기를 바라며 조금이나마 부모들에게 도움이 되는 글을 쓰고자 한다.

의사와 약사는 오늘도 안 된다고 말한다

초판발행	2022년 6월 24일
중판발행	2022년 12월 30일
지은이	강준 · 조재소
펴낸이	노 현
편 집	김윤정
기획/마케팅	조정빈
표지디자인	이영경
제 작	고철민 · 조영환
펴낸곳	㈜ 피와이메이트
	서울특별시 금천구 가산디지털2로 53 한라시그마밸리 210호(가산동)
	등록 2014. 2. 12. 제2018-000080호
전 화	02)733-6771
f a x	02)736-4818
e-mail	pys@pybook.co.kr
homepage	www.pybook.co.kr
I S B N	979-11-6519-280-8 03510

정 가   17,000원

박영스토리는 박영사와 함께하는 브랜드입니다.